主编 ◎ 王鸣　沈纪川　许建雄　　副主编 ◎ 张春焕　傅楚平　蔡文锋　黄勇

预防接种技术与应用

YUFANG JIEZHONG JISHU YU YINGYONG

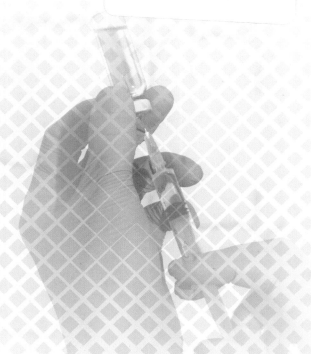

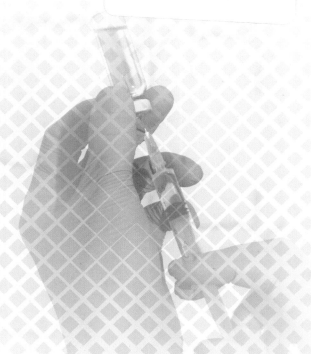

中山大学
SUN YAT-SEN UNIVERSITY

·广州·

中山大学出版社
SUN YAT-SEN UNIVERSITY PRESS

图书在版编目（CIP）数据

预防接种技术与应用/王鸣，沈纪川，许建雄主编；张春焕等副主编.—广州：中山大学出版社，2022.5

ISBN 978 – 7 – 306 – 07495 – 9

Ⅰ.①预⋯ Ⅱ.①王⋯ ②沈⋯ ③许⋯ ④张⋯ Ⅲ.①预防接种 Ⅳ.①R186

中国版本图书馆 CIP 数据核字（2022）第 060864 号

YUFANG JIEZHONG JISHU YU YINGYONG

出 版 人：王天琪
策划编辑：徐　劲　邓子华
责任编辑：邓子华
封面设计：曾　斌
责任校对：吴茜雅
责任技编：靳晓虹
出版发行：中山大学出版社
电　　话：编辑部 020 – 84110771，84113349，84111997，84110779
　　　　　发行部 020 – 84111998，84111981，84111160
地　　址：广州市新港西路 135 号
邮　　编：510275　传　　真：020 – 84036565
网　　址：http：//www. zsup. com. cn　E-mail：zdcbs@ mail. sysu. edu. cn
印 刷 者：广东虎彩云印刷有限公司
规　　格：787mm×1092mm　1/16　20.25 印张　490 千字
版次印次：2022 年 5 月第 1 版　2023 年 1 月第 2 次印刷
定　　价：82.00 元

本书编委会

主　编：王　鸣　　沈纪川　　许建雄
副主编：张春焕　　傅楚平　　蔡文锋　　黄　勇
编　委：（以姓氏笔画排序）

王　军	王　鸣	王　盼	王　颖	冯慧玲
华　丽	刘小敏	许建雄	许晓茵	李　凯
李　茫	李宗有	何国宽	沈纪川	沈秋逢
张志忠	张周斌	张春焕	陆　龙	林宗伟
周　勇	庞志明	秦小洁	夏　君	徐国鹏
徐鸿飞	黄　昱	黄　勇	萧嘉丽	曹伟强
辜洁妮	傅楚平	曾祥越	赖志胜	蔡文锋
穆小芳				

主 编 简 介

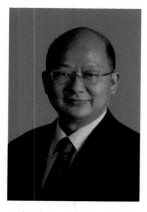

王鸣 流行病学主任医师（二级）、中山大学硕士研究生导师。卫生部有突出贡献中青年专家、国务院特殊津贴专家、广东省医学领军人才、广州市优秀专家。

1987年6月毕业于暨南大学，获硕士学位。同年，任职于广州市疾病预防控制中心。近30年来，一直工作在疾病预防控制工作的第一线，从事传染病、地方病、寄生虫病预防控制和免疫规划工作；主要致力于霍乱、登革热、麻疹、艾滋病、重症急性呼吸综合征、人禽流感、甲型H1N1流感等重大传染病预防控制的研究；参与2004年的印度洋海啸和2008年的汶川地震灾难救援。担任《疾病监测》副主编，《中华流行病学杂志》《中华预防医学杂志》《中国公共卫生》《中国预防医学杂志》编委及审稿专家。获中华医学科技奖一等奖1项、中华预防医学科技奖三等奖1项、广东省科学技术特等奖1项、广东省科学技术奖二等奖2项、广州市科学技术奖一等奖1项、广州市科学技术奖二等奖3项、广州市科学技术奖三等奖1项、"广东省抗击'非典'一等功"、中华预防医学会"公共卫生与预防医学发展贡献奖"等。获"全国五一劳动奖章""广东省五一劳动奖章""广州市劳动模范""广州市抗击'非典'模范""中国科协抗震救灾先进个人""全国卫生应急先进个人"等荣誉称号。

发表的论文中，80余篇论文被SCI收录，刊登于 *New England Journal of Medicine*、*Clinical Infectious Diseases*、*Emerging Infectious Diseases*、*Journal of Virology*、*PANS*、*Vaccine*、*Scientific Reports* 等，累计影响因子达330。

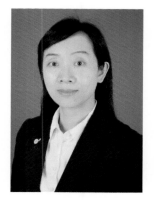

沈纪川 传染性疾病控制主任医师，医学博士，广州市预防医学会免疫接种技术指导专家组专家。

2003年6月毕业于中山大学传染病学专业，获硕士学位。2015年6月毕业于南方医科大学公共卫生学院病原生物学专业，获博士学位。自2003年7月在广州市疾病预防控制中心从事疾病防控工作，先后从事传染病防控、免疫规划和慢性病防控工作，曾任免疫规划部副科长。任《微生物免疫学进展》杂志青年编委、《热带医学杂志》审稿专家。2009—2011年，作为第9期学员参加中国疾病预防控制中心现场流行病学培训项目。主持和参与多项省级、市级科研课题和项目，获广州市科学技术奖三等奖1项。以第一作者或通讯作者的身份在 *Vaccine*、*Biomedical and Environmental Sciences*、《中华流行病学杂志》《中华预防医学杂志》《中华疾病控制杂志》《疾病监测》等发表论文20余篇。

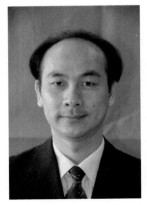
　　许建雄　传染性疾病控制主任医师，现任广州市疾病预防控制中心免疫规划部科长。广东省免疫规划专家咨询委员会委员、广州市预防医学会免疫接种技术指导专家组专家、广州市医学会医疗事故技术鉴定专家库成员、广州市医学会医疗损害技术鉴定专家库成员、广州市预防接种异常反应调查诊断专家组成员。

　　1994年7月毕业于中山医科大学预防医学专业，获学士学位。2005年在职攻读中山大学公共卫生硕士学位，获硕士学位。曾在县级疾病预防控制中心工作10年。2005年2月被调入广州市疾病预防控制中心，工作至今。从事流行病学与免疫规划工作24年，主持和参与多项省级、市级科研课题和项目，获广州市科学技术奖二等奖1项。获"广州市卫生系统抗震救灾先进个人""广东省消灭脊髓灰质炎先进个人""广东省抗击'非典'先进个人""卫生部新疆脊灰疫情防控工作先进个人"等荣誉称号。以第一作者或通讯作者的身份在《中华疾病控制》《疾病监测》《中国预防医学杂志》《热带医学杂志》《华南预防医学》等发表论文20余篇。作为副主编、编委参与《实用免疫接种培训教程》的编写。

序

随着社会经济和科学技术的发展，免疫预防已成为传染病预防控制的重要手段。在古代，中国就采用接种人痘的方法预防天花，开创人类免疫接种的先河。1978年，中国开始实施儿童计划免疫，在积极参加全球扩大免疫规划活动的同时，广大免疫预防工作人员在党和政府的领导下，动员社会各方面力量，组织群众广泛参与免疫接种工作，逐步实现以省、县、乡为单位使儿童免疫接种率达到85%的目标，传染病发病率大幅度下降。我国成功地消灭天花，普及儿童免疫，建立疫苗冷链系统。疫苗可预防的疾病种类和可接种的疫苗种类不断增加，计划免疫工作在我国传染病防制中发挥重要作用。

在看到免疫工作取得的成绩的同时，我们也应该清醒地认识到我国免疫预防工作面临的问题和挑战，如病原变异对疫苗研制的影响、疫苗本身的安全有效性评价、冷链系统的更新和常规维持的经费保障问题、疫苗接种中的伦理和法律问题、免疫接种的公共卫生服务和个体需求服务的关系与定位等。关键问题是免疫工作队伍中的人员业务素质的提高。国家免疫规划是基础公共卫生服务项目，而提高免疫规划专业队伍优良的专业素质是保证免疫接种质量的根本。近年来，国家不断出台新的条例规范，如《疫苗流通和预防接种管理条例》《预防接种工作规范》《疫苗储存和运输管理规范》等，对新时期的免疫接种工作提出更高的要求。本书针对我国免疫工作队伍的现状和免疫工作发展的需要，及时地反映国家免疫规划政策与策略的变化，并为广大的免疫规划专业人员提供了免疫专业技术培训规范。

本书特点如下。

（1）时代感强。本书将国家近期出台的一系列与免疫接种相关的法律法规纳入其中，渗透到每一章节，为免疫工作者依法行政提供法律法规的保障。

（2）针对性强。不同于一般的专业教材，本书最大的特色就是面向基层的免疫接种专业工作者，阐述疾病和免疫接种原理的目的是解决现场操的技术规范，确保接种的技术质量，具有很强的实用性。即使刚进入免疫接种行业的新手，经培训合格后也能上岗。

（3）可读性强。不同于一般的教科书，本书没有过多的医学理论内容，而是通过大量日常工作的事例，深入浅出地阐述免疫接种的原理，易记易懂。

（4）指导性强。本书重点介绍如何运用法律法规解决现场工作中遇到的具体问题，并附有较多的案例分析，为化解日益增多的免疫接种法律纠纷提供宝贵的经验。

（5）实用性强。本书不仅内容浅显易懂，针对性强，而且还专门编写标准化的试题及对免疫接种常见问题的解答，方便读者自学和使用。

广州市预防医学会的王鸣同志长期工作在疾病预防控制的第一线，在完成大量管理工作的同时还加强业务学习，勤于思考，笔耕不辍。他面向基层，组织相关领域的专家编成本书。本书除可作为实施免疫接种的必读手册外，还可作为免疫规划管理的参考资料，是一本难得的基层公共卫生工作者的免疫工作教材。相信本书能对所有从事免疫规划的专业工作者起到有益的指导作用。

2022 年 3 月 18 日

前　言

10 余年来，科学技术的进步促进疫苗领域的迅猛发展。很多新的疫苗被研发上市，为大众健康提供更多的保障。与此同时，国家重视生物制品安全，制定一系列的新标准、新规范，并使之成为开展免疫接种活动时必须遵循的准则。因此，广州市预防医学会决定组织编写本书，其主要依据如下。

（1）《中华人民共和国疫苗管理法》（中华人民共和国主席令第三十号，2019 年）自 2019 年 12 月 1 日实施。本书作为预防接种工作者的培训手册，与时俱进地将《中华人民共和国疫苗管理法》（中华人民共和国主席令第三十号，2019 年）作为指导预防接种工作的准则。

（2）近年来，预防接种的理念广为大众接受，可应用于成人的疫苗也日臻丰富，疫苗接种也从儿童扩展到全人群。国家从全民健康的理念出发，支持与推动成人免疫接种策略。尤其是在新型冠状病毒肺炎疫情期间，我国政府免费为 3 岁以上的人群接种新冠病毒疫苗，并取得显著的防疫成效。这表明，将预防接种的理念，从儿童扩展到成人，乃至覆盖全人群，是实现"全民健康"策略的必要途径。而事实上，近年来，许多成人预防接种门诊（包括各级医疗机构）都开展为成年人接种疫苗的服务。因此，本书除了继续作为免疫规划工作者的核心工作手册，还要与时俱进地为成年人的预防接种提供规范、完善的技术指导。

（3）随着科学技术的发展，疫苗研发技术、研发进展突飞猛进。除了传统的灭活疫苗、减毒活疫苗、重组亚单位疫苗，在防控新型冠状病毒疫情的推动下，多种新型研发技术路线（如病毒载体技术、DNA 技术、mRNA 技术等）获得突破。多种新型冠状病毒疫苗及其他种类疫苗的研发上市，为人类提供更多预防疾病的武器。这些专业知识的更新，都需要我们及时为预防接种工作者提供。

希望同行关注本书。我们期待，本书能为广大读者奉上最新的疫苗学知识及最新的预防接种技术，会成为从事预防接种专业人员人手一册的工具书，为促进我国的预防接种事业的发展发挥应有的作用。在此，一并对辉瑞投资有限公司对本书出版的支持表示感谢。

王　鸣

2022 年 2 月 28 日

目　录

第一章　疫苗及其免疫机制

第一节　疫苗及其发展史

一、疫苗的概念

疫苗是将病原微生物（如细菌、立克次氏体、病毒等）及其代谢产物，经过人工减毒、灭活或利用转基因等方法制成的用于预防传染病的免疫生物制剂。

在《中华人民共和国疫苗管理法》（中华人民共和国主席令第三十号，2019 年）中，疫苗的定义是指为了预防、控制传染病的发生、流行，用于人体预防接种的预防性生物制品，包括免疫规划疫苗和非免疫规划疫苗。

生物制品是指用微生物及其代谢产物、人或动物的血液等，通过生物或化学方法加工制成，用于预防、治疗及诊断特定传染病及其他疾病的免疫生物制剂。

二、疫苗的分类

（一）按政策划分

根据《中华人民共和国疫苗管理法》（中华人民共和国主席令第三十号，2019 年），疫苗分为免疫规划疫苗和非免疫规划疫苗。

1. 免疫规划疫苗

免疫规划疫苗指居民按照政府的规定接种的疫苗，包括国家免疫规划确定的疫苗，省、自治区、直辖市人民政府在执行国家免疫规划时增加的疫苗，以及县级以上人民政府或者其卫生健康主管部门组织的应急接种或群体性预防接种所使用的疫苗。

国家免疫规划疫苗包括儿童常规接种疫苗和重点人群接种疫苗。目前，儿童常规接种的疫苗包括乙型肝炎（乙肝）疫苗（乙肝疫苗）、卡介苗、脊髓灰质炎（脊灰）灭活疫苗（脊灰灭活疫苗）、口服脊髓灰质类减毒活疫苗（脊灰减毒活疫苗）、吸附无细胞百日咳白喉破伤风联合疫苗（百白破疫苗）、吸附白喉破伤风联合疫苗（白破疫苗）、麻疹风疹联合减毒活疫苗（麻风疫苗）、麻疹腮腺炎风疹联合减毒活疫苗（麻腮风疫苗）、甲型肝炎减毒活疫苗（甲肝减毒活疫苗）、甲型肝炎灭活疫苗（甲肝灭活疫苗）、乙型脑炎（乙脑）减毒活疫苗（乙脑减毒活疫苗）、乙型脑炎灭活疫苗（乙脑灭活疫苗）、A 群脑膜炎球菌（流脑）多糖疫苗（A 群流脑多糖疫苗）、A 群 C 群脑膜炎球菌多糖疫苗（A 群 C 群流脑多糖疫苗）。重点人群接种疫苗包括在重点地区对重点人群预防接种的双价肾综合征出血热灭活疫苗（出血热疫苗）；在发生炭疽和钩端螺旋体病疫情时，对重点人群应急接种的皮上划痕人用炭疽活疫苗和钩端螺旋体疫苗（钩体疫苗）。

2．非免疫规划疫苗

非免疫规划疫苗指居民自愿接种的其他疫苗。

（二）按所含的微生物种类划分

按所含的微生物类别来划分，疫苗分为细菌类疫苗、病毒类疫苗和类毒素疫苗。

1．细菌类疫苗

细菌类疫苗指由相关细菌或其衍生物制成的减毒活疫苗、灭活疫苗等，一般可以分为减毒活疫苗和灭活疫苗。较为常用的减毒活疫苗包括能够预防结核病的卡介苗、鼠疫活菌苗等。灭活疫苗指能够利用化学或物理方法将病原菌杀死，并且继续保持其免疫原性而制备的疫苗。常用的灭活疫苗有霍乱疫苗、伤寒疫苗等。

关于减毒活疫苗的制备，其关键在于获得减毒或无毒的菌株。但需要注意的一点是，该菌株需要保持其免疫原性。一般而言，减毒活疫苗在进行接种后，在人体内往往具有一定的生长繁殖能力，类似轻型或隐性感染。一般减毒活疫苗只需要接种 1 次，且减毒活疫苗所需要的量往往比较小，其引起的免疫效果较好，往往能够维持较长时间的免疫效果。但减毒活疫苗的保存往往对冷藏条件要求较高且有效期较短。

灭活疫苗的病原菌已经被杀死，不能进行繁殖，因此，灭活疫苗的接种用量往往较大，并且大多需要经过多次接种才能获得较好的免疫效果。

2．病毒类疫苗

病毒类疫苗主要有 3 种制造方法：①将自然病毒致病力减弱后，利用这种弱病毒轻微感染人体从而产生免疫力，如麻疹、流行性腮腺炎（流腮）、风疹、水痘、轮状病毒（轮病）、乙脑、脊灰、甲肝等的减毒活疫苗；②将自然病毒大量繁殖后灭活及分解后做成疫苗，如甲肝灭活疫苗、乙脑灭活疫苗、脊灰灭活疫苗、流感病毒裂解疫苗（流感裂解疫苗）、人乳头瘤病毒疫苗等；③知道明确的抗原成分，通过基因工程技术来大量制造，如乙肝疫苗。

3．类毒素疫苗

目前使用的类毒素疫苗多是采用传统技术制造的。当疾病的病理变化主要由强力外毒素或肠毒素引起时，类毒素疫苗的制造具有很大的意义，如应用于破伤风和白喉防治的疫苗。

（三）按组成成分和生产工艺划分

按组成成分和生产工艺划分，疫苗可分为灭活疫苗、减毒活疫苗、亚单位疫苗、核酸疫苗、单价疫苗和多价疫苗等。

1．灭活疫苗

早期应用的疫苗主要是灭活疫苗。它是用物理或化学的方法，将具有感染性的完整的病原体杀死，使其失去致病力而保留抗原性，接种后可刺激机体产生针对其抗原的免疫应答，从而达到预防该病原体感染目的的一类疫苗。乙脑灭活疫苗、百日咳疫苗、甲肝灭活疫苗、钩体疫苗等都属于灭活疫苗。

灭活疫苗的病原菌已经被杀死，不能进行繁殖，即使接种于免疫缺陷者也不会造成感染而致病。与减毒活疫苗不同，灭活疫苗抗原通常不受循环抗体的影响，即使血液中存在抗体（如在婴儿期存在母传抗体或使用含有抗体的血液制品之后）也可以接种。

灭活疫苗往往需要多次接种，通常接种首剂产生的免疫效果不具有保护作用，仅起到"初始化"免疫系统的作用，常在接种第 2 剂或第 3 剂后才产生保护性免疫抗体；而减毒活疫苗引起的免疫反应几乎与自然感染的相同。较之自然感染，灭活疫苗引起的免疫反应通常是体液免疫，很少甚至不引起细胞免疫。灭活疫苗诱导的抗体滴度会随着时间而下降，因此，灭活疫苗常需要加强免疫以提高抗体滴度。

灭活疫苗的制造工艺相对简单，免疫原性及稳定性高，易于用来制备多价疫苗，疫苗安全性高，储存及运输方便，但也有不足之处。

（1）灭活疫苗需要严格灭活。如果毒株（尤其是强毒株）的灭活程序不严格，疫苗中就可能有灭活不彻底的病原体。

（2）灭活疫苗发生超敏反应的概率相对高些。接种灭活疫苗后产生的免疫力往往不够持久，须多次接种。剂量较大时，灭活疫苗可能会导致机体对异种蛋白产生超敏反应。

（3）灭活疫苗不模拟病原体在宿主中的自然感染过程，难以通过内源性抗原加工提呈。其抗原种类不够全面，关联的细胞免疫有限。因此，灭活疫苗主要刺激宿主产生体液免疫，不能产生全面的免疫应答（特别是细胞免疫应答）。对于那些主要靠细胞免疫预防感染的病原体，灭活疫苗的免疫效果相对差些，甚至无效。

2．减毒活疫苗

减毒活疫苗指通过人工的方法，将病原体的毒力降低到足以使机体产生模拟自然感染而发生隐性感染，诱发理想的免疫应答而不产生临床症状的疫苗。卡介苗是最经典的减毒活疫苗，应用于结核病的免疫接种。

减毒活疫苗也是目前免疫接种中使用较多的一大类疫苗，主要包括卡介苗、脊灰减毒活疫苗、麻疹疫苗、乙脑减毒活疫苗及甲肝减毒活疫苗等。

较之灭活疫苗，减毒活疫苗的优点：①能诱发机体全面、稳定、持久的体液免疫、细胞免疫和黏膜免疫应答；②一般接种 1 次即可达到预防效果；③可采用皮内、划痕和口服等途径接种。

减毒活疫苗含减毒的活病原体，在使用过程中存在的不足如下。

（1）使用对象的范围相对有限。对于免疫功能低下或缺陷者，减毒活疫苗可能仍有一定的致病性，甚至会诱发严重疾病。因此，免疫抑制或缺陷者不应接种减毒活疫苗，不提倡孕妇接种减毒活疫苗。

（2）有效期短和热稳定性差。减毒活疫苗含有活的病原体，使用有效期一般比较短，保存和运输往往需要在低温下进行，对温度的要求高。如果储存、运输不当，可造成其效价下降，甚至会使效果丧失。

3．亚单位疫苗

一些病毒的免疫保护机制尚未明确，而且该病毒不易培养，用传统的方法难以生产疫苗。一些病原体的抗原性很弱，容易发生免疫逃逸，用常规减毒或灭活方法制备的疫苗，其免疫效果往往不理想。因此，应制备不含病原体核酸，仅含能诱发机体产生中和抗体的微生物蛋白或表面抗原的疫苗，这就是亚单位疫苗。

亚单位疫苗（如流感亚单位疫苗）的优点：该疫苗已除去病原体中不能激发机体

产生保护性免疫和对宿主有害的成分，只保留有效的免疫原成分，其免疫作用明显增强，而且稳定性、可靠性高，不良反应小。

常见的亚单位疫苗有基因工程疫苗和表位疫苗。

4. 核酸疫苗

核酸疫苗（nucleic acid vaccine）也被称为基因疫苗（genetic vaccine），分为 DNA 疫苗和 RNA 疫苗。核酸疫苗由载体（如质粒 DNA）和编码病原体某种有效抗原的 cDNA组成——将某种或多种特定蛋白的基因克隆到一个真核质粒表达载体上，使其直接注射到体内，以期在宿主细胞内表达目的蛋白抗原，诱发特异性免疫应答，如乙肝疫苗。

核酸免疫与常规免疫的最大差异在于使用的抗原类型不同。核酸疫苗仅是病原体某种抗原的基因片段（为 DNA 或 RNA），可提供与天然构象非常接近的目的蛋白，提呈给宿主免疫系统，与自然感染过程相似。核酸疫苗兼有重组亚单位疫苗的安全性和减毒活疫苗诱发全面免疫的能力。

核酸疫苗构建容易、表达稳定且可诱发全面的免疫应答，在抗感染、抗肿瘤及疾病的预防方面具有广阔的应用前景，被誉为疫苗研制的"第 3 次革命"。

5. 单价疫苗

单价苗是指只含有 1 型（或群）抗原成分的疫苗，一般只能预防同型（或群）病原体引起的疾病。例如，A 群流脑疫苗只能预防 A 群脑膜炎球菌引起的感染。

6. 多价疫苗

多价苗指含有多种不同型（或群）抗原成分的疫苗，可预防多型（或群）病原体引起的疾病。例如，二十三价肺炎球菌疫苗可以预防 23 种血清型肺炎球菌引起的感染。

（四）其他划分

按使用人群划分，疫苗可分为儿童疫苗和成人疫苗；按使用方法划分，疫苗可分为注射用疫苗、口服用疫苗和划痕用疫苗等。

三、疫苗发展简史

人类文明的发展史是一部不断同传染病进行斗争的历史，其中，免疫接种扮演了重要角色。从最早的接种人痘预防天花，到如今人用禽流感疫苗及艾滋病疫苗的研发，反映人类为追求自身健康而努力的决心。疫苗的发展经历如下。

（一）疫苗发展早期

人类对免疫接种的认识源于天花。梵文对天花进行最早的描述。由于人类的迁徙和战争等，天花在全世界散布，每个大陆都曾有数百万人死于天花。

人类感染天花而愈后可获得免疫，人类根据这个现象用天花患者干的结痂对健康人群进行免疫接种。在古代的中国，医者将患者的脓痂干燥或用干的结痂制成粉，用管子吹入健康人群的鼻内或附着于棉花塞入鼻孔。在古代的印度，儿童穿着天花患者的衣服。在波斯也有健康人群吞食结痂的记载。

1774 年，奶牛饲养者 Benjamin Jesty 发现，他的 2 个工人的手部虽然因接触患有牛痘的奶牛而感染牛痘，但他们未出现发热等全身症状。由此推测，接种牛痘也可得到与接种人痘相同的预防效果。于是，Jesty 划破妻子和孩子的前臂以接种牛痘。他的妻子出现发热症状，但很快恢复。此后，他的家人接触天花患者后也没有发病。

英国医生 Edward Jenner 经过观察，认为牛痘可以避免人类不感染天花。于是，他给人类接种牛痘，并使其在人体多次传代。1796 年，Jenner 把典型的挤奶员手上的牛痘溃疡物质接种于 8 岁的 James Philips 的手臂上。接种部位出现溃疡，但未扩散全身。

从此，牛痘在人类预防天花方面发挥重要作用。例如，拿破仑曾经命令没有患过天花的军人必须接种牛痘。

（二）细菌和病毒疫苗的发展

Robert Koch 发现霍乱弧菌、结核分枝杆菌及炭疽杆菌等致病菌，建立细菌纯培养的方法。

19 世纪 70 年代晚期，Louis Pasteur 对鸡霍乱弧菌进行的减毒处理工作是 Edward Jenner 的论文发表以来的第 1 个重大进展。Louis Pasteur 借鉴了至少发展 40 年的概念：减毒、传代修饰、毒力回复，以及重要的一点——用更安全、一致且更不容易传播其他疾病的方式来取代"从人到人"（或"从动物到动物"）的接种方式。现代疫苗接种的概念，包括在实验室内制备疫苗和用可致病的同种病原体制备的疫苗，是从 Louis Pasteur 的鸡霍乱疫苗得到的启发。之后，各国科学家纷纷开展细菌和病毒疫苗的研发。预防霍乱、鼠疫、流行性脑膜炎、痢疾、伤寒、副伤寒、感染了流感嗜血杆菌的流感等的细菌疫苗，预防牛痘、流感、黄热病、小儿麻痹、麻疹、病毒性肝炎、腮腺炎和风疹等的病毒疫苗，以及类毒素和抗毒素的发现，均根据人类在早期对疫苗这一人工主动免疫生物制品的积极探讨而研发出来。随着疫苗技术的创新和深入发展，蛋白结合疫苗、基因工程疫苗等相继研制成功。然而，一些传统的方法（如减毒或灭活）仍在继续使用。脊灰疫苗、乙脑疫苗、甲肝疫苗、水痘疫苗、带状疱疹疫苗等的制备技术仍在沿用传统的方法。

（三）蛋白质纯化疫苗等的发展

对无细胞百日咳疫苗、白喉类毒素、破伤风类毒素的改进等疫苗蛋白纯化的研究，使接种副反应越来越小，免疫效果越来越好。

（1）多糖及结合疫苗的兴起。多糖及结合疫苗包括流行性脑膜炎多糖疫苗（流脑多糖疫苗）、肺炎球菌多糖疫苗及嗜血杆菌疫苗，已被成功开发。

（2）基因重组疫苗和 DNA 疫苗的出现。随着新的分子免疫等技术的出现，基因工程疫苗、DNA 疫苗等相继研制成功，疫苗研制进入一个新的时代。

（3）研究焦点。目前，大多数在研疫苗使用更安全的新技术，研究的焦点主要集中在纯化的蛋白或多糖亚单位疫苗、基因工程疫苗，以及针对胞内或常规疫苗难以免疫的病原微生物的活载体疫苗。

（四）核酸疫苗的发展

核酸疫苗的发展始于 20 世纪 90 年代。在过去的 20 世纪中，疫苗研究取得较大成功。疫苗免疫接种所经历的第 1 次重大变革是研制、开发减毒或灭活的疫苗，第 2 次是使用完整生物体的天然成分（即亚单位疫苗）。为了研制更安全有效的疫苗，人们进行大量的试验。1990 年，Wolff 等偶然发现给小鼠肌内注射外源性重组质粒后，质粒被摄取并能在体内稳定地表达所编码的蛋白至少 2 个月。1991 年，Williams 等发现，外源基因输入体内的表达产物可诱导产生免疫应答。1992 年，Tang 等将表达人生长激素的基因质粒 DNA 导入小鼠皮内，小鼠产生特异性抗体，从而提出基因免疫的概念。大量动物实验结果证实，在合适的条件下，接种 DNA 疫苗后人体既能产生细胞免疫又能产生体液免疫。因此，1994 年，在日内瓦召开的专题会议上，这种疫苗被命名为核酸疫苗。

核酸疫苗的出现与发展是疫苗发展史上的第 3 次革命。特别是新型冠状病毒疫情（新冠疫情）在全球范围暴发以来，mRNA 技术被广泛应用于新型冠状病毒疫苗（新冠疫苗）的研发。mRNA 技术是一种通过体外转录技术合成 mRNA，然后利用合适的递送系统将 mRNA 运输进入人体，依靠细胞自身的翻译系统将 mRNA 翻译成目标蛋白，从而达到临床治疗的目的的技术。德国生物新技术公司（德国拜恩泰科）、美国莫德纳公司等企业研发生产的 mRNA 新冠疫苗的有效性、安全性表明 mRNA 技术用于疾病预防的可行性。随着未来对 mRNA、疾病潜在治疗靶点和递送系统的深入研究，mRNA 技术有望成为治疗和预防遗传病、癌症、传染病及其他疾病的新手段。

疫苗的前景是光明的，其发展也越来越快。近年来，不断有重要的疫苗获得新药注册批准和上市，如十三价肺炎链球菌结合疫苗、四价流感疫苗、四价脑膜炎球菌疫苗、高效价带状疱疹疫苗、人乳头瘤病毒疫苗和五价轮状病毒疫苗等。人们普遍认识到疫苗接种对人类健康的重要作用。由于科学家不断创新和对基因工程技术深入探索，这种影响会越来越明显。尽管存在许多不确定的因素，但新技术的发展预示疫苗的发展将越来越好。

（许建雄）

第二节　疫苗的免疫机制

一、基本概念

（一）免疫与免疫学

免疫（immunization）指通过产生免疫力来保护机体抵御疾病的过程。主动免疫通常通过接种疫苗，释放抗原（即疫苗所含的相对于宿主是异物的微生物上的物质）来刺激免疫反应。被动免疫则是通过接种抗体来实现。术语"接种"（vaccination）和"免疫"尽管在技术上并不完全一致，但两者往往可以互换使用。

人类对免疫的认识源于对传染病的抵御能力的认识。免疫是机体识别"自己"，排除"非己"，达到维持机体稳定性的一种生理功能。

（二）免疫系统及其功能

免疫系统包括免疫器官和免疫细胞。免疫器官是实现免疫功能的器官和组织，是免疫细胞产生、发育和起效应的部位，包括胸腺、骨髓、脾、淋巴结、扁桃体及肠道淋巴组织。构成这些器官的主要成分是淋巴组织，其功能主要是产生淋巴细胞，过滤淋巴液或血液，参与免疫应答。免疫细胞包括淋巴细胞、单核吞噬细胞和相关的辅助细胞。淋巴细胞是唯一能识别抗原的免疫活性细胞。

二、不同种类疫苗的免疫机制

（一）减毒活疫苗

疫苗一般分为减毒活疫苗和灭活疫苗。减毒活疫苗由毒力减弱的病原体构成，模拟人在感染痊愈后诱发的保护性免疫。免疫接种后，病原可以在人体内复制，使机体产生免疫反应，类似于自然感染过程。它们的毒力较弱，只引起亚临床感染，很少导致疾病。这类疫苗包括针对天花、麻疹、流行性腮腺炎和水痘等急性感染的疫苗。其激发的抗体反应常能持续存在几十年。

活疫苗可以通过模式识别受体（pattern recognition receptor，PRR）识别疫苗相关信号，有效激活免疫系统。免疫接种后活病毒疫苗或微生物疫苗迅速通过血管网，散播到宿主的免疫器官或组织中。树突状细胞（dendritic cell，DC）或其他抗原提呈细胞在疫苗复制部位激活，迁移到相应的淋巴组织，如淋巴结或脾脏，引起多部位的T细胞、B细胞活化，激活特异性免疫应答。这也是活疫苗免疫原性较强的原因。

较之活疫苗，减毒活疫苗的注射部位和途径并不重要。例如，肌内注射和皮下注射麻疹疫苗产生的免疫原性与反应原性是相同的。

（二）灭活疫苗

灭活疫苗包括亚单位疫苗（如重组乙肝病毒疫苗）、类毒素疫苗（如白喉疫苗、破伤风疫苗）、细菌多糖疫苗（如肺炎球菌疫苗）和结合疫苗（如流感嗜血杆菌和脑膜炎球菌疫苗）。

类毒素疫苗是用更丧失毒性而保留免疫原性的毒素制成的疫苗。破伤风类毒素（tetanus toxoid，TT）疫苗是典型的类毒素疫苗。1924年，研究者成功研制TT疫苗（应用化学灭活方法），其可在暴露前诱导抗破伤风的主动免疫，现在仍被广泛应用。

灭活疫苗可能也有抗原识别模式，通过PRR参与来激活固有免疫。但在没有微生物复制的情况下，疫苗引起的免疫激活是有限的。

灭活疫苗主要在注射位点激活固有免疫应答，因此，注射位点和免疫途径非常重要，不同的接种部位和接种途径所引起的免疫反应也不同。真皮内的免疫注射可以引起真皮层大量树突状细胞的聚集，显著减少抗原的剂量。但真皮内注射引起的疫苗抗体反应较低。血管丰富的肌肉里也有很多树突状细胞，因而肌肉在疫苗注射中也常作为首选的部位。脂肪组织中树突状细胞很少，因此，对于免疫原性有限的疫苗，皮下注射不如肌内注射有效。

（三）载体疫苗

载体疫苗是将病原体的保护性抗原基因插入质粒DNA或细菌的基因组，然后使之高效表达而制备的疫苗。载体疫苗在免疫效力上有优势。载体疫苗用量少，无须纯化抗原，接种后刺激机体产生特异性免疫应答，载体可发挥佐剂效应增强免疫效果；比其他制剂具有更强的稳定性和更长的储存期；易于接种，适合于大规模的免疫，免疫途径简单；易大批量生产，成本低。载体通常为特定微生物的疫苗株，如痘苗病毒、腺病毒、卡介苗等。载体疫苗的缺点是机体内针对载体的抗体（免疫前存在的或免疫后产生的）会对相应载体疫苗的再次免疫效果产生一定影响。

用于制备载体疫苗的载体包括重组细菌载体、重组病毒载体、DNA 载体、RNA 载体、树突状细胞载体、T 细胞载体及多肽载体等。脂质体（可降解的生物多聚物）、病毒样颗粒（virus-like particles，VLP）和免疫刺激复合物亦可用于疫苗传递系统。活的减毒细菌载体，由于能在接种者体内短期存活及通过运载的表达系统可以继续复制等，起到抗原放大效应。开发载体疫苗的基本原理为其可以刺激 MHC-I 类分子以产生细胞毒性 T 淋巴细胞（cytotoxic T lymphocyte，CTL）反应；同时可以诱导产生针对编码抗原的抗体，不同的载体也可以刺激不同的辅助 T 细胞成熟。在选择疫苗载体时，需要考虑载体是否容易操作、载体容纳外源基因的大小、异源蛋白的表达效率、载体的安全性和载体规模化生产的难易程度。

（四）组分疫苗

组分疫苗是用致病病原体主要的保护性免疫原组分制成的疫苗，包括多肽疫苗、基因工程亚单位疫苗和多糖蛋白结合疫苗。

1. 多肽疫苗

多肽疫苗即根据病毒的氨基酸序列合成的一段多肽生产的疫苗，是用化学合成法合成类似于抗原决定簇的小肽（含 20～40 个氨基酸）。多肽疫苗生产的核心步骤为多肽的合成、纯化，根据设计可能还有其他工艺。多肽疫苗具有价廉、安全、特异性强、容易保存和应用的优点，但也有免疫原性差、功效低及半衰期短等不足。可被 CTL 识别的肽表位是一种对预防感染和慢性病的免疫治疗非常有用的免疫原。

2. 基因工程亚单位疫苗

基因工程亚单位疫苗是利用微生物的某种表面结构成分（抗原）制成不含有核酸、能诱发机体产生抗体的疫苗，抗原成分明确，安全性好，但需要添加佐剂来增强疫苗效果。基因工程亚单位疫苗是利用重组 DNA 技术克隆并表达保护性抗原基因，可以是重组体本身或其表达的抗原产物。表达外源抗原的表达系统主要有细菌、酵母、哺乳动物细胞和昆虫细胞等。不同表达系统各有优劣。基因工程亚单位疫苗产量高、稳定性好，具有良好的安全性，为增加免疫原性通常使用佐剂。

已上市的及研制中的人乳头瘤病毒（human papillomavirus，HPV）疫苗大多属于基因工程病毒样颗粒疫苗，具有良好的免疫原性，但不含任何基因组成分，不能复制，安全性高。在生产重组和亚单位等疫苗时，需要借助细胞系或微生物作为表达系统。采用不同的表达系统会对疫苗生产造成影响——不同的表达系统在糖基化、产量、费用等方面存在差异。

3. 多糖蛋白结合疫苗

多糖疫苗对人体的免疫原性较差，特别是对儿童的免疫原性。多糖分子小，只有高分子量的多糖抗原才能诱导人体产生足够的抗体应答。为增加多糖的免疫效应，20 世纪 80 年代，研究者开始进行结合疫苗的研究。

以蛋白为载体的细菌多糖类结合疫苗指采用化学方法将多糖共价结合在蛋白载体上生产的多糖－蛋白结合疫苗，可以提高细菌疫苗多糖抗原的免疫原性。结合疫苗除可增加婴幼儿对细菌多糖的免疫效应外，一些结合疫苗为二联疫苗，接种后人体可获得对两种疾病的免疫力。

（五）核酸疫苗

核酸疫苗是利用现代生物技术，将编码某种抗原蛋白的外源基因（DNA 或 RNA）直接导入动物体细胞内，通过宿主细胞的表达系统合成抗原蛋白，诱导宿主产生对该抗原蛋白的免疫应答，从而预防和治疗疾病的疫苗。核酸疫苗分为 DNA 疫苗和 RNA 疫苗。

DNA 疫苗导入宿主体内后，在细胞内表达病原体的蛋白质抗原，刺激机体产生免疫反应。1990 年，美国学者 Wolff 等首次发现，裸露的质粒 DNA 直接免疫机体后可高水平持续表达外源蛋白并诱发特异性免疫反应。DNA 疫苗经肌内注射或基因枪导入机体后，被宿主细胞摄取，进入宿主细胞的细胞核中转录为 mRNA，再在胞浆中翻译成蛋白质。一部分蛋白质在降解后与 MHC-Ⅰ类分子结合，并被提呈到细胞的表面被 CD8 T 细胞的受体识别，激活细胞毒性 T 细胞（cytotoxic T cell）的活性，杀伤靶细胞；而另一部分蛋白质也可以分泌出去，像外源蛋白一样被抗原提呈细胞（antigen-presenting cells，APC）摄取，在吞噬溶酶体内降解成多肽，进一步与 MHC-Ⅱ类分子结合，并由抗原提呈细胞提呈到细胞表面被 Th2 细胞的受体识别，然后由 Th2 细胞分泌的细胞因子作用于 B 细胞，刺激产生以抗体为主的体液免疫反应。基因免疫所产生的抗原表位较其他形成的疫苗容易向免疫系统提呈。

DNA 疫苗易于制备，便于保存，可多次免疫，能诱发全面免疫应答。DNA 疫苗对病毒、细胞内寄生的细菌和寄生虫引起的传染病具有治疗效果与重要的预防作用。艾滋病、流感、单纯疱疹、乙型肝炎、疟疾等对应的多种 DNA 疫苗已进入临床研究，兽用 DNA 疫苗已上市。

mRNA 疫苗是一种比较安全的新型核酸疫苗，是继灭活疫苗、减毒活疫苗、亚单位疫苗和病毒载体疫苗后的第 3 代疫苗，具有针对病原体变异反应速度快、生产工艺简单、易规模化生产和安全有效性高等特点。mRNA 技术产品基于 mRNA 指导蛋白合成的"中心法则"，在体外设计合成含有编码特定抗原的 mRNA 序列，经过序列优化、化学修饰和纯化等加工，采用不同方式递送至人体细胞，利用机体细胞翻译产生蛋白、诱导免疫应答、补充机体蛋白、调节免疫等作用，从而预防或治疗疾病。

抗原编码 mRNA 可直接引发 MHC-Ⅰ类分子的呈现和细胞毒性 T 细胞反应，这是 mRNA 疫苗的关键优势之一。mRNA 允许抗原在细胞质中瞬时表达和积聚，随后这些抗原可被高效加工成多肽，并装载至 MHC-Ⅰ类通路中。因此，胞浆中存在少量 mRNA 就可确保将广泛的抗原提呈至 CTL。MHC-Ⅱ类通路也可用 mRNA 作为抗原来源，在 mRNA 表达的蛋白分泌和循环后，直接将抗原从细胞质穿梭至溶酶体，也可在 mRNA 结构设计中加入溶酶体靶向序列。

mRNA 疫苗的传递介质主要包括脂质体、非脂质体、病毒、纳米颗粒等。mRNA 疫苗用于肿瘤、感染性疾病等的防治的研究表明其具有良好的效果，有较好的应用前景。

人类 90% 以上的疾病与蛋白质相关。基于 mRNA 特性，mRNA 技术在预防与治疗疾病方面前景广阔。2020 年 12 月 2 日，全球首款 mRNA 疫苗 BNT162b2 在英国获得紧急使用授权。

（六）免疫佐剂

免疫佐剂是为增加疫苗的免疫原性，加入疫苗组分中的免疫促进剂。这些佐剂根据作用分为递药系统和免疫调节系统。递药系统类佐剂可以使抗原在注射部位延长沉积时间，吸引更多的树突状细胞参与反应；免疫调节系统类佐剂可以为单核细胞和树突状细胞提供附加的分化和激活信号。

目前，全世界被批准使用的佐剂很少，包括矾（一种基于铝盐的佐剂）、三氧化四单磷酰酯佐剂（AS04）、油包水型乳化佐剂等。

三、免疫接种的免疫应答

（一）免疫应答的概念

免疫应答指机体受抗原刺激后，免疫活性细胞对抗原的识别，自身的活化、增殖、分化及产生免疫效应的过程。根据介导效应的不同细胞，正常免疫应答分为 B 细胞介导的体液免疫应答（体液免疫）和 T 细胞介导的细胞免疫应答（细胞免疫）。根据机体免疫反应的获得方式及抗原物质有无针对性，免疫应答分为非特异性免疫（先天性免疫）和特异性免疫（获得性免疫，图 1 – 1）。

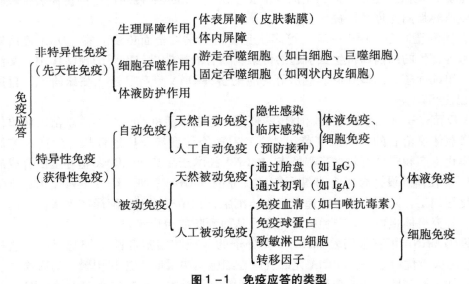

图 1 – 1 免疫应答的类型

某抗原初次刺激机体与一定时期内再次或多次刺激机体可产生不同的应答效果。根据抗原刺激顺序，免疫应答分为初次应答和再次应答。一般而言，无论是细胞免疫还是体液免疫，初次应答较缓慢柔和，再次应答则较快速激烈。

一般情况下，免疫应答的结果是产生免疫分子或效应细胞。根据免疫应答效果，具有抗感染、抗肿瘤等对机体有利的效果，被称为免疫保护；在另一些条件下，过度或不适宜的免疫应答也可导致病理损伤，被称为超敏反应，包括对自身抗原应答产生的自身免疫病。与此相反，特定条件下的免疫应答可不表现任何明显效应，被称为免疫耐受。

免疫系统发育不全时，可表现某一方面或全面的免疫缺陷；而免疫系统的病理性增生则被称为免疫增殖病。

（二）非特异性免疫

生物在种系发展和进化过程中形成的天然免疫机制，可以遗传给后代，具有相对稳定性，受基因控制，被称为先天性免疫或天然免疫。其非针对某一病原起作用，不存在免疫记忆，又被称为非特异性免疫。

非特异性免疫系统由巨噬细胞、中性粒细胞、自然杀伤细胞、树突状细胞及它们的各种产物组成，包括细胞因子、干扰素、趋化因子及大的蛋白，如 C－反应蛋白及补体等。其防御机制包括生理屏障、吞噬作用、炎症反应、发热反应和生物活性物质合成等。非特异性免疫在感染或外来抗原刺激下数分钟或数小时就能被激活。

非特异性免疫具有遗传性、自发性、非特异性和相对稳定性。

（三）特异性免疫

特异性免疫是个体发育过程中接触抗原后激发产生的免疫能力，包括体液免疫和细胞免疫。这种免疫有明显的针对性，只对特定病原（抗原）起作用，因此，被称为特异性免疫。特异性免疫不是天生就有的，而是后天获得的，因而又被称为获得性免疫，有高度特异性及免疫记忆。

1. 主动免疫和被动免疫

根据获得特异性免疫的方式或途径，特异性免疫分为主动免疫和被动免疫。

主动免疫是指机体通过主动免疫接种获得针对接种抗原的免疫能力的过程。这种免疫能力一旦获得，会持久存在。

被动免疫是指把来自免疫个体的特异性抗体输给未免疫个体而使之被动获得特异性免疫能力的方法。被动免疫可以起到有效的保护作用，但是会在数周或数月内消减。

2. 体液免疫和细胞免疫

根据介导免疫应答的成分，特异性免疫分为体液免疫和细胞免疫。

体液免疫是指抗体参与的特异性免疫，抗体的作用是处理微生物本身（如病毒颗粒、细菌和寄生虫），因抗体分子存在于血液等体液中而得名。

细胞免疫是指 T 细胞受到抗原或有丝分裂原刺激后，分化、增殖、转化为致敏淋巴细胞，产生特异性免疫应答的过程。T 细胞处理的是感染的细胞。这种免疫力不通过血清转移，只通过致敏淋巴细胞传递，被称为细胞免疫。

3. 特异性免疫特点

（1）获得性，即机体接触"非已"抗原物质，是在 B 细胞或 T 细胞的参与下获得的，不能遗传，存在个体差异。

（2）针对性，即机体受到某一种病原微生物或抗原刺激后产生的免疫力，只能对该特定病原微生物或抗原起作用，而对其他病原微生物或抗原不起作用。

（3）可变性，当机体再次接触同一抗原时，该免疫反应明显加强；当机体长期不再接触同一抗原时，所产生的免疫力会减弱甚至消失。

四、特异性免疫应答的发生过程

特异性免疫应答发生的场所主要在外周免疫器官（如淋巴结和脾脏）。免疫应答过程相当复杂，是一个连续的过程，分为感应阶段、反应阶段和效应阶段。

（一）感应阶段

抗原被巨噬细胞摄取、处理后，将抗原信息传递给 T 细胞，再由 T 细胞传递给 B 细胞，如灭活流感病毒；有些抗原可不经 T 细胞而直接传递给 B 细胞，如肺炎球菌荚膜多糖。T 细胞和 B 细胞通过表面抗原受体识别抗原。

（二）反应阶段

T 细胞、B 细胞识别抗原后活化，细胞体积变大。其中，小部分的 T 细胞和 B 细胞停止分化，转变成具有免疫记忆功能的记忆 T 细胞和记忆 B 细胞；大部分则继续增殖分化。T 细胞增殖分化为淋巴母细胞，并最终成为致敏 T 细胞，包括细胞毒性 T 细胞和迟发型超敏反应性 T 细胞（hypersensitivity T delayed typed lymphocyte）；B 细胞则分化成为浆母细胞，并最终分化为浆细胞。

（三）效应阶段

TC 可直接杀伤靶细胞。迟发型超敏反应性 T 细胞可释放多种淋巴因子，引发炎症反应，产生细胞免疫；B 细胞的浆细胞则合成并分泌抗体（如 IgM、IgG、IgA、IgD、IgE），产生体液免疫。

五、影响免疫反应的因素

（一）影响非特异性免疫反应的因素

1. 种间差异
非特异性免疫主要受遗传控制，因此，种间差异大。

2. 个体差异
在同样条件下，有的人易感染某种疾病，而另外的人则不易感染。

3. 性别
性别差异较小，但也有男性患者对传染病的易感性比女性的高的报道。

4. 年龄
同一个体的不同发育阶段，其产生的免疫应答也有差别。新生儿因免疫系统发育不完善，老年人因免疫功能衰退，两者对传染病的易感性均较高。

5. 激素水平
因为激素水平直接影响生理功能，所以对传染病的抵抗力也有明显的影响。例如，甲状腺功能低下或肾上腺功能不全的人，往往容易感染某些传染病。

（二）免疫接种中影响特异性免疫反应的因素

1. 疫苗中的佐剂
加入佐剂的疫苗能增强免疫原性，或改变免疫应答类型。

2．抗体

因为母传抗体对进入机体内的抗原有反馈性的抑制作用，会阻止进入的抗原发生免疫反应，所以较早给婴幼儿接种往往效果不好。例如，麻疹疫苗规定8足月龄接种，如果提早接种，可因母传抗体未消失而发生抗体的反馈抑制。

3．抗原的剂量

一般情况下，抗原的剂量与免疫力产生的强弱成正比。但抗原增加到一定的量后，抗体的增长会变得缓慢，达到最高限度就不再增加，还可能产生免疫耐受。

4．接种部位和途径

接种的途径不同，相同的抗原产生的免疫效果也不同。多数抗原须经非消化道（如皮内、皮下或肌肉等）途径才能产生良好免疫效果。一些抗原只有口服免疫（须刺激肠黏膜相关淋巴组织的抗原）才有良好效果。

皮下、皮内注射时抗体多在淋巴结内产生，静脉注射时抗体在脾脏产生，往往因剂量大而发生免疫耐受，而且危险性大，因此，在免疫接种工作中弃用静脉注射。采用何种接种部位和途径需要根据疫苗的性质、免疫效果和可能发生的接种反应来决定，应严格按疫苗使用说明书执行。例如，皮上划痕用疫苗的含菌浓度比注射用疫苗的大几十倍，甚至上百倍，误用注射会引起严重不良反应。又如卡介苗的接种途径为皮内注射，若误作皮下或肌内注射会引起寒性脓疡。皮肤若破溃则难以愈合。接种含氢氧化铝佐剂的百白破混合制剂疫苗时，一般在深部肌内注射的免疫效果好。

5．接种次数

活疫苗类（如麻疹活疫苗、卡介苗等）为细胞内抗原，引起的免疫机制以细胞免疫为主，同时诱导体液免疫，除细胞毒性T细胞免疫应答外，还有由巨噬细胞和NK细胞参与的抗体依赖性细胞毒免疫应答，一次接种即能产生充分免疫力。而灭活疫苗类（如乙肝疫苗、伤寒三联疫苗、百白破混合制剂等）为细胞外抗原，引起的免疫机制为体液免疫，第1次接种时出现初次反应，只产生IgM抗体和极低的IgG抗体；第2次接种才能产生较第1次高10～50倍的抗体水平，而且抗体维持时间得到延长，因此，灭活疫苗需要完成全程注射。例如，百白破混合制剂要完成基础3针接种才能产生充分的免疫力。

6．间隔时间

根据疫苗的性质不同，不同针次之间需要一定的间隔。灭活疫苗一般在接种第1针后的7～10天开始产生免疫力，2～3周后逐渐下降，因此，灭活疫苗第1针与第2针的间隔常为3周或以上。

7．抗原变性

物理、化学因素可使疫苗抗原性减弱、消失或增强，故疫苗在运输、保存过程中要按规定做好冷藏，以保证疫苗效价。例如，脊髓灰质炎糖丸疫苗、麻疹活疫苗、卡介苗等，一定要冷藏运输，加强冷链管理。新型冠状病毒mRNA疫苗（BNT162b2）需要在超低温环境（-70℃）中储存，在2～8℃只能存储24 h，大大增加运输及储存难度；新型冠状病毒mRNA-1273疫苗需要在-20℃条件下储存，在2～8℃的条件下可稳定保存30天。

六、体液免疫

（一）体液免疫的概念

B 细胞一般在 T 细胞辅助下接受抗原刺激，增殖分化形成浆细胞，再由浆细胞合成并分泌抗体，与相应抗原进行特异性结合而发挥免疫效应，这一过程被称为体液免疫。

在传染病的防御性免疫中，白喉、破伤风等主要是体液免疫起作用。机体受毒素抗原刺激后，可产生抗体（抗毒素）以中和毒素。但机体第 1 次接触这些毒素时，来不及产生抗体，因此，极微量的毒素就可使人死亡。而接种含白喉、破伤风类毒素的疫苗，使这类疾病得到很好的预防。

（二）抗体产生的一般规律

1. 初次免疫应答

机体在第一次接受抗原刺激（即初次接种）后，需要有一定时间的诱导期（其时间长短与抗原性质有关），才能在血液中出现抗体，抗体产生较慢较少。接种疫苗后一般经 5～7 天才能查出抗体，而接种类毒素需要 2～3 周后在血液中才能查出抗体。初次免疫应答在免疫接种中被简称为初免。初免产生的抗体量少，持续时间较短，因此，往往不足以抵抗相应病原体微生物的侵袭（图 1-2）。

2. 再次免疫应答

初免后一段时间，抗体逐步减少和消失。再次注入相应抗原，即再次免疫应答（简称再免）产生的抗体比初免快、多，而且持久。因机体通过免疫记忆细胞的作用，使抗体迅速回升（即免疫记忆反应），一般在 1 周左右达到高峰。再次免疫应答产生的抗体量比初免可多 10 倍，增多的抗体主要是 IgG（图 1-2）。

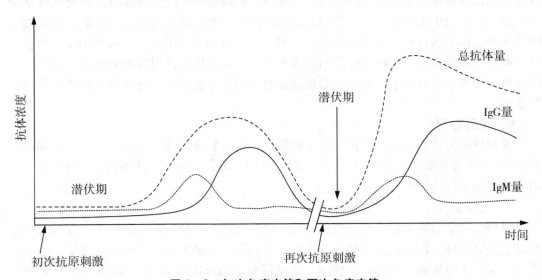

图 1-2　初次免疫应答和再次免疫应答

免疫系统具有特殊的记忆力，即免疫系统对入侵的抗原留下记忆，当同样的抗原第 2 次入侵时，免疫系统能够更快更强烈地作出反应。例如，接种麻疹活疫苗或患脊髓灰质炎、麻疹等疾病痊愈后，B 细胞便会产生游离于体液中的抗体蛋白，当上述病原体再次入侵时，可引起比初次免疫应答更强的抗体产生，抗体能迅速识别并将它们消灭，这被称为再次免疫应答或免疫记忆。

体液免疫和细胞免疫均可发生免疫记忆现象。在体液免疫时，对抗原的再次应答可表现为抗体水平明显上升，免疫球蛋白类别可由 IgM 转换为 IgG，而且抗体亲和力增强，提示再次应答不仅发生抗体量的变化，还发生质的变化。各种疫苗都是利用免疫系统的记忆反应原理。免疫记忆的基础是免疫记忆细胞的产生。

免疫记忆反应原理也常常被用于某些传染病（如百日咳、麻疹等）的诊断。在疾病初期（急性期）及一定时间（恢复期）后各取 1 份血液以分别测定抗体。如果血清抗体水平呈 4 倍以上升高，提示标本有诊断价值。

3. 免疫接种后的抗体消长

接种疫苗后抗体消长的过程如下。

（1）阴性期，约 2 天，血中仅有抗原，无抗体。

（2）指数期，约 4 天，抗体上升，先出现 IgM，后出现 IgG，抗体量在第 6 天达高峰。

（3）静止期，2～4 周，抗体保持在较高而稳定的水平。

（4）下降期，数月至数年后抗体缓慢地下降。不同的疫苗刺激机体所产生的抗体量是不同的，其持续时间也不相同。

七、细胞免疫

T 细胞受抗原刺激后，经增殖分化形成致敏淋巴细胞；致敏淋巴细胞除能直接杀伤带抗原的靶细胞外，还能释放可溶性的生物学活性物质（如淋巴因子）而发挥免疫效应，这一过程被称为细胞免疫。结核菌素试验结果呈阳性，就是细胞免疫反应的一种局部表现。

无论是体液免疫还是细胞免疫，都可以分为感应、反应和效应三个阶段，二者之间既有各自独特的作用，又可以相互配合、互相协作，共同发挥免疫作用。

八、自动免疫与被动免疫

自动免疫是指经过抗原的刺激使机体自身产生免疫力，可分为天然自动免疫和人工自动免疫两种。例如，患过 1 次白喉后，机体即产生抗白喉毒素抗体，这属于天然自动免疫；经过接种麻疹疫苗或白喉类毒素而使机体产生抗麻疹免疫或抗白喉免疫，则属于人工自动免疫。人工自动免疫是人类预防传染病的有效措施之一。

被动免疫是指机体获得由其他机体产生的活性免疫球蛋白或细胞因子。胎儿通过胎盘从母体获得的 IgG 抗体为天然被动免疫；而注射破伤风抗毒素预防破伤风感染、注射抗狂犬病血清预防被狂犬咬伤后发病、新生儿注射乙肝免疫球蛋白防止新生儿乙肝母婴传播，均为人工被动免疫。

被动免疫与自动免疫的主要区别在于：①被动免疫力出现快，但消失也快。②免疫力产生的过程不需要机体参与。因此，被动免疫制剂多用于紧急预防和治疗。

九、婴幼儿的免疫应答

新生儿及婴幼儿时期是免疫功能及发育的特殊时期，这一时期的免疫系统在不断发育成熟，加强免疫接种的程序不仅要设计恰当，而且要针对不同的免疫发育阶段设计，以免出现不期望的效果。

一般来说，婴儿免疫系统尚未发育成熟，出生后 3 个月 IgM 抗体只有成人的 50%，IgG 抗体产生更低，分泌型免疫球蛋白 A（sIgA）到 1 岁只有约 3%，至 12 岁时才达到成人水平。婴儿主要靠母传抗体维持自身免疫力，能通过胎盘的母传抗体只有 IgG，胎儿从母体中获得的抗体在出生后 6 ～ 8 个月消耗殆尽。1—3 岁幼儿的屏障能力较差，淋巴结发育尚未成熟，血清补体含量较低，免疫功能不足，此时更容易发生感染，必须按国家规定的儿童免疫程序及时给予免疫接种。

生命早期的免疫反应特点是对所有疫苗反应的强度与年龄相关。大部分荚膜多糖抗原在 2 岁内不会引起抗体反应。早期的疫苗反应与免疫接种时的年龄相关。出生后立即给予婴儿单剂疫苗接种很难产生强烈的抗体反应，这只能在年龄大些的婴儿中出现。

此外，婴幼儿对某些疫苗的免疫效果也不理想。例如，流脑疫苗为脑膜炎球菌荚膜多糖抗原，30% ～ 50% 婴幼儿缺乏对多糖抗原的免疫应答，有抗体者也仅产生 IgM 抗体，不产生 IgG 抗体和免疫记忆，故给婴幼儿增加流脑疫苗注射次数的效果不明显。

1 岁以前产生的抗体水平很快降到基线水平，这可能与再次出现的易感性相关。这种婴儿期反应的短暂性说明抗原特异性浆细胞的寿命有限。

十、传染病流行期间的免疫接种

当体内存在少许针对某种抗原的抗体时，若再大量注入同种抗原，则原有抗体不升高反而暂时降低，这种现象被称为免疫反应阴性期。同时，抗原进入机体后需要经过一定时间才能产生抗体，这一阶段被称为诱导期。这两期约 3 天，因此，对于潜伏期短的传染病，刚出现前驱期症状时往往采集不到特异性 IgM 抗体。

对于潜伏期比较长的传染病（如麻疹、狂犬病等），相应疫苗所引起的免疫力的产生又比较快，即使在感染病原早期，接种疫苗仍有保护作用。因此，在传染病流行早期，使用产生免疫效果比较快的疫苗，对易感人群和处在潜伏期早期者起到保护作用，并对及时控制传染病流行起到重要作用。对于那些反应大、效果差而抗体产生时间又较长的制品，则要权衡利弊，再做定夺。

十一、免疫耐受

免疫耐受是机体对某些抗原产生的特异性无应答状态，免疫耐受性的形成与抗原的种类、理化性质、作用剂量、输入机体的途径及机体的年龄相关。所有不利于产生免疫应答的条件均可能诱导免疫耐受。

抗原剂量过低，不足以激活 T 细胞和 B 细胞，会引起低带耐受；抗原剂量过高，诱导抑制性 T 细胞（Ts 细胞）活化，抑制免疫应答，引起高带耐受。在一定剂量范围内，疫苗接种剂量越大，产生的免疫应答越强，免疫效果越好；但剂量过小或过大均可引起免疫耐受，剂量过大还可能加重接种反应。因此，疫苗接种剂量应按其相关生物制品的规定进行使用，不要随意增减。

十二、免疫接种的潜在病理反应

免疫接种的潜在病理反应可以分为非特异性免疫损害和特异性免疫损害。

（一）非特异性免疫损害

1. 局部炎症

局部炎症是具有血管系统的活体组织对损伤因子所发生的一种防御反应。

局部炎症在免疫接种时的主要表现：部分皮下或肌内接种的疫苗在接种后数小时至24 h或稍后，局部出现红肿浸润，并伴随疼痛。有的伴有局部淋巴结肿大、疼痛。这种反应一般在24～48 h逐渐消退。绝大部分皮内接种卡介苗者于接种后2周左右出现局部红肿，之后化脓或溃疡，4～8周结痂，形成瘢痕（即卡疤）；部分接种含吸附剂疫苗者，接种局部不易吸收，其刺激结缔组织增生，形成硬结，半年后逐渐吸收。

2. 发热

由于疫苗中的热原质、毒素或异种蛋白的刺激，少数人在接种疫苗后的1～2天会出现体温升高。免疫接种引起的发热可持续1～2天，之后体温逐步恢复正常。

（二）特异性免疫损害

1. 超敏反应

超敏反应也被称为变态反应或过敏反应，是一种病理性的免疫应答，指某些机体受抗原刺激后，机体内产生抗体或致敏的淋巴细胞，使机体处于致敏状态；当机体再次接受同一抗原时，导致机体产生组织损伤或功能障碍的免疫应答。

在免疫接种中最常见的异常反应是超敏反应。超敏反应由疫苗和疫苗中的附加物及机体过敏体质造成。从本质上来看，超敏反应也是机体为了清除抗原异物的一种免疫应答，也可以将它称为机体特异性免疫反应的一种特殊表现形式。它与正常免疫反应不同的是，机体的反应表现超过正常的生理水平，这往往造成对机体的损害。超敏反应一般分为Ⅰ型、Ⅱ型、Ⅲ型、Ⅳ型。

（1）Ⅰ型超敏反应。Ⅰ型超敏反应是由IgE介导的超敏反应，又被称为速发型超敏反应。IgE吸附于肥大细胞或嗜碱性粒细胞表面，细胞内酶被激活，释放细胞介质，如细胞内预先形成组胺、细胞活化后形成的过敏性慢性反应物（SRS-A）、嗜酸性粒细胞趋化因子等。这些物质作用于效应器官，引起平滑肌收缩，血管通透性增加，腺体分泌增多，出现充血、水肿等症状。Ⅰ型超敏反应是临床常见的一种超敏反应。其特点是反应发生快，消退也较迅速；反应中一般不发生组织细胞损伤；具有明显的个体性差异和遗传倾向。

临床常见的Ⅰ型超敏反应性疾病有过敏性休克、呼吸道过敏症、消化道过敏症、皮肤超敏反应，包括荨麻疹、特应性皮炎、过敏性肾炎、血管性水肿。这种超敏反应在免疫接种中较常见。

（2）Ⅱ型超敏反应。Ⅱ型超敏反应主要是由IgG，少数是由IgM介导的超敏反应，又被称为细胞溶解型或细胞毒性超敏反应。疫苗中的防腐剂、培养基中的某些成分，以及生产原料中的化学药品等半抗原，吸附于血细胞表面，相应抗体和半抗原结合。血细胞被 K 细胞或单核吞噬细胞系统破坏，在补体参与下，血细胞被溶解，出现溶血性贫血、血小板减少性紫癜等疾病。

临床常见的Ⅱ型超敏反应性疾病有输血反应、新生儿溶血症、自身免疫性溶血性贫血、肺出血－肾炎综合征、药物过敏性血细胞减少症、原发性血小板减少性紫癜、甲状腺功能亢进。

（3）Ⅲ型超敏反应。Ⅲ型超敏反应是抗原－抗体形成的免疫复合物造成的组织损伤，又被称为抗原－抗体复合物型超敏反应。抗原－抗体复合物沉积在血管壁或组织间隙，并激活补体，吸引中性粒细胞，释放溶酶体酶，引起炎症反应。由Ⅲ型超敏反应引起的疾病被称为免疫复合物病。

Ⅲ型超敏反应的发生机制：中等大小的循环免疫复合物的形成；中等大小的循环免疫复合物的沉积，与抗原携带的电荷、血管活性胺物质的作用、局部解剖和血流动力学因素的作用相关；免疫复合物沉积引起的组织损伤与补体系统的作用、中性粒细胞的作用、血小板的作用相关。

临床常见的Ⅲ型超敏反应性疾病有局部免疫复合物病（包括 Arthus 反应、类 Arthus 反应）、急性全身免疫复合物病（包括血清病、链球菌感染后肾小球肾炎）、慢性免疫复合物病（包括系统性红斑狼疮、类风湿关节炎）、过敏性休克样反应。

（4）Ⅳ型超敏反应。Ⅳ型超敏反应是细胞介导的细胞免疫应答造成的病理反应，由于此超敏反应发生较慢，故又被称为迟发型超敏反应，无抗体、补体参与。致敏 T 细胞和相应抗原接触时，可直接破坏带抗原的靶细胞；也可激活淋巴因子，吸引更多的淋巴细胞、巨噬细胞、成纤维细胞，在局部形成肉芽肿。其病理特点是充血、水肿、出血、血栓形成等。通常Ⅳ型超敏反应无明显的个体差异。

引起Ⅳ型超敏反应的抗原主要有微生物、寄生虫和某些化学物质。微生物中以胞内寄生菌（如结核杆菌、麻风杆菌）引起的Ⅳ型超敏反应常见。此外，某些真菌（如白色念珠菌）和某些病毒（如麻疹病毒、乙肝病毒等）也可以引起Ⅳ型超敏反应。能够引起Ⅳ型超敏反应的寄生虫主要有利什曼原虫、疟原虫等。引起Ⅳ型超敏反应的化学物质则主要包括油漆、染料、汞、农药、青霉素和磺胺等。

临床常见的Ⅳ型超敏反应疾病有传染性超敏反应、接触性皮炎、某些自身免疫病。

2．自身免疫反应

在内因与外因的共同作用下，包括遗传因素，机体的自我耐受失控、自身免疫应答过高，产生直接或间接破坏自身组织的自身应答性 T 细胞和自身抗体，并引起相应器官组织的病变和功能障碍，这种病理状态被称为自身免疫病。

3．免疫促进作用

一些传染性疾病患者接种疫苗后会加重原疾病症状（如发热等全身症状），这些传染性疾病被列为预防接种的暂时禁忌证，即免疫接种后可激发某些感染的病理作用。

4．免疫缺陷病

免疫缺陷病是免疫系统发育不全或遭受损害所致的免疫功能缺陷引起的疾病。临床以反复严重感染为主要特征，可出现 1 年中有多次中耳炎、严重鼻窦炎、肺炎、非常见部位或深部的感染、反复发作的肛周脓肿或家族中有原发性免疫缺陷病病史者。这些病例被高度怀疑为原发性免疫缺陷病病例。

免疫缺陷病对接种减毒活疫苗特别禁忌，因为免疫缺陷病患者一旦接种减毒活疫苗，不仅无法获得保护力，反而会被弱毒的疫苗株（细菌或病毒）所攻击致病。而灭活疫苗虽不引起不良反应，但免疫效果也不理想。

十三、免疫记忆

免疫记忆是指免疫系统再次遇到原来接触过的抗原后产生强大反应的能力。免疫记忆由记忆细胞完成，是免疫接种的基础。记忆B细胞和记忆T细胞是抗原特异性原始细胞的产物，在免疫反应中克隆增殖，在抗原消失后持续存在。在免疫反应峰后，只有一小部分细胞作为记忆细胞存活下来。与初次接种后的免疫反应相比，记忆细胞产生更迅速的保护作用和更强的反应。

（一）B细胞免疫记忆

记忆B细胞在T细胞依赖疫苗初次接种、发生生发中心反应时就产生。它们不产生抗体，没有保护作用，需要抗原驱动的增殖和分化过程，才能参与疫苗反应。记忆反应的标志就是能比初次免疫产生更大量的抗体水平。记忆B细胞的再激活、增殖和分化比初次免疫反应来得更快，是一个快速的过程。加强接种的反应就是迅速产生高滴度抗体，其比初次免疫接种后产生的抗体有更高的亲和力。

接种活病毒疫苗产生的保护性抗体在接种后会逐渐衰减，当再次暴露于相同的病毒抗原后，会激发免疫记忆。已初次接种过b型流感嗜血杆菌荚膜多糖疫苗的幼儿，再次接种疫苗4～7天时，在血液可检测到高水平的荚膜多糖特异性疫苗抗体。抗原特异性抗体在血液中出现的迅速性，是再次免疫接种后的另一个标志。

（二）T细胞免疫记忆

效应T细胞的反应是短暂的，许多效应T细胞在数天内凋亡，只有一小部分存活而成为记忆T细胞。在微生物入侵或免疫接种后，免疫系统都会留下一些激活的T细胞作为"记忆细胞"。这些细胞处于极其兴奋的状态，这使激活的信号可以非常有效地从细胞膜传递入细胞核。因此，一旦这些T细胞受体被所识别的抗原再次动员，它们就可以很快地投入战斗，保护机体。

（沈纪川）

第三节　疫苗的研发和生产

疫苗是以病原微生物或其组成成分、代谢产物为起始材料，采用生物技术制备而成，用于预防、治疗人类相应疾病的生物制品。疫苗中诱导免疫应答的成分被称为疫苗的抗原。

一、疫苗的生产工艺

疫苗从起始材料到最终形成疫苗制剂，其生产工艺可简单分成四步。

（一）抗原产生

疫苗的抗原成分可以是病毒、细菌或重组蛋白等。大批量生产疫苗前，需要对获得的种子抗原进行培养增殖。病毒一般在细胞或组织中培养。用于培养的细胞可以是原代细胞（如鸡胚成纤维细胞），也可以是传代细胞（如人胚肺成纤维细胞）。用于培养的组织可以是神经组织［世界卫生组织（World Health Organization，WHO）已建议停用］，也可以是胚胎组织（如鸡胚胎组织）。细菌病原体大多利用生物反应器在培养基中培养。重组蛋白可在细菌、酵母菌或细胞中生产。

（二）抗原收获

抗原收获就是将抗原成分从其培养的环境中分离出来进行收集。其既可以是将宿主细胞裂解以释放病毒或抗原蛋白（如乙肝疫苗、麻疹疫苗），也可以是收集富含病毒的特定组织（如流感疫苗），又或者是通过增加离子强度分离多糖结构［如 b 型流感嗜血杆菌（haemophilus influenzae type b，Hib）疫苗］。

（三）抗原处理和纯化

必要时，收获的抗原须经过处理。例如，将抗原灭活或与其他蛋白结合。收获或处理过的抗原或多或少会含有其他成分，这些成分可能会引起超敏反应和其他不良反应，须通过离心、沉淀、过滤等方法进行纯化。有些灭活病毒疫苗可能只需要将提取的抗原病毒灭活，不需要进一步纯化。

（四）疫苗制剂

将纯化后的抗原根据需要加入增强免疫应答的佐剂，或令疫苗有效成分不易发生改变的稳定剂和防腐剂，在严格控制的生产环境中混匀、装灌，或者将其冻干后分装。

二、疫苗的临床试验

疫苗在从概念提出到上市应用于人群，要按照一定的程序在人群中进行临床试验，以验证疫苗的安全性、免疫原性和有效性。临床试验包括 4 期：

Ⅰ期临床试验是小范围研究（样本量为 20 ～ 30 例），重点是确保临床耐受性和安全性。Ⅰ期临床试验应在适宜的实验室条件支持下，仔细监测和实施。

Ⅱ期临床试验目的是观察或者评价疫苗在目标人群中是否能获得预期效果和一般安全性信息，样本至少 300 例。很多在动物实验中验证有效的疫苗，往往因为Ⅱ期试验无法验证其有效性而宣告失败。

Ⅲ期临床试验目的是全面评价疫苗的保护效果和安全性，该期是获得注册批准上市的基础。最低试验例数应不低于 500。根据疫苗的不同性质、其预防的不同疾病，不同疫苗Ⅲ期试验设计的差别非常大。对于狂犬病疫苗这种已经有上市产品的疫苗，Ⅲ期试验一般设计几百例至 1 000 例。HPV 疫苗的Ⅲ期试验则需要设计 10 000 例受试者，同时需要进行长达 50 ～ 80 个月的定期随访。

对于新冠肺炎这种新发传染病，需要在其流行区域进行Ⅲ期临床试验，观察对照组和试验组之间的病毒感染差异。鉴于目前国内新冠疫情的发展和控制情况，新冠疫苗无法在国内进行Ⅲ期临床试验，只能在国外新冠病毒流行区域选择受试者人群进行Ⅲ期临床研究。如果国外疫情也得到很好的控制，没有合适的Ⅲ期临床研究人群，现在完成Ⅱ期临床的新冠疫苗也可以作为国家储备疫苗，在将来紧急情况下使用。

Ⅳ期临床试验是疫苗注册上市后，对疫苗实际应用人群的安全性和有效性进行的综合评价。

中国的疫苗临床试验几乎都由疫苗研发单位或生产企业作为申办方，由各省疾病预防控制中心作为研究者来落实和具体实施。这与普通药物在医院进行临床研究不同。

三、疫苗中的添加剂

（一）佐剂

佐剂是在疫苗制剂中添加的能够提高疫苗抗原免疫原性的一类物质。疫苗佐剂的作用机制如下。

1. 激活固有免疫

以前，人们认为固有免疫系统是非特异性并独立于获得性免疫系统的。但最近的证据表明，固有免疫系统可以针对病原体的型和类产生特异性应答，并引导获得性免疫应答。佐剂可以通过提高固有免疫应答来发挥免疫调节作用。

2. 仓储机制

仓储机制令疫苗抗原在注射部位的生物学和免疫学半衰期增长，缓慢释放抗原。

3. 炎症机制

佐剂可诱导产生炎性细胞因子和趋化因子，令抗原提呈细胞向注射部位快速移动。

4. 增强抗原提呈细胞对抗原的摄取

可溶性的抗原吸附在佐剂上形成颗粒聚集体，可被APC吞噬，增强APC的内化和抗原提呈作用。目前，应用最广泛的是由Glenny团队发现的铝盐佐剂。其他佐剂包括CpG寡聚脱氧核苷酸、细胞因子佐剂、MF59等。减毒活疫苗一般无须添加佐剂。

在过去的一段时间里，人们对疫苗中的铝盐佐剂的潜在风险有所关注。2000年，美国的一项研究成果指出，铝盐作为疫苗佐剂是安全、有效的。

（二）稳定剂

稳定剂指加入疫苗中，保持疫苗有效成分的结构在冻干或高温时不易改变的糖类（如蔗糖和乳糖）、氨基酸（如甘氨酸或谷氨酸单钠盐）和蛋白质（如人血清清蛋白和明胶）试剂。稳定剂的潜在危害主要是可能含有外源性物质（如其他致病微生物）和导致超敏反应。疫苗使用的稳定剂必须经严格筛选，并在说明书上提醒其超敏反应风险。

（三）防腐剂

疫苗制剂中用的防腐剂有硫柳汞、苯酚、苯乙胺、甲醛和2－苯氧乙醇。防腐剂具有杀菌或抑菌作用。添加防腐剂的作用：①作为灭活剂来灭活疫苗抗原；②作为防腐剂防止疫苗在储存、运输和使用过程中受到污染。防腐剂是引起疫苗不良反应的因素之一。随着生产工艺的改进，疫苗中添加的防腐剂会越来越少，甚至无须添加。

四、疫苗生产中的残留物

从理论上而言，疫苗生产中应用的物质都有可能残留在最终的疫苗制剂中。在生产过程中已运用各种方法去除这些残留物。但通常情况下，不可能完全去除某种物质，也没有办法证明确实已完全去除某种物质。

残留物主要有灭活剂（如甲醛）、细胞培养物质（如抗生素、组织、细菌和细胞、外源性物质）。获准上市的疫苗的残留物都被控制在允许范围内。

（张春焕　徐国鹏）

第四节　研发中的新疫苗

一、新型冠状病毒疫苗

2020 年初全球暴发新冠疫情以来，通过接种疫苗建立人群免疫屏障被认为是控制疫情的重要措施。全球科学家致力于新冠疫苗研发，不但使新冠疫苗研发取得突破性的发展，还促使整个疫苗领域的研发进入一个新的发展阶段。截至 2021 年 10 月，附条件上市或授权紧急使用的新冠疫苗已覆盖灭活疫苗、重组亚单位疫苗、病毒（如腺病毒、流感病毒等）载体疫苗、基因（mRNA 或 DNA）疫苗等技术路线。全球新冠疫苗已被接种 62 亿剂次，35 亿人口至少接种 1 剂次，26 亿人口完成全程免疫。然而，新冠病毒疫苗的研发并没有停止，仍有不少国家采用多种技术路线的疫苗积极开展临床试验，并筹备上市。

（一）吸入用重组新型冠状病毒疫苗（5 型腺病毒载体）

康希诺生物股份公司在完成研发重组新冠疫苗（5 型腺病毒载体）的基础上，研究以吸入方式进行接种，以达到方便接种、减少疫苗用量、激发黏膜免疫等目的。发表在《柳叶刀·传染病》的临床 I 期试验结果显示，以吸入方式接种的每人次抗原用量（1.0×10^{10} VP）为注射方式（5.0×10^{10} VP）的 1/5，但全程需要接种 2 剂。较之注射接种，吸入接种无痛、简单，安全性和免疫原性令人满意，同时更接近病毒自然感染过程，可以有效地激发黏膜免疫，在预防感染方面有更好效果（图 1-3）。

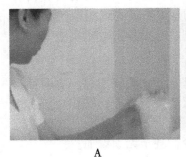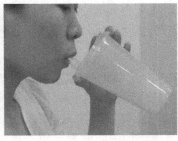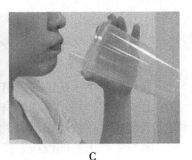

A　　　　　　　　　　B　　　　　　　　　　C

A：受试者深呼一口气；B：受试者缓慢深吸至杯中无雾；C：受试者憋气。

图 1-3　吸入接种方式

（二）减毒流感病毒载体疫苗

该疫苗利用已批准上市的减毒流感疫苗作为载体，通过基因工程技术，将表达新冠病毒目标抗原（如新冠病毒的 S 蛋白或 S 蛋白上的受体结合区域）上的相应的基因片段嵌入流感疫苗株中，接种后在体内既能产生针对流感病毒的免疫保护反应，又能表达生产新冠病毒的目标抗原，发挥既针对流感病毒又针对新冠病毒的免疫保护作用。

（三）广谱或多价重组亚单位疫苗

在全球大流行情况下，新冠病毒传播活跃，容易发生变异，其抗原性可能发生改变，令已研发的疫苗对其免疫特异性下降。科学家正在对新冠疫苗进行改进和升级，包括筛选新冠病毒变异株以研发新一代的灭活疫苗，选取部分新冠病毒变异位点的抗原靶标基因以研发核酸类疫苗或重组亚单位蛋白疫苗，来应对不断出现的新冠病毒变异株。

二、埃博拉疫苗

（一）埃博拉病毒

埃博拉病毒（Ebola virus）是一种丝状病毒，因其疫情最早在埃博拉河谷暴发而命名。感染后机体最初会出现类似流感的症状，如发热、肌痛和咳嗽等。数日后机体出现肝功能和凝血功能异常，伴有皮疹、瘀斑和其他出血表现。感染后 1～2 周机体出现弥漫性感染和出血，病死率可达 50%～90%。被感染者可以通过体液传播埃博拉病毒，但该疾病很可能是一种动物传染病，自然宿主可能是蝙蝠。过去，埃博拉病毒感染的暴发是零星的，主要发生在非洲国家。2014 年，人类经历历史上最严重的一次埃博拉疫情。同年 8 月 8 日，WHO 针对西非的埃博拉疫情，拉响"国际性公共卫生紧急事件"的警报。截至 2016 年 3 月 29 日撤下该警报，埃博拉病毒累计造成近 3 万人感染，超过 1 万人死亡。

（二）埃博拉疫苗

由于埃博拉病毒的致死性高，伦理上不能对高危人群只使用安慰剂作为对照组，导致无法在人体上观察疫苗效果，这是埃博拉疫苗研发的局限性。早期的疫苗研发并不成功，但这些研究结果证实，主要或专门诱导体液应答的疫苗（如重组蛋白疫苗或全病毒灭活疫苗）不能产生有效的保护作用，抗体不能完全中和埃博拉病毒。使用动物的超免疫血清进行被动免疫，不能阻止埃博拉病毒感染，这也证实仅有体液免疫应答，不足以提供有效保护。疫苗研发的关注点主要在细胞毒性 T 细胞（如 CD8$^+$T 细胞）的识别和杀伤作用，这要求疫苗能够同时诱导细胞免疫和体液免疫。目前研究的免疫策略是采用不同疫苗进行"基础—加强"免疫：先用表达埃博拉病毒糖蛋白（glycoprotein，GP）和核蛋白（nuclear protein，NP）的质粒 DNA 载体进行初免，再注射编码同样产物的腺病毒载体进行加强。这种免疫策略在非人灵长类动物上观察到细胞免疫和体液免疫应答，并抵抗了致死剂量的埃博拉病毒攻击，呈现保护效果。

三、丙型肝炎疫苗

（一）丙型肝炎

丙型肝炎（丙肝）的病原体是丙型肝炎病毒（hepatitis C virus，HCV）。HCV 属于黄病毒科，至少可分为 6 个基因型（为 HCV-1 ～ HCV-6）和 100 多个基因亚型。病毒基因组在编码、翻译和修饰的过程中会生成 4 种主要结构蛋白，其中，糖蛋白 E1 和 E2 在疫苗研发中有重要意义。HCV 感染的临床表现较轻或没有症状，很少出现重型肝炎。可能由于病毒高变异性、高嗜肝外细胞性和弱免疫原性，机体免疫系统难以完全清除。HCV 感染的慢性化率达到 50% ～ 85%，进而发展为肝硬化、肝衰竭和肝细胞癌，这是世界范围慢性肝病的主要病因之一。现代医疗技术可以清除少数患者体内的病毒，但是副作用很大，给丙肝治疗带来困难。和乙型肝炎相似，丙肝患者和病毒携带者是传染源，主要通过血液、体液和性接触传播。我国 1—59 岁人群抗 HCV 流行率约为 0.43%。

（二）丙型肝炎疫苗

丙肝的主要危害是 HCV 的慢性持续感染。只要能阻止 HCV 转化为慢性感染，疫苗就可以被认为是成功的。HCV 具有高变异性和免疫抑制机制（这也是 HCV 容易造成慢性感染的原因），过去人们一度认为研制 HCV 疫苗无望。后来的研究结果证明，只要在疾病早期能够诱导出足够多的特异性 $CD4^+$ 和 $CD8^+T$ 细胞免疫，就可以完全清除病毒。基于历史原因，人们无法在体外培养 HCV，也没有商业化的 HCV 病毒株，未开展丙型肝炎减毒活疫苗和灭活疫苗的研究。现在疫苗研究方向是使用重组包膜蛋白诱导中和抗体和 $CD4^+T$ 细胞，或使用表达多种 HCV 基因产物的载体（如各种缺陷型或减毒的病毒）诱导体液和 $CD4^+$、$CD8^+$ 细胞免疫。进展最快的是来源 HCV-1a 基因亚型的糖蛋白 E1 和 E2 疫苗，其在动物模型中具有良好的抗感染和抗慢性转化作用，目前研究者正在解决对异源 HCV-1a 型的交叉保护作用的关键问题。可以肯定的是，今后丙型肝炎疫苗的研发策略关注点将是诱导广谱的抗糖蛋白 E1 和 E2 体液免疫与细胞免疫应答。

四、登革热疫苗

（一）登革热

登革热是经伊蚊传播感染登革热病毒而引发突起发热，全身肌肉、骨、关节痛，可伴有充血性皮疹或点状出血疹的急性传染病，严重者可造成多器官大量出血和休克。登革热病毒为黄病毒科黄病毒属病毒，有 4 个血清型（包括 DEN1、DEN2、DEN3 和 DEN4），不同血清型间交叉免疫弱。患者和隐性感染者是主要传染源。伊蚊是主要传播媒介。在新流行地区，人群普遍易感，感染后可对同血清型病毒产生巩固的保护作用并持续多年。登革热主要发生在热带和亚热带的夏秋雨季。我国广东、台湾、香港和澳门是登革热流行地区。广东省于 2014 年报告 4 万余例病例，这提示登革热的防控是该省公共卫生工作的巨大挑战。

（二）登革热疫苗

患者初次感染恢复后再次感染不同血清型的登革热病毒时，罹患重症登革热或登革热休克综合征的概率增大。这就决定登革热疫苗应能对 4 个血清型同时免疫。

1. 减毒活疫苗

按照传统的细胞培养传代减毒或现代分子减毒方法将 4 个血清型病毒进行减毒处理，按照一定的比例配伍成减毒活疫苗。由于类似于自然感染，登革热减毒活疫苗可以产生足量中和抗体，但是疫苗的反应原性却让人不能接受。登革热有再次感染时症状加重的特点，减毒活疫苗对有部分免疫力的受种者的毒力也可能大于未受感染者的，这需要疫苗研发者继续深入研究。

2. 嵌合体病毒疫苗

嵌合体病毒疫苗是将登革热病毒基因嵌入黄热病毒 17D 株上制成的。嵌合本身就有减毒作用，因此该疫苗具有良好安全性，但诱导的不同血清型抗体不够平衡，各血清型的免疫存在干扰。

（三）灭活疫苗和亚单位疫苗

灭活疫苗和亚单位疫苗的安全性好，且各组分间不易产生干扰。但是与减毒活疫苗提呈所有抗原不同，灭活疫苗或亚单位疫苗只针对病毒的部分抗原产生抗体。目前，登革热灭活疫苗和亚单位疫苗几乎都无法产生持续的高水平保护抗体。

四、疟疾疫苗

（一）疟疾

疟疾（malaria）是人感染疟原虫后出现的以反复发作的间歇性寒战、发热，而后大汗、缓解为特点的寄生虫病。我国科学家屠呦呦因从植物中提取高效的抗疟疾药青蒿素和双氢青蒿素，为世界疟疾治疗做出突出贡献而获得 2015 年诺贝尔生理学或医学奖。疟原虫属于真球虫目疟原虫科疟原虫属，可感染人类的有间日疟原虫、恶性疟原虫、三日疟原虫和卵形疟原虫 4 种。在我国，感染人类的主要是间日疟原虫和恶性疟原虫。雌按蚊是疟疾的传播媒介。疟原虫在雌按蚊内有性繁殖成子孢子，随按蚊叮咬进入人体，经肝脏无性繁殖进入红细胞后进行大量无性繁殖。随后红细胞破裂，引起疟疾症状。血液中的裂殖体再次感染红细胞，发育后再次引起红细胞破裂，周期性发作。疟疾患者和带虫者是传染源。人群普遍易感，感染后不能获得持久免疫力。疟疾流行与按蚊生活习性有关，主要分布在热带和亚热带，温带次之。在致死性寄生虫病中疟疾居第 1 位。

（二）疟疾疫苗

正在研发中的疟疾疫苗都是赖于发现各种有抗原性的疟原虫纯化蛋白，诱发机体产生免疫应答。针对疟原虫的生活史，疟疾疫苗可分为 3 种。

1. 红外期疫苗

红外期疫苗针对袭入红细胞之前的疟原虫。成功的红外期疫苗应能产生足够的中和抗体，在疟原虫进入肝细胞前将其中和；或利用细胞免疫，有效杀灭进入肝细胞内的疟原虫。

2. 红内期疫苗

红内期疫苗针对袭入红细胞之后的疟原虫。红内期疫苗应可以表达红细胞表面的疟疾抗原，激活对感染疟原虫的红细胞的抑制作用。其可能不能阻止疟疾感染和传播，但可以有效防止发生重症疟疾和死亡。

3. 蚊内期疫苗

蚊内期疫苗针对按蚊体内的疟原虫，主要依靠按蚊吸血时同时吸入人体内由疫苗产生的抗体和补体来中和蚊体内的疟原虫。这种疫苗不能阻止个体受到疟原虫感染和发病，但可以阻止其成为传染源传染其他个体。

五、人类免疫缺陷病毒疫苗

（一）人类免疫缺陷病毒

人类免疫缺陷病毒（human immunodeficiency virus，HIV）为单链 RNA 病毒，属于反转录病毒科慢病毒属人类慢病毒组，变异性强。HIV 可分为 HIV-1 型和 HIV-2 型，我国以 HIV-1 型为主，其传染性和致病性都强于 HIV-2 型。HIV 主要感染表达有 CD4 分子的细胞，包括 $CD4^+T$ 细胞、巨噬细胞和树突状细胞等。由于 HIV 能以前病毒的形式整合在 T 细胞里，并可快速变异，机体的高免疫反应不足以完全清除病毒。感染 HIV 后的终末期可造成免疫缺陷，出现 HIV 相关症状，引起各种感染和肿瘤发生，被称为艾滋病期。HIV 感染者和艾滋病患者是唯一传染源。传播途径主要是性接触、血液接触和母婴传播。人群对 HIV 普遍易感。2017 年，我国艾滋病报告病例数 57 194 例，发病率 4.1 人/10 万人，死亡 15 254 例，死亡率 1.1 人/10 万人。

（二）HIV 疫苗

由于 HIV 高变异，且有一系列免疫逃逸机制，疫苗研发面临严峻挑战。目前，对 HIV 疫苗的关注点主要在新型疫苗技术上。HIV 疫苗的研发大部分停留在对非人灵长类动物研究阶段，进入人体临床试验并取得初步效果的不多。

1. HIV env 亚单位疫苗和合成多肽疫苗

该疫苗模拟重组乙肝疫苗的设计思路，以诱导机体产生中和性抗体为主要目的，具有良好的安全耐受性。但由于目前疫苗产生的中和抗体只对特定毒株有效，无广泛性，不能中和 HIV-1 原始分离株。

2. 痘病毒载体疫苗

痘病毒载体疫苗中有代表性的是以金丝雀痘病毒作为载体并携带多个 HIV 基因的载体疫苗，安全性较好，能够诱导细胞毒性 T 淋巴细胞应答，直接杀伤病毒。研究发现，经肌内注射途径接种后可在黏膜检测到应答，可能可以为性行为中暴露的黏膜提供一定保护。

就目前研究结果来看，单独使用一种疫苗的免疫效果都不尽如人意。现在人们提出用不同疫苗联合免疫的基础—加强免疫策略，分别使用载体疫苗和亚单位疫苗诱导细胞免疫和体液免疫，具有一定的免疫效果。

（张春焕）

第二章 免疫预防

第一节 预防接种的一般要求

一、预防接种的定义

预防接种又被称为免疫预防，它是根据传染与免疫的原理，通过人工刺激机体（如接种疫苗、类毒素）产生或直接输入免疫活性物质（如接种抗毒素、抗血清、丙种球蛋白等），从而特异性地清除致病因子，达到预防疾病的目的。预防接种在人类与传染病的斗争中发挥重要作用，使天花、鼠疫等对人民健康危害极大的急性传染病得到有效控制。目前，全球扩大免疫规划（expanded programme on immunization，EPI）正在为提高儿童健康水平做出贡献。

二、预防接种发展史

预防接种是人类在与传染病斗争的过程中不断发展起来的，天花的免疫预防是人类控制和消灭传染病的成功范例。我国是世界上最早采用人工免疫的方法预防天花的国家。我国接种人痘痂皮以预防天花的经验虽然是一种具有危险性和不太完善的方法，但它被传到中东、欧洲，成为接种牛痘预防天花的先驱。从历史正式记载我国人痘接种至今，预防接种的发展大致经历3个阶段。

（一）免疫接种初期阶段（20世纪70年代以前）

中华人民共和国成立后，我国开展大规模的牛痘疫苗接种。1963年，我国发布《预防接种工作实施办法》，在广大城市对免疫对象按免疫程序进行4种疫苗（包括卡介苗、脊灰糖丸、百白破疫苗、麻疹疫苗）的适时接种，在农村则主要开展冬春季的突击接种。20世纪50—70年代，预防接种工作重点是每年利用冬春季节开展牛痘疫苗、卡介苗、白喉疫苗、破伤风疫苗、百日咳疫苗、脊灰疫苗、麻疹疫苗等疫苗的突击性预防接种。此阶段的疫苗供应和预防接种缺乏计划性，成效还不够显著。

（二）计划免疫阶段（20世纪70年代至2000年）

1978—2000年是将WHO的EPI与我国免疫预防工作（即计划免疫）相结合，计划免疫迅猛发展的阶段。1978年，卫生部下发《关于加强计划免疫的通知》，我国正式进入计划免疫的时代，冷链系统建立并逐步完善，突击接种转变为常年接种。1986年，经国务院批准，全国儿童计划免疫工作协调小组成立，于每年4月25日开展全国儿童预防接种日活动。20世纪80—90年代，我国政府非常重视对小儿麻痹症的预防。自1993年，我国开展消灭脊灰强化免疫活动，党和国家领导人亲自参与强化免疫活动，给孩子们喂"糖丸"——脊灰减毒活疫苗。这一阶段实现免疫接种率达到 3 个"85%以上"的目标。2000 年，通过 WHO 评审，我国被证实为无脊灰地区。与此同时，我国开展急性松弛性瘫痪（acute flaccid paralysis，AFP）病例监测、麻疹监测、新生儿破伤风监测、接种率监测四大监测，预防接种逐步实现信息化管理。

（三）免疫规划和扩大免疫规划阶段（21 世纪初以来）

2005 年，国务院出台《疫苗流通和预防接种管理条例》（中华人民共和国国务院令第 434 号，20 号），开始全面实行免疫规划疫苗免费接种。2007 年，卫生部下发《扩大国家免疫规划实施方案》（卫疾控发〔2007〕305 号，2007 年），将免疫规划疫苗扩展为 14 种，可预防 15 种传染病。2016 年，国务院重新修订《疫苗流通和预防接种管理条例》（中华人民共和国国务院令第 668 号，2016 年），在努力巩固计划免疫取得的成果的基础上，建立较为完善的预防接种服务体系。2019 年，《中华人民共和国疫苗管理法》（中华人民共和国主席令第三十号，2019 年）颁布实施，预防接种工作进一步规范化、制度化和法制化。这一阶段，保持无脊灰状态，普及新生儿乙肝疫苗免费接种，加速控制麻疹，使新生儿破伤风、麻疹、乙脑、流脑等免疫规划针对传染病控制在较低的发病率水平；推行安全接种，推广扩大免疫服务，开展预防接种门诊规范化建设，开展和完善疑似预防接种异常反应监测，推行数字化门诊和"互联网＋"预防接种服务，预防接种服务能力显著提高。

预防接种是国际社会公认的预防和控制疾病最经济、最简便、最有效的措施。

三、免疫接种的一般要求

（一）疫苗接种的时间和间隔

接种疫苗的时间和间隔是正确使用疫苗的两个最重要的问题。在预防接种工作中，常常要处理含抗体的生物制品和减毒活疫苗（特别是麻疹疫苗）的接种时间问题，不同疫苗同时或不同时接种的问题，以及同一种疫苗前后两次接种的间隔时间问题。免疫规划疫苗的接种时间和间隔按照国家和省卫生健康主管部门公布的免疫程序执行。非免疫规划疫苗的接种时间和间隔根据国家制定的非免疫规划疫苗使用指导原则，或国家、省级发布的接种非免疫规划疫苗接种方案执行。

（二）免疫接种的分类

1. 常规接种

常规接种是指接种单位按照国家免疫规划的疫苗儿童免疫程序、疫苗使用指导原则、疫苗使用说明书，在相对固定的接种服务周期时间内，为接种对象提供的预防接种服务。

2. 临时接种

临时接种是指在出现自然灾害、传染病流行而开展应急接种、补充免疫或其他群体性预防接种时，按照应急接种、补充免疫或群体性预防接种方案，在适宜的地点和时间，设立临时预防接种点，对目标人群开展的预防接种服务。

3. 群体性预防接种

群体性预防接种是指在特定范围和时间内，针对可能受某种传染病威胁的特定人

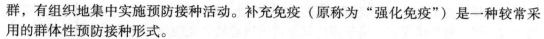

群，有组织地集中实施预防接种活动。补充免疫（原称为"强化免疫"）是一种较常采用的群体性预防接种形式。

4. 应急接种

应急接种是指在传染病疫情开始或有流行趋势时，为控制传染病疫情蔓延，对目标人群开展的预防接种活动。

（三）免疫接种人群

免疫接种应有针对的人群，即预防接种实施前应确定受种对象。免疫规划疫苗的免疫接种人群应根据国家免疫规划疫苗的免疫程序、群体性预防接种、应急接种或补充免疫方案等，确定受种对象。受种对象包括本次受种对象、上次漏种者和流动人口等特殊人群中的未受种者。预防接种单位实施免疫接种前，需要整理预防接种卡（簿），或通过信息系统建立儿童预防接种个案信息，根据预防接种记录核实受种对象。此外，还需要主动搜索流动人口和计划外生育儿童中的受种对象。非免疫规划疫苗的免疫接种人群通常为疫苗说明书规定的适用人群，或国家、省级发布的非免疫规划疫苗接种方案中推荐的接种人群。

（四）免疫接种的原则

1. 免疫规划疫苗

国家免疫规划疫苗的预防接种对象、接种剂次及间隔、起始月龄、接种部位、接种途径和剂量，按照国家卫生健康主管部门公布的免疫程序执行。省级增加的国家免疫规划疫苗和应急接种，或群体性预防接种疫苗的使用原则依照有关部门制订的方案执行。

国家免疫规划疫苗可以实行同时接种原则。现阶段的国家免疫规划疫苗均可按照免疫程序或补种原则同时接种，2种及以上注射类疫苗应在不同部位接种。除非特别说明，严禁将2种或多种疫苗混合吸入同一支注射器内接种。不同疫苗的接种间隔：2种及以上国家免疫规划使用的注射类减毒活疫苗，如果未同时接种，应至少间隔28天才进行接种。国家免疫规划使用的灭活疫苗和脊灰减毒活疫苗，如果与其他类国家免疫规划疫苗（包括减毒疫苗和灭活疫苗）未同时接种，对接种时间间隔不做限制。

国家免疫规划使用的疫苗都可以按照免疫程序和预防接种方案的要求，全年（包括流行季节）开展常规接种，或根据需要开展补充免疫和应急接种。

国家免疫规划疫苗补种通用原则如下。

未按照推荐年龄完成国家免疫规划规定剂次接种的18岁及以下的儿童，应尽早进行补种。在补种时，应掌握：①对于未曾接种某种国家免疫规划疫苗的儿童，根据儿童当时的年龄，按照该疫苗的免疫程序进行补种；②对于未完成国家免疫规划规定剂次的儿童，只需要补种未完成的剂次，无须重新开始全程接种；③应优先保证儿童及时完成国家免疫规划疫苗的全程接种，当遇到无法使用同一厂家疫苗完成全程接种的情况时，可使用不同厂家的同品种疫苗完成后续接种（含补种）。疫苗使用说明书中有特别说明的情况除外。

2. 非免疫规划疫苗

根据国家制定的非免疫规划疫苗使用指导原则或国家、省级发布的非免疫规划疫苗接种方案接种。非免疫规划疫苗应在受种者或其监护人知情同意的情况下，自愿选择接种。

免疫规划疫苗和非免疫规划疫苗在接种时间上有冲突的，原则上应优先接种免疫规划疫苗。但在特殊情况下，用于预防紧急疾病风险的非免疫规划疫苗，如狂犬病疫苗、黄热病疫苗或其他须应急接种的疫苗，可优先接种。

（五）预防接种知情告知

预防接种知情告知是指医疗卫生人员告诉受种者或其监护人所接种的疫苗和疫苗所预防的疾病等相关信息。实施预防接种告知制度体现对公民知情权的尊重，实现以人为本，使预防接种工作走向科学化、规范化和法制化管理。

1．告知时机

（1）事先告知。产科和新生儿科医生（在孕妇学校或出入院宣传教育时）应当依法向受种方告知乙型肝炎疫苗、卡介苗等疫苗接种注意事项，鼓励向受种方宣传、告知预防接种和疫苗相关知识；进行产后访视时应当告知婴幼儿监护人关于婴儿要接种的疫苗和疫苗所预防疾病的相关信息，如在 1 月龄接种乙肝疫苗的同时告知要于 1.5 月龄接种进口肺炎球菌多糖结合疫苗。

（2）接种时告知。①接种时告知患者接种的必要性。告知患者应当做到"一剂一告知"。对于同时接种多种疫苗，做到每剂次均要告知受种者或其监护人；对于同种疫苗后续剂次的接种，也需要做到与接种第 1 剂次同样的告知。②受种者或其监护人告知健康状况和接种禁忌。接种疫苗前，经医疗卫生人员依照规范具体询问后，受种者或其监护人应主动、如实告知受种者健康状况和接种禁忌。

2．预防接种告知内容

根据中国法律法规，预防接种告知的内容如下。

（1）疫苗所预防疾病。疫苗说明书除简要介绍疫苗所预防疾病的病原学、临床特征、传染源和传播途径外，还需要介绍疾病造成的健康和经济负担。

（2）疫苗简介和接种建议。参考疫苗说明书介绍的疫苗品种、作用、有效性（包括免疫原性、效力或效果）、同品种疫苗的免疫程序、起始接种年龄、接种途径、接种部位、接种剂量、接种禁忌和可能的不良反应。

（3）预防接种禁忌。参考疫苗说明书简要介绍受种者的哪些健康状况或疾病不能接种疫苗，并介绍同品种疫苗的慎用情况、暂缓接种情况和特定事项。

（4）常见不良反应及其处置。

（5）预防接种注意事项，除预防接种后现场留观时间、出现不良反应的处置方法外，还应告知受种者或其监护人在接种疫苗前的准备和接种疫苗时需要注意的事项。

（六）禁忌证和慎用证

1．禁忌证

禁忌证是指个体在某种状态下接种疫苗后容易发生的严重副反应。禁忌证是由个体的状态而非由疫苗本身所决定。如果在有禁忌证的情况下接种，产生的副反应将严重伤害受种者。例如，给一个对鸡蛋过敏的人接种流感疫苗可能引发受种者的严重疾病，甚至死亡。因此，当受种者有禁忌证存在时，不应给予接种相应疫苗。

一般的禁忌证：对疫苗所含成分过敏、发热，急性疾病，慢性病急性发作期，进行性神经系统疾病等。

接种某种疫苗后曾经发生严重的超敏反应，是以后接种该疫苗的禁忌证。严重的超敏反应由 IgE 作为介质引起，发生在接种后数分钟和数小时内，需要及时进行医疗处理。其表现是出现非特异性皮疹、喉头水肿、呼吸困难、喘息、低血压和休克。受种者可能会对疫苗抗原、动物蛋白、抗生素、防腐剂和稳定剂过敏，其中，最常见的动物蛋白是鸡蛋蛋白，这些蛋白是在用鸡胚生产疫苗时溶于疫苗中的（如流感疫苗）。一般而言，能够吃鸡蛋和鸡蛋产品的人可以接种此类疫苗，有鸡蛋或鸡蛋蛋白过敏史的人不应接种此类疫苗。在接种流感疫苗前，询问受种者是否对鸡蛋过敏，就可以避免超敏反应的发生。

通常怀孕和机体免疫系统抑制是减毒活疫苗接种的暂时禁忌。

有免疫抑制的人由于不能完全控制所接种疫苗病毒的繁殖，于他们而言，减毒活疫苗能够引起严重甚至致命性的反应，特别是口服脊灰减毒活疫苗，免疫抑制者服用后，体内不产生抗体，病毒在肠道复制，毒力回升，易侵入中枢神经系统，可引起麻痹，并持续感染和排毒。免疫抑制者接种卡介苗后，可引起卡介苗骨髓炎、卡介苗全身性播散症。因此，有免疫抑制者不应接种减毒活疫苗。具有单纯 B 细胞缺陷的人，由于细胞免疫功能正常，可抵御病毒感染，可接种水痘等减毒活疫苗。由于灭活疫苗不繁殖，可对免疫抑制者进行灭活疫苗的接种。

疾病和药物都可引起机体明显的免疫抑制，因此，患有先天免疫缺陷、白血病、淋巴病及非特异性恶病质者等不应接种减毒活疫苗。有免疫抑制家族史的人群不能接种口服脊灰减毒活疫苗，但可接种麻腮风疫苗和水痘疫苗。

免疫抑制虽然不是灭活疫苗的禁忌证，但受种者对疫苗的反应很弱。即使给予灭活疫苗，免疫抑制者也可能得不到保护。但如果免疫抑制者有免疫的适应证，也可对其接种。

2. 慎用证

发生严重副反应的概率比禁忌证要小，一般情况下，应建议有慎用证者推迟接种相关疫苗。

患有中重度急性疾病（对所有疫苗）和最近接受过含有抗体的血液制品（仅对注射减毒活疫苗），通常应暂时慎用免疫接种。

对孕妇进行接种，更关注的是胎儿是否会被感染。尚无证据表明接种任何减毒活疫苗（包括风疹）会导致新生儿出生缺陷。然而，由于理论上存在可能性，因此，不应给孕妇接种减毒活疫苗。

3. 禁忌证的筛检

禁忌证在疫苗说明书上都会列出。因此，接种者在免疫接种前应仔细阅读，然后，仔细询问有接种指征的受种者，可以对禁忌证进行筛检。通常询问以下几个问题以初步确定是否可以进行接种。

（1）近 1 周内有发热等不舒服吗？

询问该问题可筛检中重度急性疾病。

（2）是否对药物、食物、疫苗等过敏？

对疫苗成分产生严重的超敏反应是免疫接种的禁忌证，因此，这是必问问题。以普通方式询问超敏反应（如是否对任何食物或药品过敏），比询问是否对特定的疫苗成分过敏更有效，因为大多数家长并不清楚疫苗的成分，但他们应该知道他们的孩子是否对食物和药品有严重的超敏反应。

（3）是否曾经在接种疫苗后出现过严重反应？

询问该问题可了解上一剂次接种的超敏反应，确定以后剂次接种的禁忌证（如高热、低渗性休克等）。

（4）是否有癫痫、脑或其他神经系统疾病？

询问该问题将有助于鉴别那些有神经系统疾病的儿童，有助于鉴别某些疫苗（如百白破疫苗、乙脑疫苗、流脑疫苗等）的禁忌证。

（5）是否患有癌症、白血病、艾滋病或其他免疫系统疾病？

询问该问题将有助于鉴别那些有免疫缺陷或免疫功能低下的儿童，防止其接种减毒活疫苗（如脊灰减毒活疫苗等）。

（6）你的家庭成员免疫系统有问题吗？

不应给接触家庭免疫缺陷者的健康儿童接种脊灰减毒活疫苗。

（7）在过去的 3 个月内，是否使用过可的松、泼尼松、其他类固醇或抗肿瘤药物，或进行过放射性治疗？

询问该问题将有助于鉴别那些正在使用免疫抑制药物的儿童，可建议其推迟接种减毒活疫苗。

（8）在过去的 1 年内，是否接受过输血或血液制品，或使用过免疫球蛋白？

该问题有助于鉴别减毒活疫苗的禁忌证。这些疫苗不应给在前几个月接受被动抗体的人注射，这个问题还可以了解到前面没有询问到的疾病。

（9）你怀孕了吗，或有可能在 3 个月内怀孕吗？

询问该问题仅需询问育龄妇女，麻腮风疫苗、麻风疫苗和水痘疫苗等减毒活疫苗不应给孕妇和怀孕前 4 周的妇女接种。

对一些特殊人群的禁忌证的判断，可参考本书第二章第八节相关内容。

（七）联合疫苗与联合接种

1. 联合疫苗

联合疫苗是指由 2 种或 2 种以上独立的抗原通过物理方法混合后制成的单一疫苗制剂。常用的联合疫苗包括全细胞百白破联合疫苗、无细胞百白破联合疫苗、三价脊灰灭活疫苗或口服三价脊灰活疫苗、麻风腮疫苗等。随着疫苗制造技术的提高，越来越多的联合疫苗可以提供选择，如无细胞百白破联合疫苗/乙肝疫苗四联疫苗及无细胞百白破联合疫苗/脊灰灭活疫苗/乙肝疫苗五联疫苗等联合疫苗。

使用联合疫苗后可以带来较好的经济效益，包括疫苗便于采购、方便储存、简化操作、节省经费，减少劳动力和降低供应成本，减少接种次数以避免多次注射，提高受种者的满意度，以及增加受种者对免疫接种建议的依从性等。

2. 联合接种

联合接种是指 2 种或 2 种以上疫苗同时在同一个体的不同部位接种。现阶段的国家免疫规划疫苗均可按照免疫程序或补种原则同时接种，2 种及以上注射类疫苗应在不同部位接种。除非特别说明，严禁将 2 种或多种疫苗混合吸入同一支注射器内接种。WHO 关于疫苗的立场文件和美国免疫实施咨询委员会推荐的疫苗接种程序均支持 2 种及以上的疫苗同时接种。国内外相关研究证明，同时接种不降低疫苗的安全性和有效性。随着我国上市疫苗品种的不断增加，预防接种单位和受种者面临多种疫苗同时接种的情况越来越多。关于免疫规划（原第一类）疫苗和非免疫规划（原第二类）疫苗的联合接种，不同的省份有不同规定。例如，广东省自 2018 年 7 月规定第一类疫苗和已投保基础保险的第二类疫苗，在不违反国家免疫程序、疫苗说明书等前提下可同时接种；已投保基础保险的第二类疫苗，在不违反疫苗说明书等前提下也可同时接种，说明书有特殊规定的除外。

（许建雄　穆小芳）

第二节　预防接种程序

预防接种程序（免疫程序）是以保障公众健康、有效预防控制或消除传染病为目的，根据传染病流行特征、疫苗生物学特性、免疫效果和实施条件等因素，针对特定人群所制定的相应所须（需）接种疫苗的种类、年龄、次序、间隔及相关要求的总和。

免疫程序是一个国家免疫规划和免疫策略的重要组成部分。它主要根据各个国家和地区疫苗所针对的疾病的流行情况、预防和控制规划、人群免疫状况，以及疫苗的生物学特性和免疫效果、疫苗生产研发和供应能力、疫苗应用技术和条件、疫苗接种不良反应的监测水平和补偿救济机制及国民的消费水平等方面的情况而制定。

一、制定免疫程序的依据

（一）疫苗针对疾病流行情况

根据当地疫苗针对疾病流行的种类、强度、年龄、疾病负担及疾病控制规划等，确定人群须（需要）接种疫苗的种类。一些疫苗，只在某些地区、国家、民族或高危人群中推荐，因为在这些地区，某种疾病很常见。例如，黄热病疫苗在法属圭亚那的常规疫苗接种计划表中；在巴西的某些地区，黄热病疫苗只做推荐性使用；而在我国等其他国家和地区，这种疫苗却只提供给前往有这种疾病史的国家的旅行人士。在非洲，黄热病、霍乱、疟疾等蚊虫疾病非常流行，在其他国家则不常见。因此，非洲国家针对蚊虫类疾病的疫苗，都是国家推荐接种的。尤其是预防黄热病的疫苗，在很多非洲国家都是强制接种疫苗。我国是结核病、乙脑和A 群流脑的高发区，因而把卡介苗、乙脑疫苗和A 群流脑疫苗纳入国家免疫规划疫苗；而在美国，流脑已成为一个公共卫生危险因素，因而将能同时预防 A 群、C 群、Y 群和 W-135 群的流脑多糖疫苗和流脑结合疫苗分别纳入儿童与青少年免疫程序。

（二）疫苗生物学特性和免疫效果

根据疫苗的免疫原性、免疫持久性、各种抗原同时接种机体的安全性和免疫原性、机体免疫系统发育的完善程度、来自母传抗体的消失时间及产生理想免疫应答的剂次和合理的间隔时间等制定免疫程序。

（三）免疫接种实施条件

制定免疫程序时，须充分考虑疫苗生产研发与供给、公众可接受性、接种后的成本和效益，以及实施地区的交通运输状况、冷链保障等因素。实施疫苗免疫程序，还必须有法规和政策的配套支持。

二、免疫程序的具体内容

（一）起始免疫年（月）龄

起始免疫年（月）龄是指可以接种该剂次疫苗的最小接种年（月）龄。其确定原则主要是根据产生理想免疫应答的起始月龄和疾病威胁的起始月龄。母传被动抗体干扰活疫苗免疫，影响抗体阳转，同时月龄过小、机体免疫机能不完善也会影响免疫应答，因此，一般情况下不建议对婴儿过早地接种活疫苗。但免疫时间过度推迟，儿童暴露疾病的危险增大。为控制某种传染病发病，在免疫起始月龄前接种的疫苗，不纳入免疫程序统计，应按照免疫程序再次接种。

（二）接种次数与剂量

只有接种足够的疫苗次数和剂量，才能使机体产生有效的保护抗体。灭活疫苗只有在接种第2次或第3次时才能使机体获得持久的免疫力，减毒活疫苗一般只需要接种1次即可产生比较理想的免疫效果，口服减毒活疫苗除外。

疫苗的接种剂量对免疫效果有所影响。接种剂量过小，难以刺激机体免疫系统的应答，不能产生达到保护水平的特异性抗体，造成免疫失败而达不到防病的目的。接种剂量过大，由于抗原剂量超过机体免疫反应能力，机体将产生免疫麻痹，在一定时间内处于免疫抑制状态，影响免疫效果的同时，还会加重免疫反应的临床过程及增加接种不良反应发生率。

（三）接种间隔

间隔时间对免疫应答也有影响，研究表明，疫苗剂次之间的间隔长要比间隔短所产生的免疫应答好。如果同一种疫苗需要接种二剂次或三剂次疫苗，每剂次之间必须有一定时间间隔，灭活疫苗特别是含有吸附剂的疫苗更是如此。对短于规定最小间隔时间接种的，定义为超前接种，判定为不合格接种。但间隔时间如果过长，保护性抗体产生也将推迟，会增加暴露危险因素的风险，因此，按免疫程序及时接种最为理想。

（四）不同疫苗同时接种

实际工作中，随着到访一次门诊要接种疫苗的数量增加，漏种疫苗的风险也在增加，不同疫苗同时接种或使用联合疫苗可有效减少适龄儿童应种疫苗脱漏率，为适龄儿童提供及时的免疫保护。依据免疫活性细胞的生理特征，不同疫苗同时接种不会降低免疫反应，也不会增加异常反应发生率。现阶段的国家免疫规划疫苗均可按照免疫程序或补种原则同时接种，2种及以上注射类疫苗应在不同部位接种。除非特别说明，严禁将2种或多种疫苗混合吸入同一支注射器内接种。2种及以上国家免疫规划使用的注射类减毒活疫苗，如果未同时接种，接种间隔应不少于28天。两种灭活疫苗或减毒活疫苗与灭活疫苗可以在任何时间于不同部位接种。一般认为，口服减毒活疫苗与注射减毒活疫苗同时接种不会相互干扰，若不同时接种，对接种时间间隔也不做限制。

一般情况下，免疫球蛋白不能与减毒活疫苗同时接种，使用免疫球蛋白后需要至少间隔 3 个月才能接种减毒活疫苗，接种减毒活疫苗 2 周后才能使用免疫球蛋白。

三、国内外疫苗免疫程序现状和发展趋势

预防接种作为最经济有效的公共卫生干预措施，在保障公共卫生和健康方面成绩斐然。在免疫程序制定使用和更新上，发展中国家虽与欧美发达国家存在一定差距，但都是基于前述依据，而且世界卫生组织监控世界各地的免疫程序，指导每个国家的免疫计划中应包括哪些疫苗，实现的覆盖率及各种审计措施，并还在其官网公布所有世卫组织成员国的疫苗接种程序表。在美国，民众通常都是购买了某种形式的医疗保险，接种疫苗时不必再支付费用，国家选择接种哪些疫苗，取决于某种疾病给人们所带来的患病风险的高低。儿童入园前，通常接种 36 剂 10 种疫苗，以预防 14 种疫苗可预防的疾病。青春期前，儿童和青少年至少会再接种三四种疫苗，包括百白破疫苗、HPV 疫苗和脑膜炎疫苗。另外，人们每年要接种 1 次流感疫苗。因此，在 18 岁之前，每人相当于接种 57 剂的 14 种不同疫苗，以预防 16 种疫苗可预防的疾病。美国疾病预防与控制中心每年调整发布 1 次接种程序，使新研发的疫苗得到广泛、充分和及时的应用，提升国民的健康福利。英国、新西兰、加拿大和澳大利亚等国家制定的免疫接种程序和美国的基本相同，英国国民卫生服务体系（National Health Service，NHS）有明确的规定和时间表，NHS 向所有英国公民提供免费疫苗接种，包含吸附无细胞百白破疫苗/脊灰灭活疫苗/b 型流感嗜血杆菌五联疫苗、肺炎球菌多糖结合疫苗（pneumococcal polysaccharide conjugate vaccin，PCV）、轮状病毒疫苗、B 群脑膜炎球菌疫苗、C 群脑膜炎球菌疫苗、麻风腮疫苗、宫颈癌疫苗（适用于 12—13 岁女童）、流行性脑脊髓膜炎疫苗、带状疱疹疫苗。此外，英国民众每年注射 1 次流感疫苗。奥地利的 2017 年免疫计划包括所有与美国计划相同的疫苗，以及乙脑疫苗（如果有高风险）。在许多欧洲国家，15—24 月龄的孩子通常要接种二剂次的麻风腮疫苗和水痘疫苗。许多发达国家都有与美国非常相似的疫苗时间表。韩国 2017 年的免疫接种程序包括所有美国免疫程序疫苗、卡介苗和乙脑疫苗。

随着科技进步和国力增强，我国作为发展中国家，自 1950 年颁布天花疫苗接种程序以来，我国儿童纳入免疫程序常规接种的疫苗品种呈现逐渐增多趋势。2008 年，我国开始实施 EPI；2016 年，又历经脊灰免疫策略调整。目前，我国纳入免疫程序常规接种的疫苗品种包括乙肝疫苗、卡介苗、脊灰灭活疫苗、二价口服脊灰减毒活疫苗、百白破疫苗、白破疫苗、麻风疫苗、麻腮风疫苗、甲肝减毒活疫苗或甲肝灭活疫苗、乙脑减毒活疫苗或乙脑灭活疫苗、A 群流脑多糖疫苗和 A 群 C 群流脑多糖疫苗 12 种。通过接种上述 12 种疫苗，可预防乙肝、结核病、脊灰、百日咳、白喉、破伤风、麻疹、风疹、流行性腮腺炎、甲肝、流行性乙脑和流行性脑膜炎 12 种传染病。在重点地区对重点人群进行双价肾综合征出血热疫苗预防接种；发生炭疽、钩端螺旋体病疫情时，可对重点人群进行人用炭疽活疫苗和钩端螺旋体疫苗应急接种。此外，我国部分地区根据实际情况，调整增加区域常规接种疫苗的品种。例如，2018 年 4 月 1 日，苏州率先将水痘疫苗

纳入免费接种。

　　与发达国家免疫程序相比，同年龄段的我国适龄儿童常规免疫接种品种和剂次较少，但由于联合疫苗品种少，反而导致接种对象需要访问接种门诊次数较发达国家的多。目前，我国仅制定国家统一实施的针对0—6岁的儿童免疫程序，且更新较慢，尚无统一的国家成人免疫程序。从提高接种对象的接种及时性、减少应种疫苗脱漏率和访问次数出发，更多的多联多价联合疫苗引入免疫程序是未来趋势。

四、现行国家免疫规划疫苗儿童免疫程序表及说明

（一）国家免疫规划疫苗儿童免疫程序表（2021年版）

　　国家免疫规划疫苗儿童免疫程序见表2－1。为方便阅读，本书余处疫苗名称用中文简称。行业内常用缩略语见附录五。

表2－1　国家免疫规划疫苗儿童免疫程序

疫苗种类		接种年（月）龄														
名称	英文缩写	出生时	1月	2月	3月	4月	5月	6月	8月	9月	18月	2岁	3岁	4岁	5岁	6岁
乙肝疫苗	HepB	1	2	—	—	—	—	3	—	—	—	—	—	—	—	—
卡介苗	BCG	1	—	—	—	—	—	—	—	—	—	—	—	—	—	—
脊灰灭活疫苗	IPV	—	—	1	2	—	—	—	—	—	—	—	—	—	—	—
脊灰减毒活疫苗	OPV	—	—	—	—	3	—	—	—	—	—	—	—	4	—	—
百白破疫苗	DTaP	—	—	—	1	2	3	—	—	—	4	—	—	—	—	—
白破疫苗	DT	—	—	—	—	—	—	—	—	—	—	—	—	—	—	5
麻风疫苗	MR	—	—	—	—	—	—	—	1	—	—	—	—	—	—	—
麻腮风疫苗	MMR	—	—	—	—	—	—	—	1	—	2	—	—	—	—	—
乙脑减毒活疫苗或乙脑灭活疫苗*	JE-L	—	—	—	—	—	—	—	1	—	2	—	—	—	—	—
	JE-I	—	—	—	—	—	—	—	1,2	—	3	—	—	—	4	—
A群流脑多糖疫苗	MPSV-A	—	—	—	—	—	—	1	—	2	—	—	—	—	—	—
A群C群流脑多糖疫苗	MPSV-AC	—	—	—	—	—	—	—	—	—	—	—	3	—	—	4
甲肝减毒活疫苗或甲肝灭活疫苗**	HepA-L	—	—	—	—	—	—	—	—	—	1	—	—	—	—	—
	HepA-I	—	—	—	—	—	—	—	—	—	1	2	—	—	—	—

　　*选择乙脑减毒活疫苗接种时，采用二剂次接种程序。选择乙脑灭活疫苗接种时，采用四剂次接种程序；乙脑灭活疫苗第1剂和第2剂间隔7～10天。**选择甲肝减毒活疫苗接种时，采用一剂次接种程序。选择甲肝灭活疫苗接种时，采用二剂次接种程序。

（二）一般原则

1. 接种年龄

免疫程序表所列各疫苗剂次的接种时间，是指可以接种该剂次疫苗的最小年龄，为接种起始年龄。

儿童年龄达到相应疫苗剂次的起始接种年龄时，应尽早接种。建议在下述推荐的年龄之前完成国家免疫规划疫苗相应剂次的接种：

（1）乙肝疫苗第1剂。儿童须在出生后24 h内完成接种。

（2）卡介苗。儿童须在3月龄前完成接种。

（3）乙肝疫苗第3剂、脊灰疫苗第3剂、百白破疫苗第3剂、麻腮风疫苗第1剂、乙脑减毒活疫苗第1剂或乙脑灭活疫苗第2剂。儿童须在12月龄前完成接种。

（4）A群流脑多糖疫苗第2剂。儿童须在18月龄前完成接种。

（5）麻腮风疫苗第2剂、甲肝减毒活疫苗或甲肝灭活疫苗第1剂、百白破疫苗第4剂。儿童须在24月龄前完成接种。

（6）乙脑减毒活疫苗第2剂或乙脑灭活疫苗第3剂、甲肝灭活疫苗第2剂。儿童须在3周岁前完成接种。

（7）A群C群流脑多糖疫苗第1剂。儿童须在4周岁前完成接种。

（8）脊灰疫苗第4剂。儿童须在5周岁前完成接种。

（9）白破疫苗、A群C群流脑多糖疫苗第2剂、乙脑灭活疫苗第4剂。儿童须在7周岁前完成接种。

如果儿童未按照上述推荐的年龄及时完成接种，应根据补种通用原则和每种疫苗的具体补种要求尽早进行补种。

2. 接种部位

疫苗接种途径通常为口服、肌内注射、皮下注射和皮内注射，见本书第二章第二节相关内容。注射部位通常为上臂外侧三角肌处和大腿前外侧中部。当多种疫苗同时接种时，可在左右上臂、左右大腿分别接种。卡介苗的接种部位为上臂。

3. 同时接种原则

（1）不同疫苗同时接种。2种及以上注射类疫苗应在不同部位接种。严禁将2种或多种疫苗混合吸入同一支注射器内接种。

（2）不同疫苗接种间隔。2种及以上注射类减毒活疫苗如果未同时接种，应至少间隔28天进行接种。如果灭活疫苗和口服减毒活疫苗与其他种类疫苗（包括减毒疫苗和灭活疫苗）未同时接种，则对接种间隔不做限制。

（3）现阶段的国家免疫规划疫苗均可按照免疫程序或补种原则同时接种。免疫规划疫苗和非免疫规划疫苗可以同时接种。若选择不同时接种，应优先保证免疫规划疫苗的接种。

4. 补种通用原则

未按照推荐年龄完成国家免疫规划规定剂次接种的18周岁以下人群，在补种时掌握以下原则：

（1）应尽早进行补种，尽快完成全程接种，优先保证国家免疫规划疫苗的全程接种。

（2）只需要补种未完成的剂次，无须重新开始全程接种。

（3）当遇到无法使用同一厂家同种疫苗完成接种程序时，可使用不同厂家的同种疫苗完成后续接种。

（4）具体补种建议相关内容详见本书第二章第二节四、（四）中各疫苗的补种原则部分。

5.流行季节疫苗接种

可以按照免疫程序和预防接种方案的要求，全年（包括流行季节）开展常规接种国家免疫规划疫苗，或根据需要开展补充免疫和应急接种。

（四）每种免疫规划疫苗使用说明

1.重组乙型肝炎疫苗

（1）免疫程序与接种方法。①接种对象与剂次。按"0—1—6 个月"程序共接种 3 剂，其中的第 1 剂在新生儿出生后 24 h 内接种，第 2 剂在 1 月龄时接种，第 3 剂在 6 月龄时接种。②接种部位和接种途径。接种部位为上臂外侧三角肌或大腿前外侧中部。行肌内注射。③接种剂量。a.重组（酵母）乙肝疫苗每剂次为 10 μg，不论产妇 HBsAg 是阳性还是阴性，新生儿均接种 10 μg 的乙肝疫苗。b.重组中国仓鼠卵巢（Chinese hamster ovary，CHO）细胞乙肝疫苗每剂次接种 10 μg 或 20 μg。HBsAg 阴性产妇的新生儿，接种 10 μg 的乙肝疫苗；HBsAg 阳性产妇的新生儿，接种 20 μg 的乙肝疫苗。

（2）其他事项。①在医院分娩的新生儿由出生的医疗机构接种第 1 剂乙肝疫苗，由辖区预防接种单位完成后续剂次接种。未在医疗机构出生的儿童由辖区预防接种单位全程接种乙肝疫苗。②HBsAg 阳性或生母不详的新生儿应在出生后 12 h 内尽早接种乙肝疫苗；HBsAg 阳性或生母不详的早产儿、低体重儿（体重小于 2 000 g 者）也应在出生后尽早接种第 1 剂乙肝疫苗，并在婴儿满 1 月龄、2 月龄、7 月龄时按免疫程序再完成三剂次乙肝疫苗接种。HBsAg 阳性产妇所生新生儿，可按医嘱在出生后接种第 1 剂乙肝疫苗的同时，在不同（肢体）部位肌内注射 100 IU 乙肝免疫球蛋白（hepatitis B immunoglobulin）。③危重症新生儿，如极低出生体重儿，出现严重出生缺陷、重度窒息、呼吸窘迫综合征等，应在生命体征平稳后尽早接种第 1 剂乙肝疫苗。④建议对 HBsAg 阳性母亲所生儿童接种最后一剂乙肝疫苗 1～2 个月后进行 HBsAg 和抗 - HBs 检测。若发现 HBsAg 阴性、抗 - HBs 浓度低于 10 mIU/mL，可再按程序免费接种三剂次乙肝疫苗。

（3）补种原则。①婴儿若出生 24 h 内未及时接种乙肝疫苗，应尽早接种。②未完成全程免疫程序者，须尽早补种，补齐未接种剂次。③未完成全程免疫程序者应尽早补种，补齐未接种剂次。第 1 剂与第 2 剂的接种时间至少间隔 28 天，第 2 剂与第 3 剂的接种时间至少间隔 60 天。

2.皮内注射用卡介苗

（1）免疫程序与接种方法。①接种对象及剂次。出生时接种 1 剂。②接种部位和接种途径。于上臂外侧三角肌中部略下处行皮内注射。③接种剂量。接种剂量为 0.1 mL。

（2）其他事项。①严禁行皮下注射或肌内注射。②早产儿胎龄超过 31 周且早产儿的临床情况稳定的，早产儿可以接种卡介苗。胎龄不大于 31 周的早产儿在临床情况稳定的情况下可在出院前接种。③与免疫球蛋白的接种间隔不做特别限制。

（3）补种原则。①未接种卡介苗的 3 月龄以下的儿童可直接补种。②3 月龄至 3 岁儿童的结核菌素纯蛋白衍生物（purified protein derivative，PPD）或卡介菌 PPD 试验为阴性者，应予补种。③4 岁及以上的儿童不予补种。④已接种卡介苗的儿童，即使瘢痕（卡痕）未形成也不再予以补种。

3. 口服脊髓灰质炎减毒活疫苗、脊髓灰质炎灭活疫苗

（1）免疫程序与接种方法。①接种对象及剂次。共接种 4 剂，其中，2 月龄、3 月龄儿童各接种 1 剂脊灰灭活疫苗，4 月龄、4 周岁儿童各接种 1 剂脊灰减毒活疫苗。②接种途径。肌内注射脊灰灭活疫苗，口服脊灰灭活疫苗。③接种剂量。接种剂量为 0.5 mL。糖丸剂型接种剂量每次 1 粒，液体剂型的为每次 2 滴（约 0.1 mL）。

（2）其他事项。①如果儿童已按疫苗说明书接种过脊灰减毒活疫苗或含脊灰灭活疫苗成分的联合疫苗，可视为其完成相应剂次的脊灰疫苗接种。若儿童已按免疫程序完成四剂次含 IPV 成分疫苗接种，则其在 4 岁时可不再接种脊灰减毒活疫苗。②以下人群建议按照说明书全程使用脊灰灭活疫苗：原发性免疫缺陷、胸腺疾病、HIV 感染、正在接受化疗的恶性肿瘤、近期接受造血干细胞移植、正在使用具有免疫抑制或免疫调节作用的药物（如大剂量全身类固醇皮质激素、烷化剂、抗代谢药物、TNF-α 抑制剂、IL-1 阻滞剂或其他免疫细胞靶向单克隆抗体治疗）、目前或近期曾接受免疫细胞靶向放射治疗人群。

（3）补种原则。①4 岁以下儿童的接种剂次若未达到 3 剂（含补充免疫等），应完成三剂次疫苗的补种；4 岁及以上儿童的接种剂次若未达到 4 剂（含补充免疫等），应完成四剂次的补种。②既往已有三价脊炎减毒活疫苗免疫史（无论剂次数）的迟种、漏种儿童，用脊灰减毒活疫苗补种即可，不再补种脊灰灭活疫苗。既往无三价脊炎减毒活疫苗免疫史的儿童中，于 2019 年 10 月 1 日（即开始接受二剂次脊灰灭活疫苗免疫程序儿童的出生日期，各省可根据具体实施日期按此原则确定）前出生的，补齐 1 剂脊灰灭活疫苗；2019 年 10 月 1 日之后出生的，补齐 2 剂脊灰灭活疫苗。③补种时遵循"先补种脊灰灭活疫苗后补种脊灰减毒活疫苗"的原则。两剂次的接种时间间隔不少于 28 天。补种后满四剂次脊灰疫苗接种的儿童，可视为完成脊灰疫苗全程免疫。

4. 吸附无细胞百日咳白喉破伤风联合疫苗、吸附白喉破伤风联合疫苗

（1）免疫程序与接种方法。①接种对象及剂次。共接种五剂次，分别于 3 月龄、4 月龄、5 月龄、18 月龄各接种 1 剂百白破疫苗，6 周岁接种 1 剂白破疫苗。②接种部位和接种途径。上臂外侧三角肌或臀部，肌内注射。③接种剂量。接种剂量为 0.5 mL。

（2）其他事项。①如果儿童已按疫苗说明书接种含百白破疫苗成分的其他联合疫苗，可视为完成相应剂次的吸附无细胞百白破疫苗接种。②根据接种时的年龄选择疫苗种类。3 月龄至 5 周岁儿童使用百白破疫苗，6—11 周岁儿童使用儿童型白破疫苗。

（3）补种原则。①3 月龄至 5 岁未完成百白破疫苗规定剂次的儿童，须补种未完成的剂次，前 3 剂每剂的接种时间须间隔不少于 28 天，第 4 剂与第 3 剂的接种时间须间

隔不少于6个月。②6岁及以上接种百白破疫苗和白破疫苗累计少于3剂的儿童，须用白破疫苗补齐3剂；第2剂与第1剂的接种时间须间隔1～2个月，第3剂与第2剂的接种时间须间隔6～12个月。接种百白破疫苗和白破疫苗累计不少于3剂的儿童，若已接种至少1剂白破疫苗，则无须补种；若仅接种3剂百白破疫苗，则接种1剂白破疫苗，白破疫苗与第3剂百白破疫苗的接种间隔不少于6个月；若接种了4剂百白破疫苗，但满7周岁时未接种白破疫苗，则补种1剂白破疫苗，白破疫苗与第4剂百白破疫苗的接种间隔不少于12个月。

5．麻疹腮腺炎风疹联合减毒活疫苗

（1）免疫程序与接种方法。①接种对象及剂次。共接种2剂，于8月龄、18月龄各接种1剂麻腮风疫苗。②接种部位和接种途径。在上臂外侧三角肌下缘行皮下注射。③接种剂量。接种剂量为0.5 mL。

（2）其他事项。①需要接种包括麻腮风疫苗在内多种疫苗，但无法同时完成接种的，则应优先接种麻腮风疫苗。②注射免疫球蛋白者应间隔不少于3个月才接种麻腮风疫苗。接种麻腮风疫苗后2周内避免使用免疫球蛋白。③当针对麻疹疫情开展应急接种时，可根据疫情流行病学特征，对疫情波及范围内的6—7月龄儿童接种1剂含麻疹成分的疫苗，但该次接种不计入常规免疫剂次。

（3）补种原则。①2020年6月1日始，2019年10月1日及以后出生的儿童未按程序完成2剂麻腮风疫苗接种的，应使用麻腮风疫苗补齐。②2007年实施国家扩大免疫规划后至2019年9月30日出生的儿童，应至少接种2剂含麻疹成分疫苗、1剂含风疹成分疫苗和1剂含腮腺炎成分疫苗。不足上述剂次者使用麻腮风疫苗补齐。③2007年实施国家扩大免疫规划前出生的18周岁以下人群，若未完成2剂含麻疹成分的疫苗接种，使用麻腮风疫苗补齐。④须补种2剂麻腮风疫苗的儿童，其接种间隔应不少于28天。

6．乙型脑炎减毒活疫苗

（1）免疫程序与接种方法。①接种对象及剂次。于8月龄、2周岁各接种1剂乙脑减毒活疫苗，共接种2剂。②接种部位和接种途径。在上臂外侧三角肌下缘，行皮下注射。③接种剂量。接种剂量为0.5 mL。

（2）其他事项。①青海、新疆和西藏地区无乙脑免疫史的居民在迁居至其他省份或在乙脑流行季节前往其他省份旅行时，建议接种1剂乙脑减毒活疫苗。②注射免疫球蛋白者应至少间隔3个月再接种乙脑灭活疫苗。

（3）补种原则。乙脑疫苗纳入免疫规划后出生且未接种乙脑疫苗的适龄儿童，如果使用乙脑减毒活疫苗进行补种，应补齐2剂，接种间隔不少于12个月。

7．乙型脑炎灭活疫苗

（1）免疫程序与接种方法。①接种对象及剂次。共接种4剂。于8月龄接种2剂乙脑灭活疫苗，每剂间隔7～10天；于2周岁和6周岁各接种1剂乙脑灭活疫苗。②接种途径。皮下注射。③接种剂量。接种剂量为0.5 mL。

（2）其他事项。注射免疫球蛋白者应间隔不少于1个月才接种乙脑灭活疫苗。

（3）补种原则。乙脑疫苗纳入免疫规划后出生且未接种乙脑疫苗的适龄儿童，如果使用乙脑灭活疫苗进行补种，应补齐 4 剂。第 1 剂与第 2 剂接种间隔为 7 ～ 10 天，第 2 剂与第 3 剂接种间隔为 1 ～ 12 个月，第 3 剂与第 4 剂的接种间隔不少于 3 年。

8. A 群脑膜炎球菌多糖疫苗、A 群 C 群脑膜炎球菌多糖疫苗

（1）免疫程序与接种方法。①接种对象及剂次。接种 2 剂 A 群流脑多糖疫苗，分别于 6 月龄、9 月龄各接种 1 剂。接种 2 剂 A 群 C 群流脑多糖疫苗，分别于 3 周岁、6 周岁各接种 1 剂。②接种途径。皮下注射。③接种剂量。接种剂量为 0.5 mL。

（2）其他事项。①两剂次 A 群流脑多糖疫苗接种间隔不少于 3 个月。②接种第1 剂 A 群 C 群流脑多糖疫苗与第 2 剂 A 群流脑多糖疫苗须间隔不少于 12 个月。③两剂次 A 群 C 群流脑多糖疫苗接种间隔不少于 3 年。3 年内避免重复接种。④当针对流脑疫情开展应急接种时，应根据引起疫情的菌群和流行病学特征，选择相应种类流脑疫苗。⑤24 月龄以下的儿童若已按流脑结合疫苗说明书接种了规定的剂次，可视为完成 A 群流脑疫苗免疫剂次。⑥若儿童在 3 周岁和 6 周岁时已接种含 A 群和 C 群流脑疫苗成分的疫苗，可视为完成相应剂次的 A 群 C 群流脑疫苗接种。

（3）补种原则。流脑疫苗纳入免疫规划后出生的适龄儿童，若未接种流脑疫苗或未完成规定剂次，根据补种时的年龄选择流脑疫苗的种类：①24 月龄及以下的儿童补齐 A 群流脑多糖疫苗剂次。24 月龄及以上的儿童不再补种或接种 A 群流脑多糖疫苗，但仍须完成二剂次 A 群 C 群流脑多糖疫苗的接种。②24 月龄以上的儿童若未接种过 A 群流脑多糖疫苗，可在 3 周岁前尽早接种 A 群 C 群流脑多糖疫苗；若已接种过 1 剂 A 群流脑多糖疫苗，应尽早接种 A 群 C 群流脑多糖疫苗，间隔不少于 3 个月。尽早补齐 A 群流脑多糖疫苗剂次。③补种剂次间隔参照本疫苗其他事项要求执行。

9. 甲型肝炎减毒活疫苗

（1）免疫程序与接种方法。①接种对象及剂次。于 18 月龄接种 1 剂甲肝减毒活疫苗。②接种部位和接种途径。甲肝减毒活疫苗的接种部位为上臂外侧三角肌下缘，行皮下注射。③接种剂量。甲肝减毒活疫苗的接种剂量为0.5 mL 或 1.0 mL，按照疫苗说明书使用。

（2）其他事项。①如果接种对象接种二剂次及以上含甲肝灭活疫苗成分的联合疫苗，可被视为完成甲肝灭活疫苗免疫程序。②注射免疫球蛋白者应间隔 3 个月及以上再接种甲肝减毒活疫苗。

（3）补种原则。甲肝疫苗纳入免疫规划后出生且未接种甲肝疫苗的适龄儿童，如果使用甲肝减毒活疫苗进行补种，则须补种 1 剂甲肝减毒活疫苗。

10. 甲型肝炎灭活疫苗

（1）免疫程序与接种方法。①接种对象及剂次。共接种 2 剂甲肝灭活疫苗，于 18 月龄和 24 月龄各接种 1 剂。②接种途径。肌内注射。③接种剂量。接种剂量为0.5 mL。

（2）其他事项。如果接种二剂次及以上含甲肝灭活疫苗成分的联合疫苗，可视为完成甲肝灭活疫苗免疫程序。

（3）补种原则。①甲肝疫苗纳入免疫规划后出生且未接种甲肝疫苗的适龄儿童，如果使用甲肝灭活疫苗进行补种，应补齐 2 剂甲肝灭活疫苗，接种间隔不少于 6 个月。

②如果已接种过 1 剂甲肝灭活疫苗，但无条件接种第 2 剂甲肝灭活疫苗时，可接种 1 剂甲肝减毒活疫苗完成补种，接种间隔不少于 6 个月。

五、《非免疫规划疫苗使用指导原则（2020 年版）》

（一）规范接种的原则

接种非免疫规划疫苗应当遵守预防接种工作规范、本指导原则、非免疫规划疫苗使用技术指南和各省（自治区、直辖市）卫生健康行政部门制定的接种方案。上述文件尚未制定或未作出规定的非免疫规划疫苗，按照疫苗说明书使用。

《非免疫规划疫苗使用指导原则（2020 年版）》（国卫办疾控函〔2020〕977 号，2020 年）由国家卫生健康委员会组织制定。

（二）知情自愿接种的原则

医疗卫生人员实施接种，应当按照规定告知受种者或其监护人注意事项，询问受种者的健康状况及是否有接种禁忌，核对疫苗和受种者相关信息，由受种者或其监护人知情自愿接种。

（三）同时接种的原则

不同疫苗之间是否可同时接种，要依最新证据确定。免疫规划疫苗免疫程序、非免疫规划疫苗使用技术指南和接种方案要基于最新证据以确定疫苗之间是否可同时接种。在有新的证据证明能同时接种时，疫苗上市许可持有人应当及时更新说明书。除疑似狂犬病暴露者接种狂犬病疫苗、其他外伤者接种破伤风疫苗等特殊情形外，其他非免疫规划疫苗与免疫规划疫苗的接种时间相同但未选择同时接种的，应当优先接种免疫规划疫苗。2 种及以上注射类减毒活疫苗如果未同时接种的，接种间隔应当不少于 28 天。如果灭活疫苗和口服减毒活疫苗未与其他种类疫苗（包括减毒活疫苗和灭活疫苗）同时接种，对接种间隔不作限制。

（四）替代免疫规划疫苗的原则

按照《国家免疫规划疫苗儿童免疫程序及说明》（国卫疾控发〔2021〕10 号，2021 年）、非免疫规划疫苗使用技术指南和各省（区、市）接种方案所确定的原则，受种者或其监护人可自主选择接种含国家免疫规划疫苗成分的非免疫规划疫苗替代免疫规划疫苗。

（五）常见特殊健康状态人群接种原则

常见特殊健康状态人群接种非免疫规划疫苗，参考《国家免疫规划疫苗儿童免疫程序及说明》（国卫疾控发〔2021〕10 号，2021 年）确定的有关原则。在制定非免疫规划疫苗使用技术指南和接种方案时，根据需要提供具体指导意见。

（六）记录和报告接种信息的原则

儿童和成人非免疫规划疫苗接种信息都要在接种单位信息系统中记录，并报告至省级和国家免疫规划信息系统。儿童的应当同时在预防接种证中进行记录，成人应当给予接种相应疫苗的凭证。

（七）疑似预防接种异常反应监测处置原则

接种非免疫规划疫苗发生疑似预防接种异常反应的报告、调查、诊断、鉴定和补偿按照《中华人民共和国疫苗管理法》（中华人民共和国主席令第三十号，2019 年）及其他相关文件的规定执行。

六、特殊健康状态儿童接种

（一）早产儿与低出生体重儿

如果早产儿（胎龄小于 37 周）和/或低出生体重儿（出生体重小于 2 500 g）的医学评估稳定（无须持续治疗的严重感染、代谢性疾病、急性肾脏病、肝脏疾病、心血管疾病、神经和呼吸道疾病），按照出生后实际月龄接种疫苗。

（二）超敏反应

所谓"过敏性体质"不是疫苗接种的禁忌证。对已知疫苗成分严重过敏或既往因接种疫苗发生喉头水肿、过敏性休克及其他全身性严重超敏反应的，禁忌继续接种同种疫苗。

（三）HIV 感染母亲所生儿童

HIV 感染母亲所生儿童的 HIV 感染状况分为 3 种：①HIV 感染儿童；②HIV 感染状况不详儿童；③HIV 未感染儿童。由医疗机构出具儿童是否为 HIV 感染，是否出现症状，或是否有免疫抑制的诊断。HIV 感染母亲所生的、小于 18 月龄婴儿在接种前不必进行 HIV 抗体筛查，对其按 HIV 感染状况不详儿童进行接种。

（1）HIV 感染母亲所生儿童在出生后暂缓接种卡介苗，当确认儿童未感染 HIV 后再予以补种；当确认儿童 HIV 感染，不予接种卡介苗。

（2）HIV 感染母亲所生儿童若经医疗机构诊断出有艾滋病相关症状或免疫抑制症状，不再接种含麻疹成分疫苗；若无艾滋病相关症状，可接种含麻疹成分疫苗。

（3）HIV 感染母亲所生儿童可按照免疫程序接种乙肝疫苗、百白破疫苗、A 群流脑多糖疫苗、A 群 C 群流脑多糖疫苗和白破疫苗等。

（4）HIV 感染母亲所生儿童除非已明确未感染 HIV，否则不接种乙脑减毒活疫苗、甲肝减毒活疫苗、脊灰减毒活疫苗，可按照免疫程序接种乙脑灭活疫苗、甲肝灭活疫苗、脊灰灭活疫苗。

（5）非 HIV 感染母亲所生儿童，接种疫苗前无须常规进行 HIV 筛查。儿童如果有其他暴露风险，且被确诊为 HIV 感染的，后续疫苗接种按照表 2-2 的接种建议进行。

对于其他特殊健康状况儿童，若无明确证据表明接种疫苗存在安全风险，原则上可按照免疫程序进行疫苗接种。

表 2-2　HIV 感染母亲所生儿童接种国家免疫规划疫苗建议

疫苗种类	HIV 感染儿童		HIV 感染状况不详儿童		HIV 未感染儿童
	有症状或有免疫抑制	无症状和无免疫抑制	有症状或有免疫抑制	无症状	
乙肝疫苗	√	√	√	√	√
卡介苗	×	×	暂缓接种	暂缓接种	√
脊灰灭活疫苗	√	√	√	√	√
脊灰减毒活疫苗	×	×	×	×	√
百白破疫苗	√	√	√	√	√
白破疫苗	√	√	√	√	√
麻腮风疫苗	×	√	√	√	√
乙脑灭活疫苗	√	√	√	√	√
乙脑减毒活疫苗	×	×	×	×	√
A 群流脑多糖疫苗	√	√	√	√	√
A 群 C 群流脑多糖疫苗	√	√	√	√	√
甲肝减毒活疫苗	×	×	×	×	√
甲肝灭活疫苗	√	√	√	√	√

暂缓接种：确认儿童 HIV 抗体阴性后再补种，确认 HIV 抗体阳性儿童不予接种；"√"表示"无特殊禁忌"，"×"表示"禁止接种"。

（四）免疫功能异常

除 HIV 感染者外的其他免疫缺陷或正在接受全身免疫抑制治疗者，可以接种灭活疫苗，原则上不接种减毒活疫苗（补体缺陷患者除外）。

（五）其他特殊健康状况

下述常见疾病不作为疫苗接种禁忌：生理性和母乳性黄疸，单纯性热性惊厥史，癫痫控制处于稳定期，先天性遗传代谢性疾病（如先天性甲状腺功能减低、苯丙酮尿症、21 三体综合征等），病情稳定的脑疾病、先天性心脏病、先天性感染（梅毒、巨细胞病毒和风疹病毒）等。

其他特殊健康状况儿童，如无明确证据表明接种疫苗存在安全风险，原则上可按照免疫程序进行疫苗接种。

七、成人免疫

成人免疫相关内容详见本书第二章第九节。

八、序贯免疫程序

随着疫苗品种和剂型的增多，同一疫苗不同剂型间的交替预防接种已成为工作中经常碰到的问题。目前，研究者已对几种疫苗的交替使用进行研究。这种免疫程序被称为序贯免疫程序。

（一）脊灰灭活疫苗与脊灰减毒活疫苗序贯免疫程序

脊灰及其免疫预防相关内容详见本书第四章第二节。

（二）其他疫苗的序贯免疫程序

目前，国内使用的除脊灰疫苗外的其他疫苗的序贯免疫程序还有甲肝灭活疫苗与甲肝减毒活疫苗等。如何结合使用，需要进一步研究。

（周勇 黄勇 庞志明）

第三节 预防接种实施

一、预防接种门诊建设和分级评审

（一）预防接种门诊的建设

县（区）卫生计生行政部门应当根据服务对象、服务半径、地理条件和医疗卫生资源配置等情况，合理规划和设置预防接种门诊，并明确责任区域、接种服务内容。原则上，城市地区每个社区卫生服务中心至少应设立 1 个预防接种门诊，服务半径不超过 5 km；农村地区原则上每个乡（镇）卫生院至少应设置 1 个预防接种门诊，服务半径不超过 10 km。建议集中接种卡介苗，有条件的设置卡介苗接种门诊或卡介苗接种门诊日。

1. 接种单位应具备的资质条件

（1）具有《医疗机构执业许可证》。

（2）具有经过县级卫生计生行政部门组织的预防接种专业培训并考核合格的执业医师、执业助理医师、护士或乡村医生。

（3）具有符合疫苗储存、运输管理规范的冷藏设施、设备和冷藏保管制度。

2. 预防接种服务频率

城镇地区预防接种门诊应当实行按日（每周 3 天以上）预防接种，农村地区预防接种门诊实行日、周（每周 1～2 天）预防接种。提倡预防接种门诊在周末提供至少半天的接种服务；当接种服务频率不能满足当前接种需求时，应当通过增加接种人员数量、延长服务时间或增加开诊时间等措施满足接种需求。例如，广东省预防接种门诊运转日要求接种人员每人每天接种不超过 150 剂，超过此上限，应采取增加接种人员数量或延长服务时间等方法。

3. 人员配备

预防接种人员须具备执业医师、执业助理医师、护士或乡村医生的资格且获得县卫生计生行政部门颁发的预防接种人员培训合格证，人员数量配置与辖区内服务人口数量、服务周期相适应。预防接种人员应熟悉业务知识，有应急处置能力，工作岗位相对稳定。预防接种时应有工作人员具体负责登记、预检、预防接种等各项工作。卡介苗须固定专人接种。

4. 房屋配备

（1）预防接种门诊环境。预防接种门诊环境整洁，位置适当，交通便利，标志醒目，方便群众寻找。最好选在低楼层。设在二楼以上的预防接种门诊，有条件的应安装电梯。要考虑门窗、楼梯的安全防护，楼道应宽敞坚固，防止不安全事件发生。总体装修应美观大方、富有童趣、温馨，为群众提供温馨舒适的接种环境。

（2）预防接种门诊与其他科室的距离。预防接种门诊与普通医疗门诊、注射室、病房、放射科分开，并保持一定距离。

（3）预防接种门诊专用房面积。预防接种门诊专用房总使用面积与服务人口数量、服务周期相适应，应不少于 40 m²。

（4）功能室（区）的设置。预防接种门诊要有预检登记、候诊、接种、观察、处置和冷链等功能室（区），各室（区）要按照候诊→预检登记→接种→留观的接种流程合理划分，有明显的标志牌，相对独立，能自然通风，光线充足又避免阳光直射。接种室应设有专门的出入口。可增设宣传教育室（区）、资料室、办公室及哺乳室、卫生间等人性化设置。

（5）宣传公示。相关制度公示在对应的区域内，宣传公示内容应及时更新。①公示预防接种门诊标识、预防接种服务时间、咨询电话、投诉电话（广东省要求）。②在候诊、预检登记区域公示预防接种工作流程，国家免疫规划疫苗的品种、免疫程序、接种方法，非免疫规划疫苗价格、预防接种服务价格。③在接种区域设置接种出入口标志。④在观察区域设置"接种后在现场留观 30 分钟"标志（广东省要求），摆放科普宣传设备和资料。

5. 设备与器械配置

（1）工作桌椅。根据平均门诊的接种量或预约人数，配备足够的工作桌椅；预防接种室要有专用预防接种台，其数量须与每次受种人数相适应，接种卡介苗时需要设专用预防接种台。广东省预防接种门诊要求候诊、观察室配备不少于日平均接种人数 1/10 的座椅。

（2）办公设备。配备电话、打印机、计算机等设备。

（3）冷链设备。冷链设备容量应满足疫苗储存需求，配置医用冰箱（至少 2 台），冷藏包（箱）（至少 2 个），适量的冰排、温度计等。有条件的门诊可配备冷库（需要备有发电机或双路供电）、自动温度监测设备、温度异常报警设备、不间断电源等。

（4）预防接种器材。预防接种器材配备充足，注射器、汤匙数量按 1 次预约预防接种人数的 1.1 倍或以上配置，含注射器、75% 的乙醇溶液、镊子、棉球杯、无菌干棉球或棉签、治疗盘等。广东省预防接种门诊器材配备应按最高门诊接种预约人数的 120% 配备器材。

（5）消毒设备。配备紫外线灯或空气消毒机对预防接种门诊空气、物品表面进行消毒灭菌，并做好消毒记录。开诊前后应做好预防接种室的清洁、消毒工作。

A. 紫外线灯消毒。①安装和照射时间要求。灯管吊装高度距离地面 1.8 ～ 2.2 m，紫外线灯的数量平均不低于 1.5 W/m³，照射时间不少于 30 min。紫外线灯开关应加装盒盖且有明显标示，避免非工作人员触及。②清洁要求。应保持紫外线灯表面清洁，每周用酒精布巾擦拭1次。当发现灯管表面有灰尘、油污等时，应随时擦拭。③应定期监测消毒紫外线的辐射强度。当辐射强度降低到要求值以下时，应及时更换。消毒方法及注意事项应遵循生产厂家的使用说明。

B. 空气消毒机。使用空气消毒机时应根据厂家使用说明进行空气消毒和维护保养，并做好消毒记录，定期开展消毒效果监测。

（6）配备急救药械和预诊体检用器材，如体温计、听诊器、压舌板、血压计、1∶1 000的肾上腺素溶液等。

（7）配备符合生物安全要求的医疗废物回收设施，如注射器毁形装置或安全盒、污物桶等。

（8）配备冷暖空调、饮水机和防撞防滑等人性化设施及宣传教育设备。

（9）有条件的可建设数字化门诊，配备宣传屏、取号机、叫号机、液晶显示屏、留观机、信息核对机、知情同意书电子签、入学验证机等设备。

6．预防接种要求

预防接种前要向儿童监护人告知本次接种疫苗的有关内容；严格按国家免疫规划疫苗的免疫程序和《预防接种工作规范（2016年版）》（国卫疾控发〔2016〕51号，2016年）的要求实施预防接种；预防接种后现场留观30 min，无异常方可离开。

7．资料收集、保存

做好预防接种基本资料的收集、保存、报告工作。实施信息化管理的预防接种门诊应及时将相关预防接种信息及资料录入计算机系统。

（二）预防接种门诊分级评审

为加强预防接种门诊管理，提高预防接种服务质量，广东省、浙江省、北京市、天津市等省级、市级卫生行政部门结合本地实际情况，提出预防接种门诊的设置标准和相关要求，实行分级评审管理，按照门诊硬件情况、管理水平、服务能力、服务满意度等方面分别计分，按得分从低到高分为A级、AA级、AAA级等。目前，广东省预防接种门诊分为5级，北京市预防接种门诊分为4级，各省市不尽相同。

二、冷链设备管理

冷链是指为保障疫苗质量，疫苗从生产企业到接种单位实施预防接种，均在规定温度条件下储存、运输和使用的全过程。冷链设施、设备包括冷藏车、疫苗运输工具、冷库、冰箱、冷藏箱、冷藏包、冰排、冷链温度监测设备及安置设备的房屋等。

各级单位根据所辖地区人口、接种形式、疫苗使用情况等确定冷链设备的种类和数量。预防接种单位一般配备冰箱、冷藏箱或冷藏包、冰排等设备，有条件的可配备冷库、冷藏车。

（一）冷链设备管理的基本要求

冷链是免疫规划工作的重要内容，是保证疫苗质量、使人群得到有效接种的重要措施，冷链设备管理则是保证冷链正常运转的重要手段。

1．冷链设备的购置与安置

（1）冷链设备应按计划购置，建立健全领发手续，做到专物专用，不可用于存放疫苗以外的物品。

（2）冷链设备要有专门房屋安置，正确使用，定期保养，确保设备的良好状态。

（3）由疾病预防控制机构定期评估辖区和本单位冷链设施设备状况，结合冷链设备使用年限、预防接种工作的需要和国家免疫规划的发展等情况，参考表2－3，制订冷链设备补充、更新需求计划，报告同级卫生计生行政部门。

（4）冰箱补充、更新应首选医用冰箱。

表2－3　冷链设备维护周期和使用年限参考标准

设备名称	建议维护周期	建议使用年限	参考依据
冷藏车	每500～700 h进行1次维护和保养	10～15年/40万～60万千米	《机动车强制报废标准规定》
疫苗运输车	一般每5 000 km维护1次	15年	《机动车强制报废标准规定》
低温冷库	每年至少全面维护1次	8～10年	《中华人民共和国机械行业标准JB/T 9061—1999/冷库管理规范》
普通冷库	每年至少全面维护1次	8～10年	《中华人民共和国机械行业标准JB/T 9061—1999/冷库管理规范》
低温冰箱	根据需要定期除霜	8～10年	《中华人民共和国医用低温保存箱国家标准GB/T 20154》
普通冰箱	—	8～10年	《中华人民共和国医疗器械行业标准（YY 0086—2007）》
冷藏箱（包）	每次使用后进行清洁和擦拭	在保证封闭和保温状态正常的情况下可长期使用	WHO、EPI、LHIS、9707（E4/PROC/1）

2．冷链管理制度

（1）各级应建立健全的冷链管理工作制度，安排专人对冷链设备进行管理与维护，管理、维护人员必须经过相关培训。

冷链管理工作制度的参考模板如下。

A．冷链设备要有专室存放，有足够储存疫苗的专用冷库和医用冰箱（冷藏、冷冻），配置可以用于应急接种的疫苗冷藏箱，做到专物专用，不得挪作他用。

B．各预防接种单位应指定专人负责疫苗冷链管理工作，并建立健全的冷链设备档案，包括设备说明书、合格证或检验单及维护记录等。冷链档案需要每年定期维护，如有变更，应及时在国家系统维护更新，做到账物相符。

C．冷链管理人员应每天至少检查2次（上午、下午各检查1次，间隔不少于6 h），手工记录冷库（冰箱）内的温度及其运转情况。每天登录温控系统平台（如微信公众号或电脑端）2次，查看温度情况。如果发现异常，及时处理，并做好停电、发电、停机、故障维修记录。

D. 各单位根据自身单位情况制定《冷链管理应急预案》及《冷链设备故障应急处置流程图》，制成标示牌，钉在墙壁上，并严格执行。

E. 当管理员因故外出不能进行日常监测时要做好交接班。

F. 坚持每季度至少清扫1次冷凝器散热板，冰箱内蒸发管道结冰超过5 mm时要及时除霜。

G. 冰箱内不得存放食物、杂物、过期疫苗，保持清洁卫生。对冷库进行分区以码放疫苗，避免混淆。参考《预防接种工作规范》，规范摆放疫苗。

H. 温度自动监测应建立本单位"冷链管理员（至少3人，包括值班后勤电工、值班疫苗仓管人员等）—负责疫苗管理和后勤供电的科室负责人—单位分管领导"的三级报警制度，关注疫苗冷链监测系统发出的预警信息。一旦发生异常，立即处理、排除，及时报告。

（2）各级应建立健全的冷链设备档案，填写表2－4，并通过中国免疫规划信息管理系统进行网络报告，系统信息必须与实物及纸质档案信息保持一致。对新装备或状态发生变化的冷链设备，应在变更后15天内通过中国免疫规划信息管理系统更新报告。

表2－4 冷链设备档案

设备名称：①冷藏车；②疫苗运输车；③普通冷库；④低温冷库；⑤普通冰箱；⑥冰衬冰箱；
⑦低温冰箱；⑧冷藏箱；⑨备用冷库制冷机组；⑩发电机；⑪冷藏包；⑫冰排

设备编码：_____

设备来源：①中央财政；②省财政；③市财政；④县财政；⑤国际项目；⑥自购；
⑦其他来源_____

生产企业：_____	设备型号：_____
出厂编号：_____	总 容 积：_____ L
到货日期：___年___月___日	启用日期：___年___月___日
收货人签名：_____	保管人签名：_____
当前状态：①正常；②待修；③报废；④备用	当前使用单位：_____

维修记录：

损坏日期	故障原因	是否修复	修复日期

报废记录：

报废日期	报废原因	报废批准单位（盖章）

填写说明：①每个冷链设备填写一张档案表，设备的当前运转状态应根据变化情况更新；②冷链设备编码规则——单位编码10位＋设备名称编码2位＋顺序码4位；③容积单位换算为L；④每年在该表汇总报告1次冷藏包和冰排可用数量

（3）对储存疫苗的冷链设备应进行温度记录，填写表2-5，记录保存2年以备查。

表2-5　冷链设备温度记录

_____年_____月冷链设备温度记录表

冷链设备名称：_____　　　设备编码：_____　　　使用单位：_____

记录日期		记录时间	温度/℃		记录人	记录日期		记录时间	温度/℃		记录人
			冷藏	冷冻					冷藏	冷冻	
1	上午					17	上午				
	下午						下午				
2	上午					18	上午				
	下午						下午				
3	上午					19	上午				
	下午						下午				
4	上午					20	上午				
	下午						下午				
5	上午					21	上午				
	下午						下午				
6	上午					22	上午				
	下午						下午				
7	上午					23	上午				
	下午						下午				
8	上午					24	上午				
	下午						下午				
9	上午					25	上午				
	下午						下午				
10	上午					26	上午				
	下午						下午				
11	上午					27	上午				
	下午						下午				
12	上午					28	上午				
	下午						下午				
13	上午					29	上午				
	下午						下午				
14	上午					30	上午				
	下午						下午				
15	上午					31	上午				
	下午						下午				
16	上午										
	下午										

填写说明：每台冷链设备每月设置1张表，每天记录2次温度，间隔不少于6 h

（4）对冷链设备定期检查、维护和更新，确保符合规定要求，维修、维护记录应保存归档。

（5）各级单位应制定适合本单位的冷链管理应急预案，预案要系统、详细、具备可操作性，内容包括目的、依据、设备准备、预案响应、保障措施、应急处置小组名单、应急处置流程图等，确保能快速、高效地处理冷链设备突发停电等意外故障，保障疫苗质量。

（6）冷链设备的报废，应严格按照国有资产管理规定执行。

（二）冷链设备验收与安装的基本要求

1．冷链设备验收

设备接收后，应及时组织技术人员按照规定的程序及设备使用说明进行验收。

2．冷链设备安装

冷链设备应安装或存放在保持通风的专用房间内，避免阳光直射，远离热源。每台设备安装专用的接地插座（三相电源），不可与其他设备或电器共用插座。冷藏车、普通冷库和低温冷库的安装与调试，必须由专业的制冷工程师承担。

（三）常用冷链设备的使用与维护

1．冷藏车

（1）冷藏车是运送疫苗的专用车辆，应办理特种车辆证。

（2）冷藏车应保持机械和制冷系统的良好状态，要能自动调控和显示温度状况。每次运输时，根据疫苗的储存要求调整车厢内温度，按规定对车厢内温度进行记录与监测。

（3）疫苗装车时应注意保留冷气循环通道。每次运输时，随车携带外接电源线。如果运输途中停车时间较长，应接好外接电源，确保车内制冷系统正常运行。

2．冷库

（1）冷库容积应与其使用规模相适应。

（2）制冷机组应双路供电或配有备用发电机组，安装电压、电流指示仪表，并配有备用制冷机组。

（3）应配有自动监测、调控、显示、记录温度状况及报警的设备。

（4）采用自动温度监控设备对冷库进行温度监测的，须每天上午和下午至少各进行 1 次人工温度记录（间隔不少于 6 h），填写表 2-5。

3．冰箱

（1）冰箱应安装在干燥通风的房间，摆放平整，避免震动。当 1 个房间安装 3 台以上冰箱时，应安装空调或排气风扇。

（2）冰箱的上部和散热面要分别留有至少 30 cm 和 10 cm 的空间。

（3）保持冰箱的清洁。可用软布、洗涤剂擦洗冰箱的内外壁及附件，清洁后用干布擦干。不可用酸、强碱、化学稀释剂、汽油或挥发油擦洗冰箱任何部分。

（4）定期检查低温冰箱结霜情况，当结霜厚度达 4 mm 及以上时，要及时除霜，除霜时不得使用锐器。

（5）定期对冰箱进行全面保养。切断电源，检查冰箱铰链、门封条、螺丝是否松动变形，清除冰箱内外暴露部分的灰尘和污物。发现冰箱出现异常或故障应由专业技术人员进行检查和修理。

（6）当冰箱长期停止使用时，应将冰箱内外擦干净，每周开机数小时。

（7）冰箱内储存的疫苗要摆放整齐，疫苗与箱壁、疫苗与疫苗之间应留有 1 ～ 2 cm 的空隙，并按品名和有效期分类摆放。冰箱门因经常开启，温度变化较大，门内搁架不宜放置疫苗。

（8）采用自动温度监控设备对冰箱进行温度监测的，须同时使用温度计进行监测，每天上午和下午至少各进行 1 次人工温度记录（间隔不少于 6 h），填写表 2 – 5。温度计应分别放置在普通冰箱冷藏室及冷冻室的中间位置，低温冰箱的中间位置。

4．冷藏箱和冷藏包

（1）在使用前后，注意检查有无破损、开裂，冷藏箱（包）盖是否密闭。

（2）运送和储存疫苗时，冷藏箱（包）内应按要求放置冻好的冰排，疫苗安瓿不能直接与冰排接触，防止冻结。应在冷藏箱（包）的底层垫上纱布或纸，以吸水和防止疫苗破碎。应采用温度计对冷藏箱（包）进行温度监测，有条件的可使用具有外部显示温度功能的冷藏箱（包）。

（3）每次使用冷藏箱（包）后，应清洗擦干后保存。

5．冰排

（1）冻制冰排程序：在冰排内注入清洁水，注水量为冰排容积的 90%。注水后冰排直立放置在低温冰箱或普通冰箱的冷冻室，冻制时间应不少于 24 h。

（2）在冻制冰排时，冰排与低温冰箱箱壁之间应留有 3 ～ 5 cm 的间隙。

（3）每次冷链运转结束后，应将冷藏箱（包）内冰排的水倒出，清洗干净、晾干后与冷藏箱（包）分开存放。

（4）预充式冰排按照说明书要求使用。

6．其他冷链设备附件

除了上述冷链设备，冷链设备管理还应包括其他附件设备，如温度计、温度监控报警系统设备等。温度监控报警系统设备需要定期维护，温度计、探头要由有资质的质量监督部门进行校准，具体监测要求相关内容见本书第四章第三节。

三、疫苗与注射器的使用与管理

（一）疫苗的使用与管理

1．免疫规划疫苗和非免疫规划疫苗的概念

（1）免疫规划疫苗是指政府免费向公民提供，公民应当依照政府规定受种的疫苗，包括国家免疫规划疫苗、省级人民政府在执行国家免疫规划时增加的疫苗、县级及以上人民政府或者其卫生计生行政部门组织开展的应急接种或群体性预防接种所使用的疫苗。

（2）非免疫规划疫苗是指由公民自费并且自愿受种的其他疫苗。

2．免疫规划疫苗计划的制订与报告

（1）年度计划制订依据。①辖区服务人口数、出生率、各年龄组人数，以及人口流动情况。②上年年底疫苗库存量和本年度疫苗使用情况。③所使用疫苗的免疫规划程序。④疫苗损耗系数。疫苗损耗系数根据接种服务形式、接种周期、疫苗规格大小等确定。

$$疫苗损耗系数 = \frac{疫苗使用剂次数}{疫苗实际接种剂次数} \qquad (2-1)$$

疫苗损耗系数参考标准：单人份疫苗为1.05，二人份疫苗为1.2，三人份疫苗为1.5，四人份疫苗为2.0，五人份及以上的疫苗为2.5。

（2）制订儿童常规接种疫苗年度计划的参考公式。

某种疫苗计划量（剂）＝人口数×出生率×流动人口调整系数×
接种剂数×损耗系数－目前库存量（剂）　　（2-2）

A. 在计算人口数时，县级及以上机构采用最新统计局人口资料，并考虑人口流动因素；县级以下机构采用辖区各年度儿童出生资料，并考虑人口流动因素。

B. 流动人口调整系数以户籍目标儿童为基数1，根据实有服务目标儿童情况进行估算。

流动人口调整系数＝实有服务目标儿童数÷户籍目标儿童数　　（2-3）

（3）制订儿童常规接种疫苗月计划的参考依据。依据疫苗目标儿童月接种剂次数、当前库存、损耗系数和日常储备量（剂）制订。

（4）上报。预防接种单位根据需求，每年制定表2-6，通过中国免疫规划信息管理系统上报县（区）疾病预防控制中心。

表2-6　国家免疫规划疫苗计划（各级通用）

_____年国家免疫规划疫苗计划报表（各级通用）

_____省_____市_____县_____乡（镇、街道）

总人口数：_____　出生率：_____%　流动人口调整系数：_____%

疫苗	目标人口数	规格	接种剂数	损耗系数	预计年底库存数	计划数（剂）
乙肝疫苗			3			
卡介苗			1			
脊灰灭活疫苗			1			
脊灰减毒活疫苗			3			
百白破疫苗			4			
白破疫苗			1			
麻腮风疫苗			1			
A群流脑多糖疫苗			2			
A群C群流脑多糖疫苗			2			
乙脑减毒活疫苗			2			
乙脑灭活疫苗			4			
甲肝减毒活疫苗			1			
甲肝灭活疫苗			2			

填表说明：①目标人口数＝总人口数×出生率×流动人口调整系数。②"流动人口调整系数"以1为基数，根据人口流动情况估算目标年龄组的调整系数。③"规格"单位。疫苗为剂/支或剂/粒。④预计库存数。预计库存数包括本级和下级报告的预计库存数。

填报日期：_____年___月___日　填报单位（盖章）：_____　填报人：_____

3. 非免疫规划疫苗计划的制订与报告

接种单位根据预防接种工作的需要，制订非免疫规划疫苗的购买计划，并向县（区）疾病预防控制中心报告（表2-7）。

表2-7 非免疫规划疫苗计划报表（各级通用）

非免疫规划疫苗计划报表（各级通用）

_____省_____市_____县_____乡（镇、街道）接种单位：_____

疫苗	生产厂家	计划数（剂次）	疫苗	生产厂家	计划数（剂次）
乙肝疫苗			流感疫苗		
白破疫苗			二十三价肺炎多糖疫苗		
百白破疫苗			十三价肺炎多糖疫苗		
麻腮疫苗			肺炎结合疫苗		
麻腮风疫苗			出血热疫苗		
风疹疫苗			钩体疫苗		
腮腺炎疫苗			炭疽疫苗		
乙脑减毒活疫苗			狂犬病疫苗		
乙脑灭活疫苗			伤寒疫苗		
A群C群流脑多糖疫苗			布鲁氏菌病疫苗		
A群C群流脑结合疫苗			鼠疫疫苗		
ACYW135流脑疫苗			霍乱疫苗		
甲肝减毒活疫苗			森林脑炎疫苗		
甲肝灭活疫苗			脊灰灭活疫苗		
甲乙肝疫苗			戊肝疫苗		
b型流感嗜血杆菌疫苗			百白破脊灰灭活疫苗和b型流感嗜血杆菌五联疫苗		
水痘减毒活疫苗			百白破b型流感嗜血杆菌四联疫苗		
轮状病毒疫苗			流脑b型流感嗜血杆菌联合疫苗		
二价人乳头瘤病毒吸附疫苗			EV71疫苗		
九价人乳头瘤病毒疫苗			四价人乳头瘤病毒疫苗		

填报日期：_____年____月____日   填报单位（盖章）：_____   填报人：_____

4．疫苗的接收

（1）索取并查验的证明文件。预防接种门诊在接收疫苗时，应当索取以下证明材料：①由药品检验机构依法签发的生物制品每批次检验合格或者审核批准证明复印件（需要加盖疫苗生产企业、疾病预防控制部门印章）；②进口疫苗的进口药品通关单复印件（需要加盖疫苗生产企业、疾病预防控制部门印章）；③疫苗出库单；④疫苗储存、运输全过程的温度记录。查验上述证明文件。

（2）核对疫苗。①核对疫苗储存、运输温度。预防接种门诊在索取相关证明文件后，查验疫苗储存和运输全过程温度监测记录、疫苗运输工具、冷藏方式。②核对疫苗信息。预防接种门诊在接收疫苗时应核对疫苗的品种、名称、生产企业、剂型、规格、批号、有效期、数量、疫苗质量、供货单位等。

（3）疫苗入库。①资料齐全、符合冷链运输温度要求的疫苗，方可接收。②资料不全、符合冷链运输温度要求的疫苗，可暂存该疫苗，待补全资料后且符合第一点要求的方可办理接收。③不能提供本次运输过程的疫苗运输温度记录，或不符合冷链运输温度要求的疫苗，不得接收。

（4）疫苗信息录入和资料管理。①信息录入。预防接种门诊要建立真实、完整的购进、储存、分发、供应记录，记录在"疫苗出入库记录表"，有条件的建立疫苗出入库登记表电子档案信息。记录应注明疫苗的名称、生产企业、剂型、规格、疫苗最小包装单位的识别信息（或批号）、有效期、（购销、分发）单位、数量、（购销、分发）日期、产品包装及储存温度、运输条件、批签发合格证明编号或者合格证明、验收结论、验收人签名。②资料管理。以上证明材料和验收等相关记录保存至超过疫苗有效期2年备查。

5．疫苗储存

（1）按照规定的温度要求储存，按疫苗品种、批号分类码放。①卡介苗用盒子装好或用醒目标记标示，以防误取。②脊灰减毒活疫苗和脊灰灭活疫苗的外包装类似，存放时应注意疫苗储存条件。

（2）在使用冰箱储存疫苗时，疫苗要摆放整齐，疫苗与箱壁、疫苗与疫苗之间应留有 1～2 cm 的空隙。疫苗不应放置于冰箱门内搁架上，含吸附剂的疫苗不可贴壁放置。

（3）使用冷库储存疫苗时注意保留冷气循环通道，疫苗摆放在金属材质货架上，距离地面不小于 10 cm，与冷气出风口、冷库内墙间距不少于 30 cm，疫苗箱间距不小于 5 cm。

（4）在存放、取用疫苗时，要及时开关冰箱、冷库门，尽可能减少疫苗暴露于控制温度范围外的时间。

（5）储存温度要求。①乙肝疫苗、卡介苗、脊灰灭活疫苗、百白破疫苗、白破疫苗、麻疹疫苗、麻腮风疫苗、麻风疫苗、乙脑疫苗、A 群流脑多糖疫苗、A 群 C 群流脑多糖疫苗、甲肝疫苗、钩体疫苗、出血热疫苗、炭疽疫苗等在 2～8 ℃条件下避光储存和运输。脊灰减毒活疫苗在 –20 ℃以下保存，运输过程可在冷藏条件下进行。其他疫苗和疫苗稀释液的储存与运输温度要求按照《中华人民共和国药典》和使用说明书的规定执行。②于每天上午和下午各测温 1 次、至少查阅 1 次温度监测记录（间隔不少于

6 h)，填写表2-5；有条件的单位可应用自动温度监测设备连续、动态监测疫苗储存温度。③对于储存温度不符合要求的疫苗，应当隔离存放、暂停使用。

6．疫苗使用管理

（1）安排专人负责，做好疫苗的计划、分发和管理工作。

（2）疫苗出入发生当日，应记录在"疫苗出入库登记表"或疫苗出入库登记表电子档案，记录应当真实、完整，具体录入的信息见疫苗信息录入。

（3）要经常核对疫苗出入库情况，日清月结，定期盘点，做到账、物相符。

（4）疫苗出库原则：按照近效期先出、先产先出、先进先出的原则。上一门诊日的剩余疫苗于有效期内在下次接种时优先使用。

（5）凡过期、变色、污染、发霉、有摇不散的凝块或其他异物、无标签或标签不清、疫苗瓶有裂纹的疫苗一律不得使用，要如实记录并报告当地疾病预防控制和食品药品监督部门，同时，将以上疫苗包装好放冷库或冰箱并做好标示。

（6）疫苗使用的相关记录应当保存至超过疫苗有效期2年备查。

7．疫苗报废

预防接种门诊应定期对储存的疫苗进行检查，对包装无法识别、超过有效期、脱离冷链、经检验不符合标准、来源不明的疫苗，应当如实登记，向所在地县级人民政府药品监督管理部门报告。将需要报废的疫苗上报、统一回收至疾病预防控制部门。在同级食品药品监督管理部门和卫生计生行政部门监督下销毁，并保留记录5年。

8．疫苗使用情况分析或总结

预防接种门诊应每年、每半年或每季度对本级疫苗使用情况进行汇总、分析，发现存在问题并提出下一步建议。

（二）注射器的使用与管理

1．注射器计划制订

预防接种门诊依据疫苗年度计划及上年度使用情况，制订注射器计划，并上报县级疾病预防控制中心。

2．注射器接收与管理

（1）预防接种门诊在接收注射器时，应索取厂家营业执照、注册证、生产许可证、经营许可证（要有企业印章）、产品质量合格证、每批次批检合格报告等复印件，资料和包装完好的注射器给予接收入库，相关接收资料保存至疫苗有效期2年备查。

（2）注射器储存时应防潮，避免与挥发性、腐蚀性物品一起存放；建立出入库登记，详细记录生产企业、规格、批号、有效期、出入库数及库存信息。

（3）因过期、质量问题等需要报废的注射器按《医疗机构消毒技术规范》（WS/T 367—2012）报废，并做好记录。

四、预防接种工作的实施

（一）预防接种前准备工作

1．确定受种对象

（1）新建卡儿童。预防接种门诊对未建卡的儿童，应在信息系统建立个案信息，预约下次接种的疫苗品种、接种日期等。

（2）已建卡儿童。对预防接种信息系统的个案信息进行搜索或现场主动查漏，收集受种对象信息。根据疫苗免疫程序、群体性预防接种、应急接种或补充免疫方案等，确定受种对象。受种对象包括本次受种对象、上次漏种者和流动人口等特殊人群中的未受种者。

2. 通知受种者或其监护人

（1）通知的形式。可采取口头预约、书面预约、电话联系、手机短信（微信）告知、手机应用程序预约、邮件通知、广播通知、公示告知等方式。

（2）通知的内容。通知受种者或其监护人，告知接种疫苗的种类、时间、地点和相关要求。

（3）分时段预约。根据门诊可提供的服务能力进行预约号发放，分时段预约。

（4）多人份疫苗的预约。多人份疫苗可预约集中接种，减少疫苗的损耗浪费。

3. 领取疫苗

预防接种门诊按照受种对象和预约人数的疫苗品种和数量，根据疫苗使用原则，将所需的疫苗使用冷藏箱（包）运输到门诊周转用冰箱（冷藏箱），并做好疫苗领发登记，日常疫苗的使用管理见本书第二章第三节相关内容。

4. 准备预防接种器材和急救药械、预检体检器材

按受种对象人数的1.1倍（广东省预防接种门诊按最高门诊接种预约人数的1.2倍）准备相应的接种器材［具体器材详见本书第二章第三节相关内容］；准备体温计、听诊器、压舌板、血压计、1∶1 000肾上腺素、注射器毁形装置或安全盒、污物桶等药械；接种器材、急救药械和预检体检器材均应定期维护及检查有效期，开启75%的乙醇溶液后，在瓶子上写好开启时间和失效时间。

5. 检查办公室设备、信息化设备运转情况

开诊前检查计算机、打印机、条形码识别器、取号机、叫号机、留观机、信息核对机、知情同意书电子签等设备的运转情况是否正常。

6. 工作人员的准备

按照受种对象和预约接种的人数，配备充足的工作人员，确定异常反应处置的值班医生。

（二）预防接种时的工作

1. 接种场所的要求

接种场所的要求相关内容详见本书第二章第三节。

2. 接种人员的要求

穿戴工作衣、帽、口罩，双手要洗净。

3. 核实受种对象

（1）预防接种工作人员应查验儿童预防接种证、儿童预防接种个案信息，核对受种者姓名、出生日期及预防接种记录，确定本次受种对象、接种疫苗的品种和剂次；若发现受种者基本信息或接种记录有误或变更的，应及时更新。

（2）对不符合本次预防接种的受种者，向受种者或其监护人做好解释工作。

（3）对因有预防接种禁忌而不能接种的受种者，预防接种人员应对受种者或其监护人提出医学建议，并在预防接种证、儿童预防接种个案信息上记录。

4．预防接种前告知和健康状况询问

（1）预防接种工作人员应在实施预防接种前询问受种者的健康状况，以及是否有预防接种禁忌等情况，告知受种者或其监护人所接种疫苗的品种、作用、禁忌、可能出现的不良反应及注意事项，并如实记录告知和询问的内容。

（2）受种者健康状况不适合接种的，应暂缓接种，并提出医学建议。

（3）当受种者或其监护人自愿选择预防接种免疫规划疫苗同品种的非免疫规划疫苗时，接种单位应当告知费用承担、预防接种异常反应补偿方式，以及接种疫苗的品种、作用、禁忌、可能出现的不良反应和注意事项。

（4）指导受种者或其监护人签署预防接种知情告知书。

5．预防接种现场疫苗管理

（1）将门诊所需的疫苗从冷库或冰箱中取出，暂存在门诊周转用冰箱（冷藏箱），做好温度监测并记录。

（2）在使用冷藏箱（包）暂存或运输疫苗时，应根据环境温度、运输条件、使用条件放置适当数量的冰排和温度计。

A．将脊灰减毒活疫苗、含麻疹成分疫苗、甲肝减毒活疫苗、乙脑减毒活疫苗等放在冷藏箱（包）的底层。

B．将卡介苗放在中层，并有醒目标记。

C．百白破疫苗、白破疫苗、乙肝疫苗、脊灰灭活疫苗等严禁冻结，要放在冷藏箱（包）的上层，不能直接接触冰排。

（3）在取疫苗时，要及时关好冰箱（冷藏箱）门。

（4）接种前，将疫苗从门诊周转用冰箱（冷藏箱）中取出，核对接种疫苗的品种、批号、有效期，检查疫苗外观质量。

注意：①凡过期、变色、污染、发霉、有摇不散凝块或异物、无标签或标签不清、疫苗瓶有裂纹的疫苗一律不得使用，按要求报告和处置。②不得使用冻结过的百白破疫苗、乙肝疫苗、白破疫苗等含吸附剂的疫苗。

6．预防接种操作

（1）严格实行"三查七对"制度。

在预防接种操作前，再次核对受种者的接种程序是否正确，核对预防接种证和预防接种信息系统是否一致，进行"三查七对"无误后予以预防接种。

"三查"：检查受种者健康状况和接种禁忌证，查对预防接种卡（薄）与预防接种证，检查疫苗、注射器外观、批号和有效期。

"七对"：核对受种对象的姓名、年龄，疫苗品名、规格、剂量，接种部位，接种途径。

（2）接种部位皮肤消毒的要求。

确定接种部位，要避开瘢痕、炎症、硬结和皮肤病变处。

用灭菌镊子夹取75%乙醇棉球，或用无菌棉签蘸75%乙醇溶液，由内向外螺旋式地对接种部位皮肤进行消毒，涂擦直径大于 5 cm，待晾干后立即预防接种。

（3）预防接种技术操作要点。

A. 口服法。操作方法：直接将规定剂量的液体剂型疫苗滴入儿童口中。

B. 注射剂型疫苗的使用。操作方法：①将疫苗瓶上部疫苗弹至底部，用 75% 乙醇棉球消毒开启部位。在乙醇挥发后，将注射器针头斜面向下插入疫苗瓶的液面下，吸取疫苗。吸取疫苗后，将注射器的针头向上，排空注射器内的气泡，直至针头上有一小滴疫苗出现为止。②使用含有吸附剂的疫苗前，应当充分摇匀。在使用冻干疫苗时，用一次性注射器抽取稀释液，沿疫苗瓶内壁缓慢注入，轻轻摇荡，使疫苗充分溶解，避免出现泡珠。③在开启减毒活疫苗的疫苗瓶和注射时，切勿使消毒剂接触疫苗。④疫苗瓶开启后应尽快使用。如果不能立即用完，应盖上无菌干棉球冷藏。当疫苗瓶开启后，活疫苗不得放置超过 30 min（口服脊灰疫苗滴剂的容器开启后，如果未能立即使用，应置于 2 ～ 8 ℃ 条件下，并于当天内用完）；灭活疫苗如果超过 1 h 未用完，应将剩余疫苗废弃。⑤采用预充式注射器分装的疫苗，在使用自毁形注射器时要参照产品的使用方法。

C. 皮内注射法。操作方法：①监护人固定儿童，露出儿童接种部位。②用注射器吸取 1 人份疫苗，排尽注射器内空气。常规消毒皮肤。待乙醇干后，左手绷紧注射部位皮肤，右手以平执式持注射器，食指固定针管，使针头斜面向上，与皮肤呈 10°～ 15° 刺入皮内。再用左手拇指固定针栓，注入疫苗，使注射部位形成 1 个圆形隆起的皮丘，皮肤变白，毛孔变大。注射完毕，针管顺时针方向旋转 180° 后，迅速拔出针头。

D. 皮下注射法。操作方法：①监护人固定儿童，露出儿童接种部位。②预防接种人员用相应规格注射器吸取 1 人份疫苗，排尽注射器内空气，常规皮肤消毒，左手绷紧皮肤，右手持注射器，使针头斜面向上，与皮肤呈 30°～ 40°，快速刺入皮下。进针深度为针头长度的 1/2 ～ 2/3，松左手，固定针管，缓慢推注疫苗。注射完毕后，用消毒干棉球或干棉签轻压针刺处，快速拔出针头。

E. 肌内注射法。操作方法：①监护人固定儿童，露出儿童接种部位。②用相应规格注射器吸取 1 人份疫苗，排尽注射器内空气，常规皮肤消毒，左手将注射肌肉部位绷紧，右手持注射器，与皮肤呈 90°，将针头快速垂直刺入肌肉。进针深度约为针头的 2/3，松左手，固定针管，缓慢推注疫苗。注射完毕后，用消毒干棉球或干棉签轻压针刺处，快速拔出针头。观察有无渗血或药液渗出，若有渗出，应用消毒干棉球或干棉签按压片刻。

F. 国家免疫规划疫苗的接种途径和接种部位（表 2 - 8）。

表 2 - 8　国家免疫规划疫苗的接种途径和接种部位

疫苗名称	接种途径	接种部位
乙肝疫苗	肌内注射	上臂外侧三角肌、大腿前外侧中部肌肉
卡介苗	皮内注射	上臂外侧三角肌中部略下处
脊灰灭活疫苗	肌内注射	上臂外侧三角肌、大腿前外侧中部肌肉
脊灰减毒活疫苗	口服	—
百白破疫苗	肌内注射	上臂外侧三角肌、大腿前外侧中部肌肉

续表2-8

疫苗名称	接种途径	接种部位
白破疫苗	肌内注射	上臂外侧三角肌、大腿前外侧中部肌肉
麻腮风疫苗	皮下注射	上臂外侧三角肌下缘附着处
乙脑减毒活疫苗	皮下注射	上臂外侧三角肌下缘附着处
A群流脑多糖疫苗	皮下注射	上臂外侧三角肌下缘附着处
A群C群流脑多糖疫苗	皮下注射	上臂外侧三角肌下缘附着处
甲肝减毒活疫苗	皮下注射	上臂外侧三角肌下缘附着处
甲肝灭活疫苗	肌内注射	上臂外侧三角肌、大腿前外侧中部肌肉
乙脑灭活疫苗	皮下注射	上臂外侧三角肌下缘附着处

7. 安全注射要点

（1）预防接种前方可打开或取出注射器材。

（2）在注射过程中，防止被针头误伤。如果被污染的注射针头刺伤，应按照相关要求处置。

（3）注射完毕后，应将注射器具直接投入安全盒或防刺穿的容器内，或用毁形器毁形后，按照《医疗废物管理条例》统一回收销毁。

（4）使用后的注射器不得用双手回套针帽，或用手分离注射器针头。

（5）安全盒或防刺穿的容器应远离儿童易触及的地方。

8. 预防接种记录、观察与预约、宣传教育

（1）接种记录。①接种证。记录接种疫苗品种、规格、疫苗最小包装单位的识别信息（或批号）、时间、接种单位、接种人员签名等。记录书写工整，不得用其他符号代替，可使用存折式打印机打印接种信息。②预防接种信息系统接种个案。记录接种疫苗品种、规格、疫苗最小包装单位的识别信息（或批号）、时间、接种单位、接种人员签名等。

（2）留观。告知受种者或其监护人接种后需要在预防接种现场观察30 min，留观结束后无不适方可离开；告知保暖、保持接种部位清洁，出现疑似预防接种异常反应时及时就医并告知接种医生等。

（3）预约。与儿童监护人预约下次接种疫苗的种类、时间。

（4）宣传。以在观察区或宣教区播放免疫规划知识的宣传片、发放宣传单张折页、游戏互动等方式开展宣传教育。

（三）预防接种后的工作

1. 清点疫苗与处理剩余疫苗

按疫苗品种、厂家分类，清点已使用、剩余的疫苗，做好记录。冷藏设备内未开启的剩余疫苗应做好标记，放入冷库或冰箱以保存，于有效期内在下次预防接种时首先使用。已开启疫苗瓶的疫苗须废弃，并按医疗废物管理的要求处置。

2．清洁与消毒

（1）器械与设备。接种完成后清洁冷藏设备，注射器及其他医疗废物严格按照《医疗废物管理条例》的规定处理，镊子、治疗盘等器械按要求灭菌或消毒后备用。

（2）环境。接种场所清洁后，使用紫外线灯或空气消毒机消毒，并做好记录。

3．统计与核对

统计使用的疫苗数量、废弃疫苗数量及接种人次数，并将疫苗和注射器的使用情况分别记录在"疫苗出入库登记表"和"注射器出入库登记表"；已签署的知情同意书按日期、疫苗品种整理存档，有条件的可使用电子签保存；核对已签署的知情同意书份数、接种人次及信息系统与当日接种个案信息是否一致。

4．报告

在中国免疫规划信息系统上报疫苗出库情况。

5．疑似预防接种异常反应处理

若发现疑似预防接种异常反应，接种人员应按照《全国疑似预防接种异常反应监测方案》（卫办疾控发〔2010〕94 号，2010 年）的要求进行处理、记录和及时报告。

五、安全接种

随着我国免疫规划事业的快速发展，疫苗种类不断增多，如何做好安全接种成为预防接种工作的一个重要课题。近年来，疫苗事件（如 2016 年的山东疫苗案、2017 年的武汉生物百白破疫苗事件、2018 年的长春长生疫苗事件等）的发生，使媒体和公众对预防接种关注度越来越高，社会对预防接种的信任度及满意度都有所下降。在此形势下，预防接种工作的规范性和安全性显得愈发重要。如何确保安全接种、减少接种不良事件的发生，是我们每个基层预防接种工作者的职责所在。预防接种安全管理则是接种门诊各项工作得以顺利开展的重要保障。

安全接种，广义上是指从疫苗产出，经过各环节的储存和转运，最后接种于受种者全过程的安全。这涉及疫苗生产企业、疫苗配送企业、各级疾病预防控制机构、预防接种门诊等相关部门或单位的安全保障工作。也就是说，预防接种门诊安全接种要求做到：受种者不受危害，接种者不暴露在危险中，正确处理注射后的物品器械，不污染环境，避免其生命安全受到威胁。

（一）资质要求及制度管理

1．接种单位及人员资质要求

接种单位及人员资质要求相关内容详见本书第二章第三节。

2．建立健全各项预防接种制度

基层预防接种单位应建立健全各项预防接种门诊工作制度，制定规章制度和操作规程，并严格按照规范的操作流程执行工作。单位内部要定期召开预防接种管理会议，对安全接种有关事项进行培训及考核。配备足够的工作人员，为其提供良好的工作环境，做到分工明确、责任到人，确保预防接种安全。

（二）疫苗及注射器管理的安全性

1. 疫苗和冷链管理

基层预防接种人员应严格遵守《预防接种工作规范（2016 年版）》（国卫办疾控发〔2016〕51 号，2016 年）、《疫苗流通和预防接种管理条例》（2016 年版，国务院令第 668 号）、《疫苗储存和运输管理规范（2017 年版）》（国卫疾控发〔2017〕60 号）的要求，按照相关的法律法规和文件，制定本单位的疫苗管理和冷链管理制度，制定冷链管理应急预案，由专人负责疫苗与冷链管理，对冷链进行实时温度监控，对疫苗的储存和内部转运及使用进行规范管理以保障冷链正常运行，确保疫苗储存和使用安全。

2. 注射器使用管理

预防接种要求全部使用一次性注射器或自毁形注射器。注射器要求具有"三证"，即生产企业营业执照、医疗器械生产许可证、医疗器械注册证。接种前要检查包装是否完好，是否在有效期内。

（三）接种实施过程的安全性

实施预防接种前，接种人员要穿戴工作衣帽、口罩，双手要洗净。患有感冒、手部皮肤病，或其他传染性疾病者，不得参加预防接种工作。接种实施现场应配备足够的应急药械，查看种类是否齐全，核对有效期。

实施预防接种前，要严格做好"三查七对"，即查受种者健康状况和接种禁忌证，查预防接种卡（簿）与儿童预防接种证，查疫苗、注射器的外观与批号、有效期；核对受种对象的姓名、年龄，疫苗品名、规格、剂量，接种部位、途径。要告知受种者或其监护人所接种的疫苗品种、作用、禁忌、不良反应及注意事项。要实施双人核对，即分发疫苗与实施接种的环节要由不同人员操作。有开展卡介苗接种的，要设置独立的卡介苗接种门诊日，且做到专人专桌。

实施预防接种过程中，确保接种过程的消毒方法、接种途径、接种剂量、接种方法的正确性。实施预防接种后，应再次查验受种者姓名、预防接种证、接种的疫苗品种、规格、批号，要告知受种者或其监护人留观 30 min 后才能离开。若发生疑似预防接种异常反应，要立即采取应急处理，并按照有关要求登记和上报。

每次预防接种门诊日结束时，应及时清点疫苗、注射器、消毒用品和应急药械等。若发现异常情况应及时查找原因，及时处理。医疗垃圾应集中交由正规的医疗废物收集机构统一处理。外出实行应急接种后，应将所有药械及医疗垃圾带回预防接种门诊集中处理。

（四）医疗废物处理的安全性

按照本单位的医疗废物管理制度，对医疗废弃物进行规范处理，避免对环境和人群产生危害。

医疗废物使用黄色塑料医疗垃圾袋收集，损伤性的医疗废物（包括医用针头、玻璃安瓿等）应使用防渗漏、耐刺的锐器盒，交由正规的医疗废物收集机构统一处理。若垃圾袋外表被感染性废物污染，应当增加一层包装。若有含汞的体温计、血压计等医疗器具报废，应交由专门机构处置。禁止在医疗废物中混入其他生活垃圾或废物。每天医疗废物的收集和运送要做好交接登记备查。

（五）门诊环境的安全性

按照预防接种门诊设置要求，预防接种的接种门诊应与医疗门诊、注射室、病房、放射科、检验室等分开。对接种门诊内的场地进行分区，形成合理的接种流程，这是预防接种门诊环境安全的重要保障。若预防接种门诊场地有限，接种人数较多，造成人员拥挤，则容易存在交叉感染和人员踩踏等安全风险。因此，要求对接种门诊设置和环境消毒进行规范化管理。

预防接种门诊应根据辖区服务对象、地理条件等情况，合理设定服务周期和服务模式，合理预约服务对象，确保门诊运转日接种人员每人每天接种不超过150剂次，以防过重的工作负担影响服务质量，造成接种事故。

预防接种门诊应按照《医疗机构消毒技术规范》（WS/T367—2012）、《基层医疗机构医院感染管理基本要求》（国卫办医发〔2013〕40号）的要求，做好环境及物体表面、医疗器械、器具、物品的消毒灭菌工作，并做好消毒记录。定期监测消毒效果，若消毒效果不达标应及时整改。

电制开关不应置于儿童能接触的地方，且应在开关上加装翻盖。紫外线灯开关要有明显标识，以防误开。

（六）预防接种异常反应的现场处置

预防接种门诊要制订预防接种异常反应应急处置预案，接种现场要安排临床医生在场当值，以便及时处置接种疫苗后发生的严重异常反应。

接种疫苗后，若在接种现场发生严重副反应，应积极组织力量抢救，并做好随时转送上级医院的准备。当遇到群体性癔症发生时，组织者及接种人员应保持镇静，迅速将患者疏散隔离，淡化现场紧张氛围，及时予以安慰性治疗，同时暂停接种疫苗。发生预防接种异常反应时，应按照相关规定及时登记和逐级上报。

（七）预防接种纠纷事件处理

处理预防接种纠纷事件时，接种人员要敢于面对，不要推诿，认真倾听其申诉，了解对方真实想法，换位思考，便于对症解决纠纷。遇到对方情绪激动时，要冷静对待，态度诚恳；若对方情绪无法冷静，应及时报告单位领导，协调解决，避免发生过激行为，造成不良后果。

（八）信息公开，知情告知

受种者或其监护人对预防接种相关知识的掌握度，直接影响预防接种工作的配合度和满意度。因此，接种门诊要通过公示、家长课堂、社区讲座、"4·25"全国儿童预防接种宣传日主题宣传、咨询热线、微信群、QQ群等多种形式，向受种者或其监护人公开预防接种信息，传播预防接种科学知识，使群众认识到预防接种的必要性、有效性、安全性，以及接种前后的注意事项等知识。例如，告知家长接种前要签署知情同意书，了解所接种疫苗的作用、接种程序、禁忌证、不良反应等，让家长明白接种前主动提供孩子健康状况的重要性。这不仅能减少异常反应的发生，而且在出现接种不良反应时，受种者或其监护人不会过度紧张，可减少纠纷。

（九）安全接种相关资料管理

要做好安全接种相关资料的规范整理和保存，包括疫苗接种指南、疫苗使用说明书、疫苗出入库记录、疫苗运输与接收记录单、冷链设备管理档案、温度监测记录、紫外线消毒记录、疫苗接种知情同意书、疑似异常反应处置过程等各类相关资料及文件。基层预防接种工作人员应注意收集整理上述资料，确保资料规范、真实、完整，并按照资料档案管理制度的要求做好归档保存，资料保存期限要符合相关规范和条例要求。一旦发生接种纠纷，这些资料可作为客观的书面记录备查。

六、托幼机构、学校入学查验预防接种证

（一）组织机构及职责

1．卫生健康行政部门

卫生健康行政部门负责管理辖区托育机构预防接种证查验工作，会同教育行政部门管理辖区幼儿园、学校预防接种证查验工作，督促疾病预防控制机构和接种单位及时为预防接种证查验提供技术支持，组织开展预防接种证查验工作的检查和考核。

2．教育行政部门

教育行政部门负责对幼儿园和学校预防接种证查验工作的管理，督促辖区幼儿园和学校完成预防接种证查验相关工作。

3．疾病预防控制机构

疾病预防控制机构负责托育机构、幼儿园和学校预防接种证查验工作的培训和技术指导，指导接种单位做好儿童入托、入学预防接种完成情况评估和补证、补种及预防接种证查验资料的收集和报告工作。

4．托育机构、幼儿园和学校

托育机构、幼儿园和学校应当将预防接种证查验工作纳入儿童入托、入学报名程序，组织开展儿童入托、入学预防接种证查验工作。

5．接种单位

接种单位负责收集辖区托育机构、幼儿园和学校基本信息，为辖区托育机构、幼儿园和学校提供预防接种证查验技术支持，评估儿童入托、入学预防接种完成情况，对无证、漏种儿童开展补证、补种工作，收集和报告预防接种证查验资料。

（二）查验单位和对象

1．查验单位

现阶段全国所有托育机构、幼儿园和小学均应开展入托、入学预防接种证查验工作。其他类型学校是否纳入预防接种证查验管理，由当地卫生健康行政部门和教育行政部门根据疾病防控的需要确定。

2．查验对象

所有新入托、入学、转学、插班儿童均为查验对象。

（三）工作流程

1．通知查验对象

托育机构、幼儿园和学校在新学年开学前，通过新生入托、入学招生简章或报名须

知等形式，通知新生报名时须出具预防接种证，或出具接种单位提供的其他形式能够评估儿童预防接种完成情况的资料。

2．儿童入托、入学预防接种完成情况评估

（1）儿童居住地或托育机构、幼儿园和学校所在地的接种单位，根据儿童年龄、预防接种记录（预防接种证、预防接种卡或预防接种个案信息记录等）、现行《国家免疫规划疫苗儿童免疫程序及说明（2021年版）》与地方各级人民政府制订的接种方案和增加的免疫规划疫苗种类，评估儿童预防接种完成情况，并将评估结果记录到预防接种证，或出具其他形式能够评估儿童预防接种完成情况的资料。评估资料应当记录儿童预防接种已完成或未完成及须补种疫苗种类、剂次等关键信息。

（2）对需要补办预防接种证的儿童，接种单位应当根据预防接种卡或预防接种个案信息记录，为儿童补办预防接种证。

（3）对需要补种疫苗的儿童，接种单位应当及时告知儿童监护人未按照免疫程序完成接种的疫苗种类、须补种剂次，并预约补种时间。

（4）对计划入托、入学的儿童，在完成相通免疫规划疫苗全程接种后，接种单位应当及时将预防接种完成情况填写在预防接种证上。

（5）接种单位可利用免疫规划信息系统，为入托、入学儿童或托育机构、幼儿园和学校提供儿童入托、入学预防接种完成情况评估服务。

3．托育机构、幼儿园和学校查验

（1）托育机构、幼儿园和学校在儿童入托、入学时，须查验预防接种证上入托、入学预防接种完成情况评估结果或接种单位提供的其他形式评估儿童预防接种完成情况的资料。

（2）对需要补种疫苗的儿童，托育机构、幼儿园和学校须督促儿童监护人及时带儿童到接种单位补种疫苗，并在儿童补种疫苗后再次核对预防接种证或其他形式能够评估儿童预防接种完成情况的资料，查验疫苗补种完成情况。

（3）儿童入托、入学预防接种证查验工作须在新生开学后或儿童转学、插班30日内完成。对需要补种疫苗的儿童，托育机构、幼儿园和学校应当在当年12月底之前再次查验预防接种完成情况。

（4）对入托、入学时未提供预防接种完成情况评估资料的儿童，托育机构、幼儿园和学校应当督促儿童监护人尽快提供相关资料。

（5）预防接种证查验相关资料应当纳入学生健康档案和学校卫生资料管理。

4．疫苗补种

（1）疫苗补种工作由儿童居住地的接种单位或托育机构、幼儿园、学校所在地接种单位负责。

（2）接种单位应当按照现行国家免疫规划疫苗儿童免疫程序和所在地省级人民政府制定的接种方案及增加的免疫规划疫苗种类，为需要补种疫苗的儿童提供接种。

（3）接种单位为儿童补种疫苗后，应当及时在预防接种证、免疫规划信息系统（或预防接种卡）完整记录预防接种情况。

（4）对需要补种疫苗的儿童，接种单位完成补种后，应当在预防接种证上入托、入学预防接种完成情况评估页填写补种完成信息，供儿童监护人交托育机构、幼儿园和学校再次查验。

（四）资料管理

（1）乡镇卫生院、社区卫生服务中心等每年汇总辖区儿童入托、入学预防接种查验评估资料，填写儿童入托、入学预防接种证查验情况报表，在次年1月10日前报县级疾病预防控制机构。

（2）县级疾病预防控制机构于次年1月20日前，汇总辖区儿童入托、入学预防接种证查验情况报表，报县级卫生健康行政部门和市级疾病预防控制机构。

（3）市级疾病预防控制机构于次年1月31日前，汇总辖区儿童入托、入学预防接种证查验情况报表，报省级疾病预防控制机构。

（4）省级疾病预防控制机构于次年2月15日前，汇总辖区儿童入托、入学预防接种证查验情况报表，报中国疾病预防控制中心。

（五）工作要求

（1）各地卫生健康行政部门和教育行政部门要密切合作，每年部署安排好辖区儿童入托、入学预防接种证查验工作，并联合开展检查指导。

（2）各地卫生健康行政部门要安排疾病预防控制机构和接种单位查验预防接种证和漏种儿童补种工作经费，根据《传染病防治卫生监督工作规范》，对辖区医疗卫生机构和托育机构预防接种证查验工作进行监督检查。

（3）教育行政部门要加强对辖区幼儿园和学校预防接种证查验工作的监督检查。

（4）县级卫生健康行政部门和教育行政部门应每年组织疾病预防控制机构开展辖区托育机构、幼儿园和学校的预防接种证查验业务培训。

（5）接种单位应如实评估儿童入托、入学预防接种完成情况。

（6）托育机构、幼儿园和学校应当督促未评估预防接种完成情况的入托、入学儿童，在开学30日内完成预防接种完成情况评估和查验。对于无接种禁忌、未完成相应免疫规划疫苗全程接种的儿童，托育机构、幼儿园和学校应当在儿童入托、入学时，督促儿童尽快补种疫苗，并及时复验预防接种完成情况。

（7）鼓励各地利用免疫规划信息系统开展儿童入托、入学预防接种证查验工作。

（王军　华丽　王颖）

第四节　疑似预防接种异常反应及处置

一、疑似预防接种异常反应定义

疑似预防接种异常反应（adverse event following immunization，AEFI）是指在预防接种后发生的怀疑与预防接种相关的反应或事件。

二、疑似预防接种异常反应分类

按发生原因，AEFI 可分为以下 5 种类型。

（一）一般反应

一般反应指在预防接种后发生、由疫苗本身所固有的特性引起、对机体只会造成一过性生理功能障碍的反应，主要有发热和局部红肿，同时，可能伴有全身不适、倦怠、食欲不振、乏力等症状。

（二）异常反应

异常反应指合格的疫苗在实施规范预防接种过程中，或者实施规范预防接种后，造成受种者机体组织器官、功能损害，而相关各方面均无过错的药品不良反应。

（三）疫苗事故

（1）疫苗质量事故。由于疫苗质量不合格，预防接种后造成受种者机体组织器官、功能损害。

（2）预防接种事故。由于在预防接种实施过程中违反预防接种工作规范、免疫程序、疫苗使用指导原则、预防接种方案，造成受种者机体组织器官、功能损害。

（四）偶合症

偶合症指受种者在预防接种时正处于某种疾病的潜伏期或者前驱期，预防接种后巧合发病。

（五）心因性反应

心因性反应指在预防接种实施过程中，或预防接种后，因受种者心理因素发生的个体或者群体的反应。

三、疑似预防接种异常反应的报告

（一）报告要求

医疗机构、接种单位、疾病预防控制机构、药品不良反应监测机构、疫苗生产企业及其执行职务的人员为 AEFI 的责任报告单位和报告人。责任报告单位和报告人发现 AEFI（包括接到受种者或其监护人的报告）后应按《预防接种工作规范（2016 年版）》（国卫疾控发〔2016〕51 号，2016 年）和《全国疑似预防接种异常反应监测方案》（卫办疾控发〔2010〕94 号，2010 年）的要求进行报告。

（二）报告程序

责任报告单位和报告人发现 AEFI（包括接到受种者或其监护人的报告）后，应当及时向受种者所在地的县级卫生计生行政部门、药品监督管理部门报告。发现怀疑与预防接种有关的死亡、严重残疾、群体性 AEFI、对社会有重大影响的 AEFI 时，责任报告单位和报告人应当在发现后 2 h 内向所在地县级卫生计生行政部门、药品监督管理部门报告；县级卫生计生行政部门在 2 h 内逐级向上一级卫生计生行政部门报告。若属于突发公共卫生事件的死亡或群体性 AEFI，还应当按照《突发公共卫生事件应急条例》（国务院令第 588 号）的有关规定进行报告。

四、疑似预防接种异常反应的处置

（一）核实报告

县级疾病预防控制机构接到 AEFI 报告后，应核实 AEFI 的基本情况、发生时间和人数、主要临床表现、初步临床诊断、疫苗预防接种等，完善相关资料，做好深入调查的准备工作。

（二）组织调查

除一般反应（如单纯发热，接种部位红肿、硬结等）外的 AEFI 均需要调查。

县级疾病预防控制机构对需要调查的 AEFI，应当在接到报告后 48 h 内组织开展调查，收集相关资料，在调查开始后 3 天内初步完成表 2-9 的填写，并通过中国免疫规划信息管理系统进行网络直报。

对于不属于本辖区预防接种后发生的 AEFI，也应当收集相关资料，填写表 2-9，并及时转报至受种者预防接种所在地的县级疾病预防控制机构，由预防接种所在地的县级疾病预防控制机构进行网络直报。

表 2-9　疑似预防接种异常反应个案调查

一、基本情况
编码*：＿＿＿＿＿　□□□□□□□□□□□□□
姓名*：＿＿＿＿＿＿＿＿＿＿
性别*：①男；②女　□
出生日期*：＿＿年＿＿月＿＿日　□□□□/□□/□□
职业：＿＿＿＿＿＿＿　□□
现住址：＿＿＿＿＿＿＿
联系电话：＿＿＿＿＿＿
监护人：＿＿＿＿＿＿＿
二、既往史
（1）接种前患病史：①有；②无；③不详　□
　　　若有，疾病名称：＿＿＿＿＿＿
（2）接种前过敏史：①有；②无；③不详　□
　　　若有，过敏物名称：＿＿＿＿＿
（3）家族患病史：①有；②无；③不详　□
　　　若有，疾病名称：＿＿＿＿＿＿
（4）既往异常反应史：①有；②无；③不详　□
　　　若有，反应发生日期：＿＿年＿＿月＿＿日　□□□□/□□/□□
　　　接种疫苗名称：＿＿＿＿＿＿
　　　临床诊断：＿＿＿＿＿＿＿

续表 2 - 9

三、可疑疫苗情况（按最可疑的疫苗顺序填写）

	疫苗1	疫苗2	疫苗3
（1）疫苗名称 *：			
（2）规格（剂/支或粒）：			
（3）生产企业 *：			
（4）疫苗批号 *：			
（5）有效日期：			
（6）有无批签发合格证书：			
（7）疫苗外观是否正常：			
（8）保存容器：			
（9）保存温度/℃：			
（10）送检日期：			
（11）检定结果是否合格：			

四、稀释液情况

	疫苗1	疫苗2	疫苗3
（1）稀释液名称：			
（2）规格（毫升/支）：			
（3）生产企业：			
（4）稀释液批号：			
（5）有效日期：			
（6）稀释液外观是否正常：			
（7）保存容器：			
（8）保存温度/℃：			
（9）送检日期：			
（10）检定结果是否合格：			

五、注射器情况

	疫苗1	疫苗2	疫苗3
（1）注射器名称：			
（2）注射器类型：			
（3）规格（毫升/支）：			
（4）生产企业：			
（5）注射器批号：			
（6）有效日期：			
（7）送检日期：			
（8）检定结果是否合格：			

六、接种实施情况

	疫苗1	疫苗2	疫苗3
（1）接种日期 *：			
（2）接种组织形式 *：			
（3）接种剂次 *：			

续表 2 - 9

(4) 接种剂量（mL 或粒）*：			
(5) 接种途径*：			
(6) 接种部位*：			
(7) 接种单位：			
(8) 接种地点：			
(9) 接种人员：			
(10) 有无预防接种培训合格证：			
(11) 接种实施是否正确：			

七、临床情况

(1) 反应发生日期*： _____年____月____日　□□□□/□□/□□

(2) 发现/就诊日期*： _____年____月____日　□□□□/□□/□□

(3) 就诊单位： _____

(4) 主要临床经过*： _____

　　发热（腋温/℃）*： ①37.1～37.5；②37.6～38.5；③≥38.6；④无　□

　　局部红肿（直径/cm）*： ①≤2.5；②2.6～5.0；③>5.0；④无　□

　　局部硬结（直径/cm）*： ①≤2.5；②2.6～5.0；③>5.0；④无　□

(5) 初步临床诊断： _____　□□

(6) 是否住院*： ①是；②否　□

　　若是，医院名称： _____

　　病历号： _____

　　住院日期： _____年____月____日　□□□□/□□/□□

　　出院日期： _____年____月____日　□□□□/□□/□□

(7) 患者转归*： ①痊愈；②好转；③后遗症；④死亡；⑤不详　□

　　若死亡，死亡日期： _____年____月____日　□□□□/□□/□□

　　是否进行尸体解剖： ①是；②否　□尸体解剖结论：_____

八、其他有关情况

(1) 疫苗流通情况及接种组织实施过程：_____

(2) 同品种同批次疫苗接种剂次数及反应发生情况：_____

(3) 当地类似疾病发生情况：_____

九、报告及调查情况

(1) 反应获得方式： ①被动监测；②主动监测　□

(2) 报告日期*： _____年____月____日　□□□□/□□/□□

(3) 报告单位*： _____

(4) 报告人： _____

(5) 联系电话： _____

(6) 调查日期*： _____年____月____日　□□□□/□□/□□

(7) 调查单位： _____

(8) 调查人： _____

十、结论

(1) 做出结论的组织*： ①医学会；②调查诊断专家组；③疾病预防控制机构；

续表 2-9

	④医疗机构；⑤接种单位	□
组织级别*：	①省级；②市级；③县级；④乡级；⑤村级	□
（2）反应分类*：	①一般反应；②异常反应；③疫苗质量事故；④接种事故；	
	⑤偶合症；⑥心因性反应；⑦待定	□
若为异常反应，机体损害程度：＿＿＿＿＿＿（参照《医疗事故分级标准》）		□
（3）最终临床诊断*： ＿＿＿＿＿＿＿＿＿＿＿＿		□□
（4）是否严重疑似预防接种异常反应：①是；②否		□
是否群体性疑似预防接种异常反应：①是；②否		□
若是，群体性疑似预防接种异常反应编码：		
＿＿＿＿＿＿＿＿＿＿		□□□□□□□□□

* 为关键项目。

怀疑与预防接种有关的死亡、严重残疾、群体性 AEFI、对社会有重大影响的 AEFI，市级或省级疾病预防控制机构在接到报告后，应立即组织预防接种异常反应调查诊断专家组以进行调查。

属于突发公共卫生事件的死亡或群体性 AEFI 的，还应当按照《突发公共卫生事件应急条例》（国务院令第 588 号，2011 年）的有关规定进行调查和报告。

（三）收集资料

（1）收集临床资料。了解患者的预防接种史、既往健康状况（如有无基础疾病等）、家族史、过敏史，掌握患者的主要症状和体征及有关的实验室检查结果、已采取的治疗措施和效果等资料。必要时，对患者进行访视和临床检查。对于死因不明需要进行尸体解剖检查的病例，应当按照有关规定进行尸检。

（2）收集预防接种资料。预防接种资料包括疫苗供应渠道、供应单位的资质证明，疫苗批签发报告和购销记录，疫苗运输条件和过程，疫苗储存条件和冰箱温度记录，疫苗的种类、生产企业、批号、出厂日期、有效期、来源（包括分发、供应或销售单位）、领取日期等，预防接种服务组织形式、预防接种现场情况、预防接种时间和地点、接种单位和预防接种人员的资质，知情或告知相关资料，预防接种实施情况，接种部位、途径、剂次和剂量、开封疫苗的存放时间、安全注射情况、注射器材来源、注射操作情况，预防接种同批次疫苗的其他人员的反应情况，当地相关疾病发病情况等。

（四）病例诊断

省级、市级和县级疾病预防控制机构成立的由流行病学、临床医学、药学等专家组成的预防接种异常反应调查诊断专家组，负责对 AEFI 的调查诊断。

县级卫生计生行政部门接到 AEFI 报告后，对需要进行调查诊断的，交由受种者预防接种所在地的县级疾病预防控制机构，以组织预防接种异常反应调查诊断专家组，进行调查诊断。

发生死亡、严重残疾、群体性 AEFI，或对社会有重大影响的 AEFI，由受种者预防接种所在地的市级或省级疾病预防控制机构来组织预防接种异常反应调查诊断专家组进行调查诊断。

AEFI 的调查诊断结论应当在调查结束后 30 天内尽早做出。预防接种异常反应调查诊断专家组应当依据法律、法规、部门规章和技术规范，结合临床表现、医学检查结果和疫苗质量检验结果等，进行综合分析，做出调查诊断结论，出具预防接种异常反应调查诊断书。

调查诊断怀疑引起 AEFI 的疫苗存在质量问题的，应及时将调查论断结论提交给药品监督管理部门。

省级预防接种异常反应调查诊断专家组对市级、县级预防接种异常反应调查诊断进行技术指导。

任何医疗单位或个人均不得做出预防接种异常反应的诊断。

（五）撰写调查报告

（1）对于发生死亡、严重残疾的群体性 AEFI，或对社会有重大影响的 AEFI，疾病预防控制机构应当在调查开始后 7 天内完成初步调查报告，及时将调查报告向同级卫生行政部门、上一级疾病预防控制机构报告，并向同级药品不良反应监测机构通报。

（2）县级疾病预防控制机构应当及时通过中国免疫规划信息管理系统上报调查报告。

（3）调查报告包括以下内容：①对 AEFI 的描述、诊断、治疗及实验室检查；②疫苗和预防接种组织实施情况；③发生 AEFI 后所采取的措施、原因分析；④对 AEFI 的初步判定及依据；⑤撰写调查报告的人员、时间等。

五、疑似预防接种异常反应处置原则

（1）因预防接种异常反应造成受种者死亡、严重残疾或者器官组织损伤的，依照《疫苗流通和预防接种管理条例》（2016 年修订版，国务院令第 668 号）和省级有关规定（如预防接种异常反应补偿方案、预防接种异常反应补偿保险实施方案）给予补偿。

（2）当受种方、接种单位、疫苗生产企业对疑似预防接种异常反应调查诊断结论有争议时，按照《预防接种异常反应鉴定办法》（卫生部令第 60 号，2008 年）的有关规定处理。

（3）因疫苗质量不合格给受种者造成健康损害的，以及因接种单位违反预防接种工作规范、免疫程序、疫苗使用指导原则、预防接种方案给受种者造成健康损害的，依照《中华人民共和国药品管理法》（中华人民共和国主席令第三十一号，2019 年）及《医疗事故处理条例》（国务院令第 351 号，2002 年）有关规定处理。

（4）建立媒体沟通机制，积极、主动、及时、客观回应媒体和公众对预防接种异常反应的关切。开展预防接种异常反应科普知识的宣传，做好与受种者或其监护人的沟通，增进公众对疫苗安全性的信任。

六、常见反应的处置

接种人员对较为轻微的全身性一般反应和接种局部的一般反应，可给予一般的处理指导；对接种后现场留观期间出现的急性严重超敏反应，应立即组织紧急抢救。对于其他较为严重的 AEFI，应建议及时到规范的医疗机构就诊。

（一）全身性一般反应

1. 临床表现

少数受种者接种灭活疫苗后 24 h 内可能出现发热，一般持续 1 ～ 2 天，很少超过 3 天；个别受种者在接种疫苗后 2 ～ 4 h 即有发热，于 6 ～ 12 h 达高峰；接种减毒活疫苗后，出现发热的时间比接种灭活疫苗稍晚，如接种麻疹疫苗后的 6 ～ 10 天可能会出现发热，个别受种者可伴有轻型麻疹样症状。少数受种者接种疫苗后，除出现发热症状外，还可能出现头痛、头晕、乏力、全身不适等情况，一般持续 1 ～ 2 天。个别受种者可出现恶心、呕吐、腹泻等胃肠道症状，一般以接种当天多见，很少超过 3 天。

2. 处置原则

受种者发热低于 37.5 ℃时，应加强观察，适当休息，多饮水，防止继发其他疾病。受种者发热超过 37.5 ℃或低于 37.5 ℃并伴有其他全身症状、异常哭闹等情况时，应及时到医院诊治。

（二）局部一般反应

1. 临床表现

少数受种者在接种疫苗后数小时至 24 h 或稍后，局部出现红肿，伴疼痛。红肿范围一般不大，仅有少数人红肿直径大于 30 mm，一般在 24 ～ 48 h 逐步消退。

接种卡介苗 2 周左右，局部可出现红肿、浸润，随后化脓，形成小溃疡，大多在 8 ～ 12 周后结痂，一般无须处理，但要注意局部清洁，防止继发感染。

部分受种者接种含吸附剂的疫苗，会出现因注射部位吸附剂未完全吸收，刺激结缔组织增生，而形成硬结的情况。

2. 处置原则

红肿直径和硬结小于 15 mm 的局部反应，一般无须任何处理。红肿直径和硬结在 15 ～ 30 mm 的局部反应，可用干净的毛巾先冷敷。出现硬结者可热敷，每日数次，每次 10 ～ 15 min。红肿和硬结直径大于 30 mm 的局部反应，应及时到医院就诊。接种卡介苗出现的局部红肿，不能热敷。

七、异常反应的类型

（一）非特异性反应

1. 无菌性脓肿

偶见接种含有磷酸铝或氢氧化铝等吸附剂的疫苗后，注射局部出现较大红晕、浸润，于 3 天至 3 周出现大小不等的硬结，局部肿胀、疼痛，但并不剧烈，可持续数周至数月。轻者可自行吸收，较重者可出现溃疡，严重者形成脓腔，可数月至数年不愈。

2. 热性惊厥

少数婴幼儿接种疫苗后出现发热，后出现惊厥，体温一般在 38 ℃以上，惊厥多发生在发热开始 12 h 内、体温骤升之时。发作突然，时间短暂，肌肉阵发痉挛，四肢抽动，两眼上翻，口角牵动，牙关紧闭，口吐白沫，呼吸不规则或暂停，面部与口唇发绀，可伴有短暂的意识丧失、大小便失禁。预防接种引起的惊厥，多数只发生 1 次，发作持续数分钟，很少有超过 20 min 者。有些儿童可表现为多次短暂惊厥。

（二）超敏反应

1. 局部超敏反应

重复多次注射易发生局部超敏反应。表现为局部组织变硬，并有明显红肿，轻者直径达 5 cm 以上，严重者可扩展到整个上臂。轻者一般持续 3 ～ 4 天，不留痕迹。严重者其注射部位有轻度坏死，深部组织变硬。极严重者其局部组织、皮肤和肌肉发生坏死和溃烂。

2. 血管神经性水肿

血管神经性水肿于注射后不久出现，最迟不超过注射后 2 天。注射局部的红肿范围逐步扩大，皮肤光亮，不痛，仅有瘙痒、麻木、胀感。重者可扩大至肘关节及整个上臂。水肿在全身均可发生。

3. 过敏性休克

过敏性休克属于 I 型超敏反应，反应发生快，通常在接种后数分钟至数小时，反应具有明显的个体差异。过敏性休克多发生在接种含有动物血清，或使用动物血清培养的生物制品中，如白喉抗毒素、破伤风抗毒素、气性坏疽抗毒素、抗狂犬血清、抗蛇毒血清等。重症救治不及时可迅速死亡。最初有皮肤痒感，特别是面部、上胸、腋下和腹股沟等部位；继而出现局部或全身皮疹或荨麻疹，出现胸闷、哮喘、呼吸困难、循环衰竭等，还可出现怕冷、面色苍白、发绀，严重者可出现抽搐，甚至昏迷死亡。

4. 过敏性皮疹

过敏性皮疹是最常见的异常反应类型，主要是对某些生物制品中的特异性或非特异性蛋白、培养基中的生物成分、辅料等过敏所引起，有皮疹、荨麻疹、麻疹和猩红热样皮疹、过敏性紫癜、大疱型多形红斑、剥脱性皮炎等，以皮疹和荨麻疹较为常见。

5. 多发性神经炎

多发性神经炎是周围神经的对称性损害，是周围神经的一种脱髓鞘病变，属Ⅳ型超敏反应。一般在接种后 1 ～ 2 周发病，开始为足部和小腿部肌肉无力和刺痛感异常，后逐渐累及躯干和头部肌肉。其表现为对称性、迅速上升性多发性神经炎。常有自限性。

6. 变态反应性脑脊髓炎

注射含脑组织的生物制品或病毒免疫制剂（如流感疫苗、狂犬疫苗）时，可引起变态反应性脑脊髓炎；注射不含脑组织的生物制品（如百日咳、乙肝疫苗），也曾有注射后发生此反应的报告，但极少。此反应属Ⅳ型超敏反应。

（三）免疫缺陷所致的反应

免疫缺陷所致的反应主要表现为免疫缺陷个体的机体防御能力下降，易遭病原体反复感染，一旦接种减毒活疫苗，不仅未获得保护力，反而被弱毒的疫苗菌或病毒所攻击致病，如疫苗相关性麻痹型脊灰病例（vaccine associated paralytic poliomyelitis，VAPP）、全身播散性卡介菌感染。

疑似预防接种异常反应调查诊断书见表 2 - 10。

表2-10 疑似预防接种异常反应调查诊断书

疑似预防接种异常反应调查诊断书
××异常反应调查诊断【20××】××号

××预防接种异常反应调查诊断专家组
_____年____月____日

受种方：

　　受种者姓名：_____ 性别：____ 出生日期：____年__月__日
　　监护人姓名：_____ 性别：____ 身份证号码：_____
　　住址：_____
　　联系人姓名：_____ 与受种者关系：_____ 联系电话：_____
　　接种方：_____
　　接种单位名称：_____
　　联 系 人：_____ 联系电话：_____
　　通讯地址：_____ 邮政编码：_____

生产企业方：

　　接种疫苗名称：_____ 批号：_____
　　生产企业名称：_____
　　联 系 人：_____ 联系电话：_____
　　通讯地址：_____ 邮政编码：_____

调查诊断地点：_____
调查诊断时间：____年__月__日

一、调查诊断材料及说明
　　（一）受种方提供的材料及说明
　　（二）接种方提供的材料及说明
　　（三）生产企业方提供的材料及说明
　　（四）其他材料及说明
二、接种实施和发病诊治经过
　　（一）接种实施经过
　　（二）发病诊治经过
三、调查诊断过程说明
　　（一）调查取证的经过和人员
　　（二）调查诊断专家的确定经过及学科专业构成与人数
　　（三）调查诊断会简要经过
　　（四）其他有必要说明的情况
四、疾病诊断及发生原因的判断与依据
　　（一）疾病诊断的判断与依据
　　（二）发生原因的判断与依据

续表 2－10

五、调查诊断结论

受种者接种_____疫苗后所患疾病的临床诊断为_____，（选择 1）属于预防接种异常反应，预防接种异常反应的临床损害程度分级为_____。（选择 2）不属于预防接种异常反应，属于偶合症。（选择 3）不属于预防接种异常反应，属于心因性反应。

提示：如果当事人（受种方、接种单位或生产企业）对上述预防接种异常反应调查诊断结论有争议，可以在收到调查诊断结论之日起 60 日内向接种单位所在地设区的市级医学会申请进行预防接种异常反应鉴定。

_____预防接种异常反应调查诊断专家组

_____年____月____日

（许建雄）

第五节　免疫接种评价

疫苗效果监测是免疫接种评价的重要组成部分，不但可以评价疫苗接种效果，还为制定免疫策略提供科学依据。疫苗效果监测包括免疫效果监测和流行病学效果评价。

一、免疫效果监测

在疫苗上市后通过疫苗免疫成功率和抗体水平监测对疫苗免疫学效果进行监测，实际上就是观察疫苗的免疫原性。对疫苗免疫原性的评价多以接种疫苗后反映体液免疫能力的指标（即抗体水平）表示，常见的包括免疫成功率、阳性阈值、中和抗体、总抗体等。但不同指标的含义不同，在解读免疫效果时尤其需要注意。免疫成功率为抗体阳转人数/接种过疫苗的人数，但对"抗体阳转"阈值需要探索和界定。中和抗体是可以对抗病原入侵机体的有效免疫物质，一般情况下使用中和抗体来反映体液免疫能力；总抗体除包含中和抗体外，还包含其他不参与抗病原感染的抗体分子，甚至可能包含促进病原侵入人体的抗体。

具体方法是选择在未接种过被评价疫苗、近 3～5 年也没有发生过与评价疫苗相关的传染病暴发或流行的地区开展免疫成功率和人群抗体水平监测，选择不同年龄、性别、职业等不同层次的人群，分别在接种前和接种后 1 个月，对同一个体采血 2 份，分离血清后进行相关抗体测定，观察接种者在接种疫苗前后体内特异性抗体阳转情况及接种后的抗体水平。

（一）免疫成功率监测

免疫成功率是指接种某种疫苗后获得免疫保护水平的人数占接种该种疫苗总人数的百分比。免疫成功率监测主要用于考核和评价疫苗的接种质量与效果。

1. 监测对象

监测对象为完成乙肝疫苗、脊灰疫苗、百白破疫苗、麻疹疫苗基础免疫（初种）后1个月的儿童，接种卡介苗后3个月（12周）的儿童。

2. 监测人数

每种疫苗监测人数为30～50人。

3. 监测方法

免疫成功率可采用横断面监测方法，即在一定时间内，抽取完成疫苗基础免疫后的监测对象，了解一个地区或单位人群中有无相应疫苗抗体存在。例如，为了解乙肝疫苗的免疫成功率，可对完成基础免疫后1个月的婴儿（一般为7月龄）进行抽样采血，监测是否有乙肝抗体产生。

4. 检测方法、阳性判定标准

检测方法、阳性判定标准参见相关传染病诊断国家标准和其他参考资料（表2-11）。

表2-11 部分国家免疫规划疫苗免疫成功率检测方法、阳性判定标准及免疫成功率指标

疫苗	检验方法	阳性判断标准	免疫成功率指标
乙肝疫苗	ELISA、放射免疫测定法（radioimmunoassay，RIA）	抗-HBs浓度≥10 mIU/mL	≥85%
卡介苗	PPD试验	在接种后72 h判定结果，局部反应直径≥5 mm，表明具有对结核的免疫力	≥80%
脊灰疫苗	细胞中和试验（如微孔塑料板法）	中和抗体效价≥1：4，或有4倍及以上的增长	≥85%
百日咳疫苗	试管凝集试验（如半量法）	凝集抗体效价≥1：20为阳性，≥1：320计算保护水平	≥1：320者占75%
吸附白喉疫苗	间接血凝试验、锡克试验	抗毒素浓度≥0.01 IU/mL。接种后96 h判定，局部反应直径≤10 mm为阴性	≥80%，阴转率≥80%
吸附破伤风疫苗	间接血凝试验	抗毒素浓度≥0.01 IU/mL	≥85%
麻疹疫苗	微量血球凝集抑制试验	血凝抑制抗效价≥1：2或有4倍及以上增长	≥85%
	ELISA法	IgG效价≥1：200或有4倍及以上增长	

5. 评价指标

一般情况下，基础免疫前抗体呈阴性者、免疫后抗体测定浓度不低于1：8（不同疫苗有不同的阳转阈值，根据实际情况制定），或进行基础免疫前阳性者、免疫后抗体

测定浓度较免疫前有 4 倍及以上增长者均可以被判定为阳转。

$$免疫成功率 = \frac{接种该疫苗后抗体阳转人数}{接种该疫苗总人数} \qquad (2-4)$$

（二）人群免疫水平监测

人群免疫水平是指人群对某种传染病的预防抵抗能力。人群免疫水平的高低，在疫苗针对传染病的发生和流行过程中起着重要的作用。通过人群免疫水平监测，可以了解人群中对某种传染病具有免疫保护水平的人数，为制定疫苗针对传染病的预防控制策略提供科学依据。

1．监测对象

监测对象原则上分为 1 岁以下组、1 岁及以上且 3 岁以下组、3 岁及以上且 5 岁以下组、5 岁及以上且 7 岁以下组、7 岁及以上且 15 岁以下组、15 岁及以上且 20 岁以下组和 20 岁及以上组的健康人群。对于主要为成人所患的疾病，可适当调整监测对象的年龄范围。

2．监测人数

每种国家免疫规划疫苗、每个年龄组的监测样本量一般为 30～50 人，也可根据监测实际调整样本量。

3．监测方法

在进行人群免疫水平监测前，要明确监测的目的和要求，从而选择适当的监测方法，并制定详细的监测方案和进行严格的设计，以保证监测结果的科学性、可靠性。根据监测目的和要求的不同，可选用以下监测方法。

（1）横断面监测。在一定时间内，监测一个地区或单位人群中有无某种抗体存在及其抗体水平的高低，被称为横断面监测，也被称为时点监测。可在人群中随机选择对象，采集血清标本，根据监测目的和数量进行检查。例如，为了解中小学生的麻疹和白喉抗体水平，可在 6—18 岁的中小学生中抽样采血，监测麻疹和白喉抗体。

（2）队列监测。在同一人群中监测某种疾病或疫苗产生抗体的长期变化特点，被称为队列监测。常可在同一人群中进行前瞻性的血清学监测，系统地观察几年或几十年，如某种疫苗的免疫持久性监测。

4．检测方法、阳性判定标准

参见相关传染病诊断国家标准和其他参考资料。

5．评价指标

（1）抗体水平指标。血清抗体一般以血清抗体几何平均滴度（geometric mean titer，GMT）作为监测指标，这是因为血清抗体测定滴度的结果往往以倍数增长，属于对数正态分布资料。计算平均抗体水平时，要使用几何均数的计算方法，即 n 个观察值的乘积开 n 次方所得的根。

（2）血清抗体保护率指标。在一些已经出现过传染病暴发或流行的地区，通常用血清抗体保护率来评价人群免疫水平，即调查某人群中具有某种疾病抗体水平的人数占调查人数的百分比。

$$某病血清抗体保护率 = \frac{具有某病保护抗体水平的人数}{调查人数} \times 100\% \qquad (2-5)$$

（三）免疫效果监测的注意事项

（1）在实施免疫规划的重大决策前，应做1次本底的血清抗体水平监测。注意应当随机抽检个体，不能集中在1个集体单位中进行。

（2）进行免疫成功率监测时，在接种前，卡介苗应当选择 BCG-PPD 试验阴性的儿童，对其他疫苗（如乙肝疫苗、脊灰疫苗、百白破疫苗等）应当进行基础抗体测定。

（3）免疫成功率可采用横断面监测，人群抗体水平监测可采用横断面监测或队列监测。

（4）为了减轻费用和工作量，可一血多用，检测多种抗体。

（5）免疫监测实验用标本的采集、保存、运输和检测过程，必须按照国家生物安全管理的有关规定进行。

（6）每次检测的方法、试剂均要统一，特别是进行2次监测结果比较时，要有可比性。操作人员事前应进行培训。

二、流行病学效果评价

疫苗接种后在人群中的流行病学效果，反映的是疫苗大规模应用后预防疾病发生的真实情况，即接种疫苗后可以降低感染病毒的风险或/和发病的风险。

（一）评价设计

疫苗保护效果的评价可利用监测数据、暴发调查数据或直接开展社区调查，采用病例对照或队列研究设计开展研究。

1．病例对照研究

以确诊的患有某特定疾病的患者作为病例，以不患有该病但具有可比性的个体作为对照，搜集既往的接种史及各种可能的危险因素的暴露史，测量并比较病例组与对照组的接种情况，经统计学检验，若两组的差别有意义，则可认为疫苗接种与疾病之间存在统计学上的关联。此为病例对照研究。

2．队列研究

队列研究是将某一特定人群的疫苗接种状态分为不同的亚组，追踪观察2组或多组的疾病发生的情况，比较各组之间疾病发生率的差异，从而判定疫苗接种与该结局之间有无因果关联及关联程度的一种观察性研究方法。

（二）评价终点

研究者可通过设置不同层级的临床终点来反映疫苗保护效力。以新冠疫苗临床评价为例，根据疾病的严重程度，COVID-19 的疾病谱可分为：死亡病例、重症病例、普通型病例、轻症或不典型病例、无症状感染病例。不同临床终点指标对应的疫苗的保护效力具有不同的意义。接种疫苗后，感染病毒后的死亡、重症或住院病例的发生率降低，体现减轻疾病负担的效果；若保护人群不发生病毒感染，则可阻断病毒的传播，起到控制疫情的作用。因此，以不同的临床终点指标来评判疫苗的保护效力具有不同的临床意义和公共卫生意义。

（三）评价指标

比较接种组和对照组人群经过1个疫苗预防疾病的流行周期（一般为1年）后目标

疾病的不同评价终点的情况，计算不同评价结局的疫苗效果指数和保护率。

$$效果指数 = \frac{对照组发病率/重症率/死亡率}{接种组发病率/重症率/死亡率} \tag{2-6}$$

$$保护率 = \frac{对照组发病率/重症率/死亡率 - 接种组发病率/重症率/死亡率}{对照组发病率/重症率/死亡率} \tag{2-7}$$

三、群体免疫评价

预防接种可以使人群产生对某种传染病的免疫力，形成免疫屏障。当一个或者多个传染病患者进入这样的人群时，不会发生传染病流行，即形成群体免疫。

（一）相关概念

1．个体免疫

一个人感染某种传染病康复后，其再次接触到这种传染病时不再被传染或发病，对该传染病产生免疫力，此为个体免疫。个体可通过自然感染或疫苗接种获得对某种传染病的免疫力。

2．群体免疫

在人群中绝大多数人对某种传染病产生免疫力，形成免疫屏障，阻止传染病流行，此为群体免疫。群体免疫也是通过自然感染或疫苗接种获得。自然感染获得免疫力是难以控制的自然发展过程，尤其在面对新发传染病时，可能会造成人群健康和社会问题。而通过疫苗接种获得群体免疫，可在短时间里迅速达到免疫屏障要求，对控制传染病疫情至关重要。

（二）群体免疫临界值

要保证不发生传染病流行，群体免疫需要达到一定比例，此时的群体免疫比例被称为群体免疫临界值。群体免疫临界值与传染病的传播能力强弱密切相关，传染性越强的传染病，群体免疫临界值就越高；反之，就越低。

1．传染病的传播能力

传染病的原始传播能力用基本再生系数（R_0）衡量，即1个病例在1个传染期内可感染健康人的数量。若 $R_0=10$，指传染者可以1传10，10传100，传染病暴发。

实际上，传染病的原始传播能力会被疫苗接种等预防控制措施所抑制，此时传染病的传播能力用实际再生系数（R_t）衡量：

$$R_t = R_0 \times （1-疫苗有效率 \times 疫苗接种率） \tag{2-8}$$

疫苗有效率×疫苗接种率，实际上就是群体免疫比例。例如，疫苗接种率是50%，疫苗有效率是80%，群体免疫比例为50%×80%=40%，说明10个人中4个人有免疫力，6个人无免疫力。当传染者碰到群体免疫比例为40%的这10个人，只能感染其中无免疫力的6个人，此时传染病的传播能力从10下降到6，即 $R_t=6$。

2．群体免疫临界值

一般认为，只要把 R_t 控制在1以下，即1个病例传播不到1个健康人，传染病流行就会被阻断，即达到群体免疫标准。我们把 $R_t<1$ 时的群体免疫比例称为群体免疫临

界值。

$$R_t = R_0 \times （1 - 疫苗有效率 \times 疫苗接种率）< 1 \qquad （2-9）$$

$$群体免疫临界值 = 疫苗有效率 \times 疫苗接种率 > （1 - 1/R_0） \qquad （2-10）$$

某传染病的 $R_0 = 10$ 时，若要阻断人群传染病传播，疫苗的群体免疫比例需要大于$（1 - 1/10）\times 100\% = 90\%$，这个 90% 就是群体免疫临界值，即人群中至少需要 90% 的人获得免疫力，才能实现群体免疫。

3. 人群接种率

计算群体免疫临界值后，还要根据疫苗有效率计算疫苗接种率，来决定是否能单靠疫苗实现群体免疫。

（1）假设群体免疫临界值为 90%，疫苗有效率为 95%，就要求疫苗接种率达到 $90\%/95\% \times 100\% = 95\%$，即人群中至少需要 95% 的人接种疫苗，才可实现群体免疫。

（2）假设群体免疫临界值为 90%，疫苗有效率为 85%，就要求疫苗接种率达到 $90\%/85\% \times 100\% = 106\%$，即使全人群接种疫苗，也不能实现群体免疫，还需要额外的预防控制措施。

（3）假设群体免疫临界值为 90%，疫苗有效率为 90%，就要求疫苗接种率达到 $90\%/90\% \times 100\% = 100\%$。人群需要 100% 接种疫苗，才可实现群体免疫。

由此可得出，如果疫苗有效率大于群体免疫临界值，可通过疫苗接种实现群体免疫，反之不可实现。

部分传染病的基本再生系数（R_0）见表 2-12。

表 2-12　部分传染病的基本再生系数（R_0）

病种	基本再生系数（R_0）
麻疹	12～18
百日咳	12～17
白喉	6～7
甲型 H1N1 流感	1～2
SARS	2～5
新冠肺炎	1.9～6.5

（蔡文锋　黄勇）

第六节　免疫规划常用统计指标与分析方法

免疫规划工作中经常会采集各类数据（如疫苗使用情况、接种人数的统计、接种率、抽样调查数据等），以进行统计分析。

一、常用统计指标

（一）疾病统计常用指标

疾病统计的单位既可以用患者，也可以用病例。前者是指在观察期间内一个人是否转变为患者，后者指一个人每发生一次疾病就算一个病例。一个患者可以先后患数次同一种疾病或同时患数种不同的疾病（表2-13）。

表2-13 疾病统计常用指标

指标	分子	分母	基数	类型
某病发病率	期间内新发生的某病病例数	年平均人数×1年	10万/10万人	强度型（近似）
时点患病率	时点现患某病新旧病例数	该时点人口数	10万/10万人	频率型
期间患病率	期间现患某病的新旧病例数	同时期的平均人口数	10万/10万人	频率型
治愈率	治愈人数	接受治疗人数	100%	频率型
生存率	活满特定时期的人数	期初存活的人数	100%	频率型
残疾患病率	残疾患者人数	检查人数	100%	频率型

（二）疫苗使用计划

每年根据免疫规范接种程序、辖区内各年龄组儿童数、新生儿出生率、不同制品的规格、每针次使用量及各疫苗的损耗系数，合理制订疫苗采购和使用计划。

1. 疫苗损耗系数

疫苗损耗系数根据接种服务形式、接种周期、疫苗规格大小等确定。

$$疫苗损耗系数 = \frac{疫苗使用剂次数}{疫苗实际接种剂次数} \qquad (2-11)$$

疫苗损耗系数参考标准：单人份疫苗的为1.05，二人份疫苗的为1.2，三人份疫苗的为1.5，四人份疫苗的为2.0，五人及以上份疫苗的为2.5。

2. 某种疫苗计划量（剂）计算公式

某种疫苗计划量（剂）= 人口数×出生率×流动人口调整系数×接种剂数×

$$损耗系数 - 本年底预计库存量（剂） \qquad (2-12)$$

（1）在计算人口数时，县级及以上机构采用最新统计局人口资料，并考虑人口流动因素；县级以下机构采用辖区各年度儿童出生资料，并考虑人口流动因素。

（2）流动人口调整系数以户籍目标儿童为基数1，根据实有服务目标儿童情况进行估算。

$$流动人口调整系数 = \frac{实有服务目标儿童数}{户籍目标儿童数} \qquad (2-13)$$

（三）接种率统计和评价

接种率是指在疫苗的预防接种中，实际接种人数占应该接种人数的比例。

1．报告对象

报告对象为预防接种单位在月管理的所有 0—6 岁适龄儿童。

2．实种算法

实种指报告月常规接种，某疫苗（剂次）应种人数中的实际受种人数。

（1）预防接种单位在报告月所接种的符合免疫规划程序的疫苗剂次数。

（2）实种剂次数包括免疫规划疫苗剂次和含免疫规划疫苗成分的非免疫规划疫苗剂次。

（3）符合常规免疫程序的查漏补种疫苗剂次数，作为常规接种实种剂次数统计报告。

（4）产科预防接种单位的卡介苗和首剂乙肝疫苗，由管理儿童的预防接种单位在新生儿建立预防接种卡后统计报告。

首剂乙肝疫苗及时接种判断标准为接种日期不超过出生 +1 天。

（5）7 岁及以上的儿童补种常规免疫苗时，按照疫苗（剂次）数"应种 +1，实种 +1"进行实种统计报告。

（6）临时管理儿童接种疫苗后，按照疫苗（剂次）数"应种 +1，实种 +1"进行实种统计报告。

3．应种算法

到本次预防接种时，在接种单位辖区范围内，达到免疫程序规定应接受某疫苗（剂次）预防接种的适龄儿童人数，加上次预防接种时该疫苗（剂次）应种儿童中漏种者，为应种算法。

（1）0—6 岁适龄儿童，在达到免疫程序接受某疫苗（剂次接种）的起始月/年龄后，即纳入当月某疫苗（剂次）应种对象报告管理。

（2）患禁忌证的适龄儿童一律纳入应种统计报告。

（3）若某 0—6 岁适龄儿童，记入某疫苗（剂次）应种满 12 个月后仍未接种该疫苗（剂次），则从第 13 个月起不再纳入应种统计报告。不再纳入应种统计报告不影响该儿童补种该疫苗（剂次）。

（4）报告月临时接种疫苗儿童、7 岁及以上的儿童补种常规免疫疫苗，按照疫苗（剂次）数"应种 +1，实种 +1"进行应种统计报告。

4．接种率计算

某疫苗（某剂次）接种率为某疫苗（某剂次）实际受种人数占应种人数的比例。

$$某疫苗（某剂次）接种率 = \frac{实际受种人数}{应种人数} \times 100\% \qquad (2-14)$$

5．累计接种率算

某疫苗（某剂次）累计接种率是指某疫苗（某剂次）累计实受种人数占累计应种人数的比例。

$$某疫苗（某剂次）累计接种率 = \frac{累计受种人数}{累计应种人数} \times 100\% \qquad (2-15)$$

累计应种人数：指本年度某疫苗（某剂次）上次累计实种人数与本年度最后一次该疫苗（某剂次）的应种人数之和。

累计实种人数：指某疫苗（某剂次）的各次实种人数之和。

6. 报告接种率的评价

（1）常规免疫报告接种率的及时性、完整和正确率。

A. 及时率：在规定时限内报告单位数占应报告单位数的比例。

B. 完整率：在规定时限内实际报告及无漏项报告单位数占应报告单位数的比例。

C. 正确率：报表中无逻辑性、技术性错误的单位数占应报告单位数的比例。

（2）常规免疫报告接种率的可靠性评价。

A. 差值（D 值）评价法。比较报告接种率与估计接种率之间的差值。

估计接种率是指报告受种人数占估计应种人数的比率。

$$估计接种率 = \frac{报告受种人数}{估计应种人数} \times 100\% \qquad (2-16)$$

估计应种人数一般使用统计部门公布的出生人数。

$$差值比较（D）= 估计接种率 - 报告接种率 \qquad (2-17)$$

当 $D < 0.05$ 时，定为"可信"；当 D 为 $0.05 \sim 0.15$ 时，定为"可疑"；当 $D > 0.15$ 时，定为"不可信"。

B. 比值（R 值）评价法。比较各种疫苗的应种人数，以判断报告接种率有无逻辑错误。在具体统计时，脊灰疫苗和百白破疫苗均为卡介苗和麻疹疫苗的 3 倍。R 值的计算方法如下：

$$R \approx 3 \times 麻疹疫苗（卡介苗）/脊灰减毒活疫苗（百白破疫苗） \qquad (2-18)$$

当 $0.95 \leq R \leq 1.05$ 时，定为"可信"；当 $0.90 \leq R < 0.95$ 或 $1.05 < R \leq 1.15$ 时，定为"可疑"；当 $R < 0.90$ 或 $R > 1.15$ 时，定为"不可信"。

C. 比较法。将常规免疫报告接种率与调查接种率、疫苗使用量等进行比较，分析一致和不一致的原因。

7. 接种率调查

接种率是实施国家免疫规划工作的重要内容，反映预防接种工作的数量和质量。各级疾控机构定期或根据实际工作需要对辖区内儿童国家免疫规划疫苗的接种率进行抽样调查，发现存在的问题并及时纠正。

（1）调查内容。调查内容包括适龄儿童建卡率和建证率，预防接种卡、证填写符合率，国家免疫规划苗的接种率，未接种原因。

（2）调查方法。

A. 评价县级及以上单位接种率，用标准组群抽样法（按容量比例概率抽样法，PPS）。

标准组群抽样法（standard cluster sampling）是 WHO 推荐的一种接种率抽样调查方法，也被称为按容量比例概率抽样法（probability proportional to size sampling，PPS）。该方法适用于 10 万人及以上人口的县级单位的抽样调查，抽样误差约 10%。我国曾在 2004 年对以省和县为单位的儿童接种率达 85% 的接种目标进行评审时，以此方法作为接种率评价。目前，各地也广泛应用此法进行接种率评价。具体抽样步骤如下。

（A）将全县各乡从县城所在地开始由里向外按顺时针方向排序。每个乡内的村也按同样方法依次排序并列出各村人口数。人口不足 1 000 人的村可与邻近的村合并成 1 000 人以上的备选抽样单位。

（B）编制村级抽样单位选定表，列出各备选抽样单位（村）的人口数和累积人口数。

（C）计算抽样组距（K）。

$$K = 全县累计人口数/30 \qquad (2-19)$$

（D）确定随机数。随机抽取 1 张人民币，取其与组距位数相等的后几位数为不大于 K 的随机数（R）。若 $R>K$，则用 R 除以 K，取其余数作为随机数。

（E）确定第 1 个被抽样单位。R 接近并小于累计人口数的备选抽样单位（村），即确定为第 1 个被抽样单位。

（F）确定第 2～30 个被抽样单位。用 $R+K\times(i-1)$，可依次确定第 2～30 个被抽样单位。其中，i 分别等于第 2 个，第 3 个，…，第 30 个选定抽样单位的编号。K 为常数。

（G）确定调查的第 1 户。以选定抽样单位（村）户口登记册中的户号为序号，用人民币号码随机抽样的方法确定调查的第 1 户。

B．评价乡级接种率，用批质量保证抽样法。

批质量保证抽样法（lot quality assurance sampling，LQAS）是工业产品质量监督控制的一种方法。通过抽取少量样本来检验每批产品的质量，借此来收集工业管理信息，是一项成本低、效益高的抽样方法。我国曾在 2013 年用此方法来评价以乡镇为单位的适龄儿童其免疫规划疫苗接种率是否达到 90% 的接种目标。此抽样方法比较简单，是监测接种率的一种使用方法。它的意义不在于评价当地预防接种率达到的具体水平，而是评价接种率是否达标或合格。

（四）预防接种考核评价指标

1．建预防接种卡（证）率

$$建预防接种卡（证）率 = \frac{某地已建立预防接种卡（证）人数}{该地应建立预防接种卡（证）人数} \times 100\% \qquad (2-20)$$

2．预防接种卡（信息个案）、证填写符合率

$$预防接种卡（信息个案）、证填写符合率 = \frac{预防接种卡、证符合人数}{调查人数} \times 100\%$$
$$(2-21)$$

3．疫苗（剂次）接种率

$$某疫苗（剂次）接种率 = \frac{实种人数}{应种人数} \times 100\% \qquad (2-22)$$

4．报告单位完整率

$$报告单位完整率 = \frac{实际报告单位数}{应报告单位数} \times 100\% \qquad (2-23)$$

5．报告项目完整率

$$报告项目完整率 = \frac{评估项目报告完整的报表数}{应报表数} \times 100\% \qquad (2-24)$$

6. 报表报告及时率

$$报表报告及时率 = \frac{某报表按照规定的时限报告的次数}{应报告次数} \times 100\% \quad (2-25)$$

7. 入托入学儿童预防接种证补证率

$$入托入学儿童预防接种证补证率 = \frac{已补预防接种证儿童}{须补预防接种证儿童数} \times 100\% \quad (2-26)$$

8. 入托入学儿童补种率

$$入托入学儿童补种率 = \frac{已补种漏种剂次数}{须补种剂次数} \times 100\% \quad (2-27)$$

二、常用的统计学分析方法

统计学是一门透过同质事物的变异性，揭示内在事物规律性和实质性的科学。确切地说，它是一门关于客观数据分析的科学。研究数据的收集、整理和分析，在实际工作中有着广泛的用途。在免疫规划工作或论文撰写中，常常需要采集各种数据，如接种人数的统计、疫苗使用情况、接种率抽样调查数据等，并进行整理、分析，这些都涉及卫生统计知识。

（一）统计学概念

1. 总体与样本

统计学家用总体来表示大同小异的对象全体，总体也是同质的所有观察单位某种观察值（变量值）的集合，如一个地区的儿童、某地的小学生。资料常来源于目标总体中的一部分，被称为研究总体。

在实际工作中，我们所能掌握的资料通常只是总体的一部分，即一个样本。样本是从总体中随机抽取的部分观察单位。科学的研究方法是从研究总体中抽取少量有代表性的个体（抽样），对这些个体组成的样本进行深入的观察和测量（以获取数据）。最后，利用统计学知识，透过样本数据来对研究总体的规律进行推断。

2. 同质与变异

个体来自总体，具有同质性；同一总体内的个体间存在差异又是绝对的，这种现象就是强调的变异。例如，同性别、同年龄的小学生具有同质性，属于同一个总体，但他们的身高、体重又存在变异。统计学的任务就是在变异的背景上描述同总体的同质性，揭示不同总体的异质性。

3. 变量的类型

对观察单位的某项特征进行测量或观察，所得到的就是变量，如"年龄""性别""是否合格接种"。变量的测定值或观察值称为变量值或观察值。变量主要分为定性与定量两种类型。

（1）定量变量。变量值是定量的，表现为数值大小，由测量而得到数值，带有度量衡单位。这一类变量在免疫接种工作中的使用并不多，如疫苗效价和抗体滴度。

（2）定性变量。定性变量也被称为分类变量。变量值是定性的，即为互不相容的类别或属性，这一类变量在免疫接种工作中较为常见。分类变量可分为无序变量和有序变量两类。

A. 无序分类变量。无序分类变量指所分类别或属性之间无程度和顺序的差别，它又可分为：①二项分类，如乙脑 IgM 抗体检测的结果有阴性和阳性，在考核乙肝疫苗全程免疫时，结果分为合格接种或不合格接种；②多项分类，如有时把流动儿童分为三类，分别是市内流动、市外流动和省际流动。

B. 有序分类变量。各类别之间有程度的差别，如麻疹 IgG 抗体检测结果有1∶200、1∶400、1∶800、1∶1 600、1∶3 200 等。

相应地，由数值变量、无序分类变量或有序分类变量构成的资料分别称为定量（计量）资料、无序分类（计数）资料或等级资料。

在处理资料之前，要分清变量类型。变量的类型不同，对它们采用的统计分析方法也不同。

4. 参数与统计量

同一总体的个体，彼此之间的差异具有一定的规律性，通常用变量取值的分布来全面反映这种规律性。参数是反映总体特征的一些变量，由观察资料计算出来的量称为统计量。

5. 设计与分析

统计学设计不仅要符合统计学原则，运用统计学方法和技术，还要明确设计的样式和分析方法才能进一步考虑数据的收集和样本量的大小。一定的设计样式决定一定的数据分析方法，不同设计下获得的资料常常要用不同的方法来分析。常用统计图的用途见表 2-14。

表 2-14　常用统计图的用途

统计图形	变量类型	用途
条图	连续型变量、定性变量	用直条的长短表达数值大小
百分条图	定性变量	用长条各段的长度（面积）表达所占的比例
圆图	定性变量	用圆中的扇形面积表达所占的比例
线图	连续型变量、定性变量	用线段的升降表达事物的动态变化（绝对差值）
半对数线图	连续型变量、定性变量	用线段的升降表达事物的发展速度（相对比）
直方图	连续型变量	用直条的高度或面积表达各组段的频率或频数
散点图	双变量、连续型变量	用点的排列趋势和密集度表示两变量的相关关系
统计地图	连续型变量、定性变量	用不同的线条或颜色表示疾病相关指标在地域上的分布
箱式图	连续性变量	用"箱"和"触须"等的位置表示变量的分布特征

对于计数资料，可以通过相对数来进行 2 组或 2 组以上差异的显著性检验，也可用原始数据直接进行。

（1）χ^2 检验。χ^2 检验主要用于检验 2 个或 2 个以上样本率，或构成比之间差别的显著性，也可检验两类事物之间是否存在一定的关系。

[例题 2-1] 2016 年，某省进行流动儿童调查，A 市的本地儿童有 113 人，卡介苗接种率为 99.1%；流动人口儿童为 128 人，卡介苗接种率为 80.5%。经计算得到的 $\chi^2 = 20.72$，$P = 0.000$，提示本地和流动儿童卡介苗接种的差异有统计学意义，本地的高于流动儿童的。

（2）u 检验和 t 检验。u 检验和 t 检验可用于样本均数与总体均数的比较，以及两样本均数的比较。理论上要求样本来自正态分布总体。

[例题 2-2] 某市 2001—2004 年的血清麻疹抗体水平监测中，男性 1 242 人，女性 1 089 人，其几何平均滴度分别为 852.71 和 882.88。经计算，$t = 0.575$，$P = 0.565$，提示男女两性麻疹抗体水平差异无统计学意义。

（3）二项式法。在考核疫苗效果时，往往遇到发病率极低、而观察样本很大的情况。这种性质的资料一般近似泊松分布（Poisson 分布）性质。泊松分布是二项分布的极限形式。观察对象的发病与否符合二项分布时间互相独立又互相排斥的条件，故可用二项分布的展开直接计算概率。

[例题 2-3] 某地考核伤寒疫苗的流行病学效果，实验组（N_1）13 650 人，发病（n_1）6 例；对照组（N_2）13 712 人，发病（n_2）21 例；总病例数（$n_1 + n_2$）为 27 例。经计算，$P = 0.002\ 96$，$P < 0.01$，表明实验组和对照组的发病率差异有非常显著的统计学意义。

三、常用的统计分析软件

统计分析软件是统计分析的必备工具，常用的统计分析软件有统计分析系统（Statistics Analysis System，SAS）、社会学统计程序包（Statistical Package for the Social Science，SPSS）、微软公司的电子表格系统（Microsoft Office Excel，Excel）。

（一）SAS

SAS 是统计分析系统的英文缩写。SAS 完全针对专业用户进行设计，以编程为主；最大特点是分析模块调用，功能强大，深浅皆宜，简短编程即可同时对多个数据文件进行分析。

（二）SPSS

SPSS 的最大特点是通过菜单操作，方法齐全，绘制图形、表格较为方便，输出结果比较直观。但其统计分析功能略显逊色，特别是难以同时分析处理多个数据文件。

（三）Excel

Excel 是微软公司开发的一套基于 Windows 操作系统的办公软件套装的电子数据表程序（即进行数字和预算运算的软件程序），内置多种函数，可以对大量数据进行分类、排序，甚至绘制图表，等等。

（蔡文锋　黄勇）

第七节　联合疫苗与联合接种

一、联合疫苗定义

联合疫苗是指由 2 种或 2 种以上独立的抗原通过物理方法混合后制成的单一疫苗制剂。这个概念不同于联合接种，后者尽管是同时接种，但是通过不同的免疫途径或注射部位来实现。联合疫苗分为多价疫苗和多联疫苗。

（一）多价疫苗

多价疫苗指由相同病原菌的不同亚型或血清型组合成一种疫苗，以预防不同亚型或血清型引起的同一种疾病。

很多的病毒或细菌在进化过程中形成各自独特的生物学特征，每种病毒或细菌依据它们的生物学特征又可分类为不同的群落。这些群落被称为亚型或血清型。

多价疫苗是研究者筛选对人体致病的病毒或细菌亚型或血清型来研制而成的疫苗。如流感疫苗，二价、四价、九价 HPV 疫苗，十三价肺炎多糖结合疫苗，二十三价肺炎多糖疫苗，等等。

（二）多联疫苗

多联疫苗是指将不同种类病原微生物的成分合在一起组成的疫苗，用以预防由不同种类微生物引起的疾病。

麻腮风疫苗是针对麻疹、腮腺炎、风疹 3 种病毒的三联疫苗，"DPT-Hib"四联疫苗是针对百日咳、白喉、破伤风与 b 型流感嗜血杆菌组分的细菌性联合疫苗。

近年来，还出现细菌与病毒组成的联合疫苗，如脊灰灭活疫苗＋百白破＋b 型流感嗜血杆菌的五联疫苗，是包含灭活脊髓灰质炎病毒与百日咳、白喉、破伤风、b 型流感嗜血杆菌 4 种细菌共 5 种组分的联合疫苗。

二、联合疫苗的历史

英国、美国等发达国家在 20 世纪 30 年代就开始联合疫苗的研究。1945 年 11 月，三价流感疫苗作为第 1 个联合疫苗在美国获批上市。随后的 20 年里，六价肺炎球菌疫苗、白破二联疫苗、全细胞百白破疫苗和三价口服/灭活脊髓灰质炎减毒活疫苗相继问世。20 世纪 70—80 年代，麻腮风联合疫苗、四价脑膜炎球菌多糖疫苗、无细胞百白破疫苗和二十三价肺炎多糖疫苗相继上市。20 世纪 90 年代后，联合疫苗的研发进入快速发展阶段。以组分百白破为基础，加入了脊灰灭活疫苗、b 型流感嗜血杆菌疫苗和乙肝等制成四联、五联、六联疫苗。四价流脑多糖结合疫苗、麻腮风水痘疫苗、五价轮状病毒疫苗、十三价肺炎多糖结合疫苗及多价宫颈癌疫苗等亦陆续上市。

三、联合疫苗的基本条件

（1）抗原必须是高度纯化的，2 种或 2 种以上的微生物必须没有生物学干扰现象。

（2）各种抗原的抗原量在机体承受范围内。

（3）产品必须能够保持性状稳定在 2 年以上。

（4）局部或全身不良反应必须在可接受范围内。

（5）每个抗原组分所诱导的免疫反应必须达到保护水平。

（6）联合疫苗的安全性和有效性不应低于各组分疫苗的。

四、联合疫苗的研究思路

联合疫苗的研发不是将现有疫苗在工厂内简单混合，而是在考虑疫苗中各抗原组分间的相容性、安全性、有效性和稳定性的前提下，还要解决一些潜在的问题，如抗原间竞争、表达抑制、非活性成分对疫苗的影响及接种后不良反应的加重等。

（一）组分相容性研究

以往的研究结果表明，单价疫苗在联合后会使疫苗的安全性和效力发生改变。有时联合疫苗中的某种成分会对其他的 1 种或多种活性组分起到抑制或增强的作用，如全细胞百日咳疫苗与脊灰灭活疫苗联合后会使抗百日咳的效力下降。当用减毒活疫苗配制联合疫苗时，可产生病毒间或病毒亚型间的免疫干扰，其免疫应答比单病毒组分疫苗的免疫应答要低。由活疫苗配制而成的联合疫苗，也可能发生组分间的重组反应，可能导致减毒活疫苗毒力回复。因此，在临床试验前，应完成对联合疫苗中各组分间的相容性的验证。应采用适宜的理化、生化和生物学检测方法，对制品的特性和组分的完整性进行测定。为了进一步证明组分间的相容性，在临床前的研究中，应采用适当的动物模型，确定联合后对各组分的效力和免疫原性是否有影响、是否可能通过联合使毒力回复。因此，应当测定组分在单价时和联合时是否有变化的趋势。同时，还应重新评价制品的再悬浮、与容器的匹配程度。

（二）佐剂的选择

佐剂的选择主要包括种类的选择与剂量的选择。佐剂种类的选择需要结合抗原特点进行，如抗原分子所带电荷、抗原吸附率与效价的关系和抗原吸附后的稳定性等；剂量的选择原则上应按照能达到免疫效果的最低剂量进行选择。此外，当佐剂与不同的疫苗抗原配制成联合疫苗时，还需要研究对抗原免疫原性的影响。

（三）防腐剂和非活性成分对联合疫苗的影响

防腐剂或稳定剂有可能改变疫苗的效力；应考虑防腐剂对组分毒性逆转的影响，还应考虑定量测定各成分或抗微生物物质的残余量，以及进行防腐剂对成品抗污染能力的研究。

（四）考察生产的一致性和稳定性

在联合疫苗稳定性和有效期的研究中，应考核实际贮存时间内，联合疫苗制品中每个抗原的稳定性，以制定该制品的有效期。因为疫苗的有效期是由成品的效力试验开始计算的，所以还应考虑疫苗有效期的影响因素：①生产过程中每组分的保存时间；②配制前每组分的保存时间；③效力试验开始前后联合疫苗的保存时间。

五、我国联合疫苗研究现状

近年来，我国联合疫苗产业发展取得很大的进展。2013 年，北京民海生物科技有限公司（北京民海）研发的无细胞百白破 b 型流感嗜血杆菌联合疫苗（DTaP + Hib）获批上市，这成为我国首个四联疫苗。北京生物制品研究所有限责任公司（北京生物所）、中国医学科学院医学生物学研究所研发的 Sabin 株脊髓灰质炎灭活疫苗（Vero 细胞）也获批上市。吸附无细胞百白破联合疫苗（组分）（DTacP）的研发也取得重大进展，北京生物所和武汉生物制品研究所有限责任公司（武汉生物所）的 DTacP 已开展临床研究，武汉生物所、天津康希诺生物股份有限公司、华兰生物工程股份有限公司也都获得临床批件。

二十三价肺炎多糖疫苗方面，继 2006 年成都生物制品研究所有限责任公司（成都生物所）作为国内首家生物公司获批上市后，近几年（2017 年和 2018 年）云南沃森生物技术股份有限公司（沃森生物）和北京民海的产品也先后上市。

十三价肺炎多糖结合疫苗方面，沃森生物已完成临床研究，北京民海也已完成临床研究，此外兰州生物制品研究所有限责任公司（兰州生物所）也已完成Ⅱ期临床试验。

多价 HPV 疫苗方面，厦门万泰沧海生物技术有限公司的二价 HPV 疫苗已经上市，上海泽润生物科技有限公司的二价 HPV 疫苗和成都生物制品研究所有限责任公司（成都生物所）的四价 HPV 疫苗正在进行Ⅲ期临床试验。北京神州细胞生物技术集团股份有限公司（神州细胞）研发的全球首个十四价 HPV 疫苗拟于 2021 年 7 月进入临床阶段。

此外，四价流感疫苗、多价轮状病毒疫苗等也都已上市。

六、联合疫苗的优势和价值

（1）减少针次，减少不良反应发生。

（2）简化接种医生的工作流程，降低疫苗的整体管理费用，降低疫苗的整体管理费用，降低接种服务方的总成本。

（3）简化当前的免疫规划程序，解决不同疫苗错开接种时间有限的问题，增加接种及时性和接种覆盖率。

（4）疫情影响下的应急价值。在疾病大流行的情况下，联合疫苗作为国家免疫规划疫苗的有益补充，可以发挥减少接种针次、接种单位访问次数从而降低感染相关疾病风险的优势；同时增加了疫苗的覆盖率，为防控其他传染性疾病提供保障。

七、联合接种

（一）定义

疫苗联合接种（simultaneous administration）指在同一次接种时间，不同的解剖部位或以不同接种途径接种 1 种以上的疫苗，且不是在同一注射器中混合后接种。其包括 1 种以上的单苗通过不同的免疫途径或注射部位进行联合接种，联合疫苗与单苗通过不同的免疫途径或注射部位进行联合接种，以及联合疫苗之间通过不同的免疫途径或注射部位进行联合接种。

（二）研究进展

1. 联合接种临床国际研究进展

疫苗联合接种在国际上已有相当数量的流行病学观察结果。单苗与单苗之间的联合接种包括乙肝疫苗联合黄热疫苗、麻疹疫苗联合黄热疫苗及乙脑灭活疫苗联合麻疹活疫苗。麻腮风、百白破等联合疫苗的联合接种研究覆盖面更广,研究地点主要在美国,包括与水痘疫苗、b 型流感嗜血杆菌疫苗和脊灰疫苗等的联合接种。此外,多价流感疫苗和多价肺炎疫苗的联合接种也在北美和欧洲地区展开临床研究。以上研究结果均证实疫苗联合接种的安全性与有效性。

2. 联合接种临床国内研究进展

根据我国《预防接种工作规范(2016 版)》的规定,国家免疫规划疫苗均可按照免疫程序或补种原则同时接种,2 种及以上注射类疫苗应在不同部位接种。如果第一类疫苗和第二类疫苗的接种时间发生冲突,应优先保证第一类疫苗的接种。对于第一类疫苗和第二类疫苗,或第二类疫苗之间是否可以联合接种,国家未明确任何限制性政策。目前,广东省在 2019 年印发的《广东省多种疫苗同时接种指导意见(2019 版)》中指出,"符合条件的第一类疫苗、第二类疫苗可同时接种"。

我国《国家免疫规划疫苗儿童免疫程序及说明(2020 年版)》中的同时接种原则如下。

(1)不同疫苗同时接种:2 种及以上注射类疫苗应在不同部位接种。严禁将 2 种或多种疫苗混合吸入同一支注射器内接种。

(2)不同疫苗接种间隔:2 种及以上注射类减毒活疫苗如果未同时接种,应间隔不少于 28 天进行接种。灭活疫苗和口服减毒活疫苗,如果与其他种类疫苗(包括减毒和灭活)未同时接种,对接种间隔不做限制。

(3)现阶段的国家免疫规划疫苗均可按照免疫程序或补种原则同时接种。免疫规划疫苗和非免疫规划疫苗可以同时接种,若选择不同时接种,应优先保证免疫规划疫苗的接种。

(三)联合接种的展望

联合接种的设计需要考虑免疫程序、免疫效果和安全性、工作效率、减少交通成本,增加免疫机会等多种情况,综合判断 2 种及以上成品疫苗联合接种的可行性。通过技术层面支持数据的收集整理,使免疫程序更加规范、合理,以便其优化并在人群中推广使用。

八、面临挑战

对联合疫苗,尤其是对多联疫苗的研制和临床试验应充分考虑各种组分的相互作用,及其对联合疫苗安全性和有效性的影响。由于不同国家规定的免疫接种程序不同,联合疫苗应有接种程序的可塑性。此外,随着新疫苗的不断引进,联合疫苗的潜在市场寿命可能相对较短,导致最终成本的升高。在我国,免疫规划类联合疫苗中数量最多的为百白破三联疫苗,但其与国际领先水平的差距较大。因此,多联多价疫苗的研发将是我国主攻的研究方向之一。此外,为联合接种设计的临床研究方案应具备前瞻性,保证随机性和多试验中心。多种疫苗同时接种面临的问题之一是不良反应发生率的上升,适当地引入商业保险机制将有助于解决不良反应补偿的纠纷。随着不同种类联合疫苗的研制成功,以及不同疫苗联合接种的可行性增加,人们面临的问题也将愈加复杂和多样。

(徐国鹏 王鸣)

第八节 特殊人群的免疫接种

免疫异常儿童是指先天或后天因素导致免疫功能损害（包括免疫低下或异常）的儿童，包括以下疾病或状况：早产儿、原发性免疫缺陷症（primary immunodeficiency disease，PID）、继发性免疫缺陷症（secondary immunodeficiency disease，SID）、造血干细胞移植后、接受静脉注射用免疫球蛋白治疗的患者、接受免疫抑制剂治疗的患者（包括烷化剂和抗代谢药物使用），以及长期使用大剂量类固醇皮质激素者等。

（一）早产儿的疫苗接种建议

早产（即早熟）婴儿是指出生时孕龄小于 37 周的婴儿。早熟，尤其是极早熟（孕龄小于 28 周），可使疫苗可预防疾病的感染风险增加。在多数情况下，早产儿，无论出生体重如何，其接种的生理年龄应与足月婴儿及儿童相同，所依照的接种方案也应与足月婴儿及儿童相同。对于一个临床情况稳定的早产儿，且无免疫接种禁忌，在确定是否要对其进行接种时，除乙肝疫苗的接种外，其出生体重及大小并非为考虑因素。每次疫苗接种时应给予推荐的全剂量。不建议分次剂量或降低剂量。

HBsAg 阳性或生母不详的早产儿、低体重儿也应在出生后 24 h 内尽早接种第 1 剂乙肝疫苗。在该早产儿或低体重儿满 1 月龄后，再按 0 月龄、1 月龄、6 月龄程序完成三剂次乙肝疫苗免疫。极低出生体重儿应在生命体征平稳后尽早接种第 1 剂乙肝疫苗。

对于出生时孕龄小于 28 周的所有早产儿，建议在 2 月龄、4 月龄、6 月龄和 12 月龄时接种 4 剂十三价肺炎球菌结合疫苗。

（二）人类免疫缺陷病毒感染母亲所生儿童的疫苗接种建议

对于人类免疫缺陷病毒（human immunodeficiency virus，HIV）感染母亲所生儿童的 HIV 感染状况分为 3 种：①HIV 感染儿童；②HIV 感染状况不详儿童；③HIV 未感染儿童。

由医疗机构出具儿童是否为 HIV 感染、是否出现症状，或是否有免疫抑制的诊断。HIV 感染母亲所生的小于 18 月龄的婴儿在接种前不必进行 HIV 抗体筛查，按 HIV 感染状况不详儿童进行接种。

对不同 HIV 感染状况儿童接种国家免疫规划疫苗的建议见表 2-2。

表 2-2 中，暂缓接种指当确认儿童 HIV 抗体阴性后再补种；对于确认 HIV 抗体阳性儿童，不予接种。"√"表示"无特殊禁忌"，"×"表示"禁止接种"。

（1）HIV 感染母亲所生儿童在出生后暂缓接种卡介苗，当确认儿童未感染 HIV 后再予以补种；当确认儿童 HIV 感染，不予接种卡介苗。

（2）HIV 感染母亲所生儿童，若经医疗机构诊断出现艾滋病相关症状或免疫抑制症状，不予接种含麻疹成分疫苗；若无艾滋病相关症状，可接种含麻疹成分疫苗。

（3）HIV 感染母亲所生儿童可按照免疫程序接种乙肝疫苗、百白破疫苗、A 群流脑多糖疫苗、A 群 C 群流脑多糖疫苗和白破疫苗等。

（4）对于 HIV 感染母亲所生儿童，除非已明确未感染 HIV，否则不予接种乙脑减毒活疫苗、甲肝减毒活疫苗、脊灰减毒活疫苗，可按照免疫程序接种乙脑灭活疫苗、甲肝灭活疫苗、脊灰灭活疫苗。

（5）非 HIV 感染母亲所生儿童，接种疫苗前无须常规开展 HIV 筛查。有其他暴露风险，确诊为 HIV 感染的儿童，后续疫苗接种按照表 2-15 中 HIV 感染儿童的接种建议。

（三）原发性免疫缺陷症患儿的疫苗接种建议

PID 包括联合免疫缺陷病、已明确的免疫缺陷综合征、以抗体缺陷为主的免疫缺陷病、免疫失调性疾病、先天性吞噬细胞数目或功能缺陷、固有免疫缺陷、自身炎症性疾病和补体缺陷。PID 患儿疫苗接种的一般原则为：①PID 患儿接种灭活疫苗基本是安全的，但不推荐接种活疫苗；②对于正规接受静脉注射用免疫球蛋白治疗替代治疗的 PID 患儿，一般不再需要接种疫苗，但卡介苗接种除外；③PID 患儿免疫接种前建议咨询临床免疫学专家，以便根据 PID 分类标准明确诊断后再做疫苗接种决定。

（四）造血干细胞移植患儿的疫苗接种建议

虽然接受造血干细胞移植（hematopoietic stem cell transplantation）后，移植物可向受体提供免疫保护作用，但这种保护是短暂的。一旦免疫系统重建，仍需要重新进行疫苗接种，见表 2-15。

表 2-15 造血干细胞移植后患儿预防接种建议

疫苗	第 1 次	第 2 次	第 3 次
百白破疫苗	移植 12 个月后	第 1 次接种 2 个月后	第 2 次接种 2 个月后
乙肝疫苗	移植 12 个月后	第 1 次接种 2 个月后	第 2 次接种 2 个月后
流感嗜血杆菌疫苗	移植 12 个月后	第 1 次接种 2 个月后	第 2 次接种 2 个月后
二十三价肺炎多糖疫苗	2 岁及以上，移植 12 个月后	2 岁及以上，移植 24 个月后	—
脊灰灭活疫苗	移植 12 个月后	第 1 次接种 2 个月后	第 2 次接种 2 个月后
麻腮风疫苗	移植 24 个月后，同时，须停止免疫抑制治疗 12 个月，并无慢性移植物抗宿主病	—	—
流感疫苗	移植 6 个月后，开始接种。于每年流感季节接种，接种至免疫功能正常	—	—

（五）使用糖皮质激素者的疫苗接种建议

使用糖皮质激素，以下情况不属于病毒活疫苗接种禁忌证：①短期内使用（即少于14天）；②小到中剂量激素使用［如泼尼松剂量低于 20 mg/d（或等同于泼尼松剂量）］；③维持生理量的替代治疗；④皮肤、眼部，吸入或通过关节腔/囊或肌腱注射途径使用激素。

对于体质量大于 10 kg，连续使用不少于 14 天，剂量不低于 2 mg/kg，或者剂量不低于 20 mg 泼尼松或相当于泼尼松剂量的患者，若已经达到足够的免疫抑制，则应关注其接种活病毒疫苗的安全性。建议当大剂量激素治疗超过 2 周时，应至少停用激素 3 个月，方可进行减毒活疫苗接种。

（六）癌症患者的疫苗接种建议

癌症患者的接种建议见表 2-16。

表 2-16　癌症患者的接种建议

疫苗	建议	备注
肺炎球菌多糖疫苗	接种	对于淋巴瘤患者，最好是在化疗开始前接种
		如果在化疗期间接种，应考虑停止化疗后复种
b 型流感嗜血杆菌结合疫苗	接种	儿童癌症患者、霍奇金病患者，最好是在化疗开始前接种
流感疫苗	接种	所有癌症患者的季节性接种，接种 2 剂可能会有更好的免疫反应
水痘疫苗	接种	对于血清抗体阴性的儿童、恶性疾病缓解的年轻人，化疗或放疗期间不要接种
麻疹疫苗	根据个体情况考虑是否接种	依当地麻疹流行状况而定，化疗或放疗期间不要接种

（七）实体器官移植患者的疫苗接种建议

实体器官移植患者接种疫苗需要考虑 3 个因素，这些因素均可导致免疫系统的抑制：①产生免疫抑制作用的潜在疾病（如慢性肾功能衰竭）；②器官移植物排斥反应；③移植后给予的免疫抑制治疗。实体器官移植前可以考虑接种疫苗，以防止移植后初期的感染，或在移植后接种疫苗防止后期感染（表 2-17）。

表 2-17 实体器官移植患者活疫苗接种建议

推荐的灭活疫苗 （以灭活疫苗为例）		移植前的建议	移植后的建议	备注（以儿童为例）
灭活疫苗	b 型流感嗜血杆菌疫苗	＋＋	—	儿童
	甲肝疫苗	＋＋	视血清抗体状况	成人和儿童；肝移植者
	流感疫苗	＋＋	＋＋	成人和儿童
	乙肝疫苗	—	视血清抗体状况	血清抗体阴性的成人和儿童
	肺炎结合疫苗或多糖疫苗	＋＋	＋＋	成人和儿童
	脊灰疫苗	＋＋	视血清抗体状况	移植前，完成基础免疫的儿童
	白破类毒素疫苗	＋＋	＋	移植前，完成基础免疫的儿童
	百日咳疫苗	＋	＋	移植前，加强（儿童）
活疫苗	麻风腮疫苗	＋＋	禁忌	移植前完成基础免疫的儿童
	水痘疫苗	＋＋	不推荐接种	移植前血清抗体阴性者

（八）先天性免疫缺陷儿童的疫苗接种建议

不同类型的先天性免疫缺陷可以发生在免疫系统的不同部位。原发性免疫缺陷常常是遗传的，包括细胞或体液免疫成分的缺少或数量异常，如 X－连锁无丙种球蛋白血症、重症联合免疫缺陷病和慢性肉芽肿病。这两个 B 细胞和 T 细胞的缺陷可以影响免疫效果，而且使减毒活疫苗副作用的风险增加。

先天性 T 细胞免疫缺陷的儿童应避免接种减毒活疫苗。先天性免疫缺陷的儿童，特别是 B 细胞缺乏症患儿，应避免接种脊灰活疫苗。同样重要的是，先天性免疫缺陷儿童的家庭成员也应使用灭活疫苗。免疫球蛋白治疗可能会减弱水痘和麻疹疫苗的应答。补体缺乏的儿童可接种所有常规使用的疫苗，且应接种流脑疫苗。有吞噬功能问题的儿童（如慢性肉芽肿病或髓过氧化物酶缺乏症的儿童）可以接种所有灭活疫苗，并且应每年接种流感疫苗，但禁忌接种卡介苗。

对于部分抗体产生缺陷者，如 IgG 亚类缺陷和免疫球蛋白 A 缺乏症儿童，应给予破伤风类毒素、白喉类毒素、百日咳杆菌、肺炎球菌疫苗等。建议完全抗体缺陷患者接种脑膜炎球菌结合或多糖疫苗，因为这类患者感染风险较大。较之健康儿童，疫苗诱导的患者的抗体水平可能会降低更快，应考虑重复接种。

（九）风湿性疾病患者的疫苗接种建议

风湿性疾病患者接种疫苗须从两个角度考虑：在类固醇或其他因子的免疫抑制治疗期间，疫苗应答情况和疾病发作的情况。

系统性红斑狼疮（systemic lupus erythematosus，SLE）患者可以接种流感疫苗、肺炎球菌多糖疫苗、破伤风类毒素和 b 型流感嗜血杆菌疫苗。不建议正在进行免疫抑制治疗的类风湿疾病患者接种活疫苗，但是，使用类固醇皮质生理维持剂量治疗的患儿可以接种活疫苗。

（十）妊娠妇女的免疫接种的疫苗接种建议

妊娠妇女的危险性主要是接触传染病的危险性增高，以及接种疫苗和感染传染病后对母亲和胎儿的特殊危险性。目前的观点认为，妊娠妇女接种灭活疫苗对孕妇和新生儿都是安全的，个别减毒活疫苗也可以给妊娠妇女接种。

1. 破伤风疫苗

国内一项调查表明，2/3 的孕妇和新生儿对破伤风杆菌没有免疫力。因此，一旦发生破伤风杆菌感染，他们就可能发病。而分娩增加母亲和新生儿感染的风险。为防止破伤风杆菌感染新生儿和孕妇，孕妇应接种吸附破伤风疫苗。此种疫苗危险性小，且孕妇的免疫力会很快地传给胎儿。应尽可能地在妊娠中、后期（为 4～9 个月）接种此种疫苗，以避免可能的致畸性。无免疫史者应接种 2 次，间隔 4～8 周；已全程接种但超过 10 年者应加强接种 1 次。

具体接种方法是在怀孕第 4 个月注射第 1 剂，剂量为 0.5 mL（含 5 个单位）。在间隔 6 周或稍长时间后注射第 2 剂，剂量相同。第 2 剂最迟应在预产期前 4 周注射。若注射时间过于接近分娩期，则不能保证分娩时母体产生足够抗体。若孕妇已感染破伤风，可使用人血破伤风免疫球蛋白。

2. 乙型肝炎疫苗

乙肝疫苗对孕妇是安全的，体内没有乙肝保护性抗体的孕妇应该接种。标准的接种方法是在孕期接种 3 剂疫苗，可分别于孕期第 2 个月、第 3 个月、第 9 个月接种。有资料表明，在完成预防接种后，其对孕妇的保护率在 95% 以上，母婴阻断率在 85% 左右。

3. 风疹疫苗

母亲感染风疹病毒的最大受害者是胎儿。但孕妇接种风疹疫苗，在理论上有可能将风疹疫苗病毒传播给胎儿，因此，孕妇不能接种风疹疫苗，并在接种风疹疫苗后 3 个月内不宜怀孕。

4. 乙型脑炎疫苗

乙脑疫苗现在有乙脑灭活疫苗和乙脑减毒活疫苗。对于处在乙脑流行区的孕妇，可以接种灭活疫苗，但是不宜注射乙脑减毒活疫苗。

5. 甲型肝炎疫苗

甲肝病毒不能通过胎盘传染给胎儿，但是，孕妇患甲肝后则常常发展成重型肝炎，还可能出现产后大出血。因此，在甲肝流行区，孕妇有必要接种甲肝疫苗。目前，常用的甲肝疫苗包括国产甲肝减毒活疫苗和甲肝灭活疫苗。对孕妇而言，甲肝灭活疫苗更为安全。

6. 白喉疫苗

若孕妇处在白喉流行区，或与白喉患者有过密切接触，为防止感染白喉，孕妇应紧急接种白喉疫苗。但接种后一般会引起发热而对胎儿有害，在妊娠期最好避免注射。但也有学者认为，妊娠 7 个月后注射的影响较小。

7. 脊髓灰质炎疫苗

脊灰减毒活疫苗适合孕妇使用。对孕妇接种脊灰减毒活疫苗的流行病学研究表明，脊灰减毒活疫苗既不会增加婴儿的先天畸形，也不会造成其他不良后果。在妊娠晚期接种脊灰减毒活疫苗的孕妇所生的新生儿，其抗体浓度明显高于未受种孕妇所生的子女。

8. 抗 HIV 高效免疫球蛋白

HIV 可通过母婴传播，感染 HIV 的孕妇（在妊娠第 20—第 30 周时）使用高效价抗 HIV 静脉注射免疫球蛋白，临床反应轻，孕妇和婴儿都能很好地耐受。在尚无 HIV 疫苗问世的情况下，抗 HIV 高效免疫球蛋白或许是一种降低 HIV 母婴传播危险性的有效途径。

9. 流行性感冒疫苗

建议健康孕妇在流感季节前接种灭活流感疫苗，以降低孕妇因流感住院而发生严重流感的危险性。孕期使用流感疫苗是安全的。

（沈纪川）

第九节　成人免疫

预防接种是预防、控制和消灭传染病最经济有效的措施。根据国内相关疾病的流行特点、国内外的使用经验和疫苗供应等情况，18 岁及以上成年人可在自愿、自费原则下选择接种流感疫苗等非免疫规划类疫苗。

一、接种原则

成人免疫均使用非免疫规划疫苗，接种原则依据《非免疫规划疫苗使用指导原则（2020 年版）》（国卫办疾控函〔2020〕977 号，2020 年）。

（一）规范接种的原则

接种非免疫规划疫苗应当遵守预防接种工作规范、上述指导原则、非免疫规划疫苗使用技术指南和各省（自治区、直辖市）卫生健康行政部门制订的接种方案。上述文件尚未制定或未做规定的非免疫规划疫苗，按照疫苗说明书使用。

非免疫规划疫苗使用技术指南定期由中国疾病预防控制中心组织制定和发布。

（二）知情自愿接种的原则

医疗卫生人员实施接种，应当按照规定告知受种者或者其监护人注意事项，询问受种者的健康状况及是否有接种禁忌，核对疫苗和受种者相关信息，由受种者或其监护人知情自愿接种。

（三）同时接种的原则

不同疫苗之间是否可同时接种，要依最新证据确定。免疫规划疫苗免疫程序、非免疫规划疫苗使用技术指南和接种方案要基于最新证据确定疫苗之间是否可同时接种。在有新的证据证明能否同时接种时，疫苗上市许可持有人应当及时更新说明书。除疑似狂犬病暴露者接种狂犬病疫苗、其他外伤接种破伤风疫苗等特殊情形外，其他非免疫规划疫苗与免疫规划疫苗的接种时间相同但未选择同时接种的，应当优先接种免疫规划疫苗。两种及以上注射类减毒活疫苗如果未同时接种，接种间隔不少于 28 天。灭活疫苗和口服减毒活疫苗，如果与其他种类疫苗（包括减毒活疫苗和灭活疫苗）未同时接种，对接种间隔不作限制。

（四）常见特殊健康状态人群接种原则

关于常见特殊健康状态人群接种非免疫规划疫苗的接种原则，可参考《非免疫规划疫苗使用指导原则（2020 年版）》（国卫办疾控函〔2020〕977 号，2020 年）确定的有关原则。在制定非免疫规划疫苗使用技术指南和接种方案时，应根据需要提供具体指导意见。

（五）记录和报告接种信息的原则

关于成人非免疫规划疫苗接种信息，都要在接种单位信息系统中记录，并报告至省级和国家免疫规划信息系统。应当给予成人接种相应疫苗的凭证。

（六）疑似预防接种异常反应监测处置原则

接种非免疫规划疫苗发生 AEFI 的报告、调查、诊断、鉴定和补偿，按照《中华人民共和国疫苗管理法》（中华人民共和国主席令第三十号，2019 年）及其他相关文件的规定执行。

二、流行性感冒疫苗

流行性感冒是由流感病毒引起的急性呼吸道传染病，主要通过飞沫和接触传播。传染源为患者和隐性感染者。人群普遍易感。预防措施包括每年接种疫苗、保持良好个人卫生习惯（洗手、戴口罩等）、出现流感样症状及时就医等。

（一）推荐接种人群

18 岁及以上人群为推荐接种流感疫苗的重点人群。

（1）医务人员，包括临床救治人员、公共卫生人员、卫生检疫人员等。

（2）大型活动参加人员和保障人员。

（3）养老机构、长期护理机构、福利院等人群聚集场所中免疫力弱的人群及员工。

（4）重点场所人群，包括托幼机构、中小学校的教师，监所机构的在押人员及工作人员等。

（5）其他流感高风险人群，包括 60 岁及以上的居家老年人、特定慢性病患者、6 月龄以下婴儿的家庭成员和看护人员，以及孕妇或准备在流感季节怀孕的女性，降低此类高危人群罹患流感及感染后发生严重临床结局的风险。

（二）接种程序

按疫苗说明书接种 1 剂或 2 剂。

三、二十三价肺炎球菌多糖疫苗

肺炎链球菌可引起脑膜炎、菌血症、菌血症性肺炎等侵袭性肺炎球菌性疾病和急性中耳炎、鼻窦炎、非菌血症性肺炎等非侵袭性肺炎球菌性疾病，主要由呼吸道飞沫传播或由定殖菌移行导致自体感染。婴幼儿和老年人感染的风险较高。预防措施包括接种疫苗、保持室内空气流通、母乳喂养、预防营养缺乏、合理使用抗生素、积极治疗基础疾病等。

（一）推荐接种人群

18 岁及以上人群为推荐接种的重点人群。

（1）60 岁及以上老年人。

（2）特定疾病人群，包括慢性心血管疾病患者、慢性肺疾病患者、糖尿病患者、酒精中毒者、慢性肝脏疾病患者、脑脊液漏者、功能性或解剖性无脾者、免疫功能受损人群、进行免疫抑制性化疗的患者及器官或骨髓移植患者等。

（二）接种程序

通常只接种 1 剂。仅推荐功能性/解剖性无脾和免疫抑制等特定高危人群复种，且只复种 1 剂，与前 1 剂至少间隔 5 年。

（三）联合接种

建议高危人群同时接种二十三价肺炎多糖疫苗和流感疫苗。

四、乙型肝炎疫苗

（一）推荐接种人群

18 岁及以上未接种或未全程接种乙肝疫苗或接种史不详者（尤其是以下高风险人群）为推荐接种人群。

（1）存在性暴露感染风险的人群，包括男男同性恋者、多性伴者、性伴为乙肝病毒表面抗原阳性者及性传播疾病患者。

（2）存在职业暴露风险的人群，包括医学院在校学生、接触血液的医务工作者、救援（公安、司法、消防、应急救灾等）人员及福利院、残障机构和托幼机构等的工作人员。

（3）存在经皮肤和黏膜暴露血液风险的人群，包括注射毒品者、乙肝病毒表面抗原阳性携带者或乙肝患者的家庭成员、易发生外伤者、血液透析者及器官移植者。

（4）其他人群，包括慢性肝病患者、乙肝病毒高发区的居住者及旅行者、免疫缺陷或免疫低下者、人类免疫缺陷病毒阳性者、高校大学生等。

（二）接种程序

全程须接种 3 剂，免疫程序为 0 个月、1 个月、6 个月，即接种第 1 剂疫苗后，间隔 1 个月及 6 个月注射第 2 剂及第 3 剂疫苗。高风险人群接种第 3 剂乙肝疫苗 1 ～ 2 个月后进行 HBsAg 和抗－HBs 检测，若发现 HBsAg 阴性、抗－HBs 浓度低于 10 mIU/mL，按照 0 个月、1 个月和 6 个月免疫程序再接种 3 剂乙肝疫苗或接种 1 剂 60 μg 乙肝疫苗。

五、麻疹腮腺炎风疹联合减毒活疫苗

麻疹是由麻疹病毒引起的具有高度传染性的急性发热出疹性疾病，传染源是患者。风疹是由风疹病毒引起的急性呼吸道传染病，传染源有患者、先天性风疹综合征患儿及亚临床感染者。流行性腮腺炎是由腮腺炎病毒引起的一种急性呼吸道传染病，传染源主要是患者。

麻疹、风疹和流行性腮腺炎主要通过空气飞沫传播，也可通过接触传播，风疹还可通过母婴传播。人群普遍易感。预防麻疹、风疹和流行性腮腺炎的措施包括接种疫苗，保持室内空气流通，养成洗手、戴口罩等良好个人卫生习惯，避免与病例接触，等等。

（一）推荐接种人群

18 岁及以上麻疹、风疹和流行性腮腺炎易感者。育龄妇女接种该疫苗后 3 个月内避免怀孕。

（二）接种程序

接种 1 剂。

六、水痘减毒活疫苗

（一）推荐接种人群

18 岁及以上水痘减毒活疫苗接种重点人群如下。

（1）与高危重症患者密切接触者（如医疗卫生人员，免疫功能低下者的家庭内接触者）。

（2）有高度暴露或传播风险的人群（如在集体单位居住者或集体单位的工作人员，包括监狱羁押及工作人员、学生、教师、托幼机构人员、军人、外来青工等，与儿童和孕妇共同生活的人）。

（3）未怀孕的育龄妇女（育龄妇女接种该疫苗后 3 个月内避免怀孕）。

（二）接种程序

接种 2 剂，至少间隔 4 周。

七、人乳头瘤病毒疫苗

HPV 感染是生殖道常见的病毒性感染，可在人群中引发一系列疾病，包括癌前病变、子宫颈癌、生殖器疣等。HPV 主要通过性接触传播，也可通过皮肤接触传播。人群普遍易感。预防措施包括接种疫苗、进行子宫颈癌筛查、保证安全性行为等。

（一）推荐接种人群

9—45 岁女性应尽早接种，9—14 岁女性应优先推荐接种。不同品种 HPV 疫苗的推荐接种人群不同。

（二）免疫程序

接种 3 剂。对推荐接种人群按照 0 个月、1 个月、6 个月接种二价 HPV 疫苗（大肠杆菌表达的疫苗。对 9—14 岁女性选择采用 0 个月和 6 个月分别接种 1 剂二价 HPV 疫苗，间隔不小于 5 个月）；对推荐接种人群按照 0 个月、2 个月、6 个月接种四价或九价 HPV 疫苗。

八、吸附破伤风疫苗

破伤风是由破伤风杆菌引起的急性传染病。病原体主要存在于土壤及动物和人的肠道，主要通过污染的伤口感染。人与人之间不传染破伤风杆菌。预防措施包括及时处置污染伤口、接种疫苗，必要时注射破伤风被动免疫制剂（包括破伤风抗毒素或破伤风免疫球蛋白），等等。

（一）推荐接种人群

发生创伤机会较多的 12 岁及以上人群。

（二）免疫程序

（1）无含破伤风类毒素成分免疫史人群。基础免疫 3 剂，第 1 剂与第 2 剂间隔 4 ～ 8 周，第 2 剂与第 3 剂间隔 6 ～ 12 个月。一般每 10 年加强免疫 1 剂，若遇特殊情况（不洁或污染伤口），也可每 5 年加强免疫 1 剂。

（2）经基础免疫和加强免疫人员。接种人群在最后 1 剂接种后 5 年内受伤时，不需要接种。超过 5 年者，加强免疫 1 剂。严重污染的创伤或受伤前未经全程免疫者，接种 1 剂。

九、ACYW135 群脑膜炎球菌多糖疫苗

流行性脑脊髓膜炎是由脑膜炎奈瑟菌引起的急性化脓性脑膜炎。传染源为患者和带菌者。传播途径以呼吸道飞沫传播为主。人群普遍易感。预防措施包括接种疫苗、保持空气流通、必要时预防性服药等。

（一）推荐接种人群

推荐 18 岁及以上前往高风险地区旅游、存在职业暴露风险等的人群接种。

（二）免疫程序

接种 1 剂。

十、乙型脑炎灭活疫苗

乙脑是由乙脑病毒引起的自然疫源性疾病。传染源为猪等动物、患者和隐性感染者。三带喙库蚊是乙型病毒性脑炎的主要传播媒介。人群普遍易感，以 10 岁以下，尤其 2—6 岁儿童的发病率最高。预防措施包括接种疫苗，防蚊灭蚊，保持饲养场所良好环境卫生，人畜居住地分开，等等。

（一）推荐接种人群

18 岁及以上有免疫缺陷、免疫功能低下或正在接受免疫抑制剂治疗者为推荐接种人群。

（二）免疫程序

基础免疫接种 2 剂，间隔 7 天；基础免疫后 1 个月至 1 年内加强免疫接种 1 剂。

十一、含甲型肝炎病毒成分灭活疫苗

甲肝是由甲肝病毒引起的，以肝实质细胞损伤为主的传染病。传染源为急性期患者和隐性感染者，主要以粪—口途径传播。人群普遍易感。预防措施包括注意饮食和饮水卫生，饭前便后洗手，接种疫苗等。

（一）推荐接种人群

18 岁及以上有免疫缺陷、免疫功能低下或正在接受免疫抑制剂治疗及有感染甲型肝炎高风险的人群（包括需要终身接受血液制品治疗的患者、男男同性性行为者、与非人类灵长类动物接触的工作人员、静脉注射吸毒者及慢性肝病患者等）。

（二）免疫程序

接种 2 剂甲肝灭活疫苗，至少间隔 6 个月；或按照 0 个月、1 个月和 6 个月接种 3 剂甲型乙型肝炎联合疫苗。

十二、带状疱疹疫苗

带状疱疹疫苗相关内容见本书第四章第八节。

十三、新型冠状病毒疫苗

新冠疫苗相关内容见本书第四章第一节。

（沈纪川）

第三章　细菌类疫苗及其可预防疾病

第一节　结核病及其免疫预防

结核病（tuberculosis，TB）是由结核分枝杆菌（*Mycobacterium tuberculosis*）感染引起的以呼吸道传播为主的传染病。结核分枝杆菌可侵入人体全身各种器官，但主要侵犯肺脏，称为肺结核病。其主要病变为结核结节、炎性浸润、干酪样变和空洞形成。临床多呈慢性过程，表现为长期低热、咳痰、咯血等。结核分枝杆菌除引发肺结核外，还可以侵袭浆膜腔、淋巴结、泌尿生殖系统、肠道、肝脏、骨关节和皮肤等多种脏器和组织。

一、病原体

结核病的病原体为结核分枝杆菌，属分枝杆菌，导致人类结核病的病原体是结核分枝杆菌。结核分枝杆菌复合菌群的其他成员还包括以下可引起人类疾病的种类：牛结核分枝杆菌、非洲结核分枝杆菌、坎纳结核分枝杆菌、山羊结核分枝杆菌、田鼠结核分枝杆菌和海豹结核分枝杆菌。结核分枝杆菌对人的感染率最高，约占90%；牛结核分枝杆菌的较少，约占5%。

分枝杆菌属细菌是细长、无动力的杆菌，具有复杂的、富含脂质的细胞壁，专性需氧。它们可通过抗酸染色法鉴定。结核分枝杆菌复合群的细菌具有缓慢生长的特征，这也解释了为什么人感染结核分枝杆菌后潜伏期很长。

二、流行病学

（一）流行现状

据统计，2016年，全球有1 040万人患有活动性结核病。其中，620万人为男性，320万人为女性，100万人为儿童，HIV感染者占总病例数的10%。而在死于结核病的170万人中，40万人感染了HIV，包括25.3万名儿童中的5.2万HIV感染者。

2015年，全球新诊断结核病患者的平均治疗成功率为83%。2000—2016年，结核病治疗挽救了全球5 300万人的生命，其中，2016年，超过300万人获益。然而，尽管取得了以上成就，结核病仍然是全球死亡的首要感染性因素。结核病病死率在一些国家低至5%以下，而在非洲区域的大多数国家则超过20%，这反映不同国家间获得结核病诊断和治疗资源的不平等现象。

尽管全球已采用价廉和有效的治愈疗法、预防措施，但结核病的发病率和死亡率仍位居传染病的首位。这主要是耐多药结核病病例在增加的缘故，耐多药病例约占全球全部结核病病例的3%，在一些国家和地区，这个问题可能更严重。全球大部分结核病患者居住在人口密集的亚洲国家，包括孟加拉国、中国、印度尼西亚和巴基斯坦等，这些国家每年结核病的新发病例占全球新发病例总数的48%。近年来，我国耐多药肺结核危害日益严重，每年约有12万新发病例。未来数年内，可能出现以耐药菌为主的结核病流行态势。此外，结核分枝杆菌和HIV双重感染者持续增加，使我国中西部地区、农村地区结核病防治形势日益严峻。

（二）传染源

传染源是排菌的患者和动物（主要是牛）。排菌的开放性肺结核患者是主要传染源。

（三）传播途径

空气传播是最主要的传播途径。肺结核排菌患者通过咳嗽、大声说话、打喷嚏等把含有结核分枝杆菌的飞沫散播于空气中，健康人群吸入可导致感染；痰干燥后，所含的结核分枝杆菌悬浮在尘埃中，被吸入也可导致感染。其他途径的感染（如消化道感染、母婴传播及经伤口感染）均少见。

（四）易感人群

人群普遍易感。婴幼儿、青春后期的青年、老年人的发病率较高。结核病高危人群包括5岁以下的儿童和HIV感染者，其他的易感群体包括流动人口，被监禁人群，居处拥挤、营养不良的人群，患糖尿病、硅肺、恶性肿瘤的人群。

三、发病机制

吸入肺泡的结核分枝杆菌可被吞噬细胞吞噬和杀灭。当结核分枝杆菌数量过多或毒力强时，其大量繁殖导致肺泡吞噬细胞溶解、破裂，释放出的结核分枝杆菌可再感染其他吞噬细胞和局部组织。经吞噬细胞处理的结核分枝杆菌特异性抗原被传递给T细胞而使机体发生超敏反应。机体可产生两种形式的免疫反应，即细胞介导的免疫反应和迟发型超敏反应，它们对结核病的发病、演变和转归起着决定性的作用。

四、临床特征

（一）临床类型

根据结核病的发病过程和临床特点，结核病可分为5型。

1. 原发型肺结核（Ⅰ型）

原发型肺结核为初次感染后发病的肺结核，被称为初染结核，包括原发复合征（为肺内原发灶、引流淋巴管炎和肺门淋巴结肿大三者的合称）及胸内淋巴结结核。

2. 血行播散型肺结核（Ⅱ型）

血行播散型肺结核多由原发型肺结核发展而来，常见于儿童。对于成人，由原发感染后潜伏于病灶中的结核分枝杆菌进入血液循环或因其他脏器活动性结核病灶侵袭淋巴通道引起，包括急性、亚急性及慢性血行播散型肺结核3种类型。

3. 继发型肺结核（Ⅲ型）

继发型肺结核由初次感染后体内潜伏病灶中的结核分枝杆菌重新活动和释放而发病，极少数可为外源性再感染所致，是成人肺结核最常见的类型，包括渗出型肺结核、增殖型肺结核、干酪性肺炎、结核球或空洞等表现。

4. 结核性胸膜炎（Ⅳ型）

结核性胸膜炎是结核分枝杆菌及其代谢产物进入处于高度超敏状态的胸膜引起的炎症。其常发生于原发感染后数月，为播散型结核病的一部分。

5. 肺外结核（Ⅴ型）

肺外结核是由结核分枝杆菌感染肺外脏器引起的临床结核病。大多发生在肺内初次感染的基础上，后经淋巴或血行途径播散至肺外一个或多个脏器。

（二）临床表现

典型肺结核起病缓慢，病程较长。多数患者的病灶轻微，无显著症状，经X线健康体检时偶被发现。亦有以突然咯血才被确诊，追溯其病史可有轻微的全身症状。少数患者因突然起病及突出的毒性症状与呼吸道症状，经X线检查，确认为急性粟粒型肺结核或干酪性肺炎。

五、实验室检查

（一）病原体检查

1. 涂片镜检

将痰、尿、胸腔积液、粪便等分泌物、排泄物涂片，以及将淋巴结穿刺物涂片，可查到抗酸杆菌，但其阳性率低。痰涂片阴性不能排除肺结核。连续检查不少于3次，可提高检出率。

2. 病原体分离

分离培养检出率高于涂片镜检法，同时，可鉴别非结核分枝杆菌，是诊断标准。

3. 特异性核酸检测

核酸探针、聚合酶链反应（polymerase chain reaction，PCR）及RNA印迹杂交等可检测结核分枝杆菌DNA。基因芯片技术已用于结核分枝杆菌鉴定、耐药性检测、基因组分析等。

（二）免疫学检测

1. 结核菌素皮肤试验

结核菌素皮肤试验呈阳性，表示机体感染结核杆菌，但不一定患病。结核菌素皮肤试验呈阴性，提示没有结核杆菌感染，但仍要排除其他情况干扰。

2. 血清学诊断

ELISA、斑点免疫渗滤试验、间接荧光法、免疫印迹法和蛋白芯片法已应用于检测血清、痰液、胸腔积液等体液中相关抗体。

（三）影像学检查

影像学检查是诊断肺结核的重要手段，包括X线透视、胸部X线摄片、CT等。

（四）内镜检查

内镜检查包括支气管镜、胸腔镜、电子肠镜、膀胱镜等，对某些结核病可提供病原学和病理学诊断。

（五）活体组织检查

对于不排菌的肺结核，以及与外界不相通的脏器结核病，可通过活体组织检查来进行病理学和病原学诊断。

六、诊断

根据流行病学资料、临床表现及实验室检查来综合分析，即可确诊。

七、卡介苗

卡介苗是古老的疫苗之一，1921 年，首次被应用于人体。卡介苗是活的减毒菌苗，来源于牛结核分枝杆菌，最初于 1902 年从一头患结核病的牛体内分离得到。该分离株被培养 13 年，在此期间失去毒力。自 20 世纪 20 年代，原始卡介苗菌株在全球不同实验室的不同条件下传代，形成 10 余种生产菌株。卡介苗是目前唯一可用的结核病疫苗。我国自 1937 年由刘永纯在上海巴斯德研究院生产卡介苗。该疫苗在我国生产后，先后出现 3 种剂型、6 个品种，即口服液体卡介苗、皮上划痕卡介苗（包括液体、冻干和毛细管）、皮内注射卡介苗（包括液体、冻干）。我国的口服液体卡介苗、皮上划痕卡介苗、皮内注射卡介苗（液体）均于 1987 年全部停产。1988 年起，我国统一使用冻干皮内注射卡介苗，并沿用至今。

（一）规格

按标示量复溶卡介苗后，每瓶有 1.0 mL（为 10 次人用剂量），含卡介菌 0.5 mg；按标示量复溶后，每瓶有 0.5 mL（为 5 次人用剂量），含卡介菌 0.25 mg。每 1 mg 卡介菌含活菌数应不低于 1.0×10^6 CFU。

（二）储存与有效期

于 2～8 ℃条件下避光保存和运输卡介苗。自生产之日，按批准的有效期执行。

（三）作用与用途

接种卡介苗后，可使机体产生细胞免疫应答。用于预防结核病。

（四）接种对象与免疫程序

1. 接种对象

出生 3 个月以内的婴儿或用 5 IU PPD 进行试验的结果为阴性（PPD 试验后 48～72 h 内局部硬结直径在 5 mm 以下者为阴性）的 3 月龄至 3 岁儿童。

2. 免疫程序和剂量

（1）出生时接种 1 剂。未接种卡介苗的、小于 3 月龄的儿童可直接补种。3 月龄至 3 岁的儿童对结核菌素纯蛋白衍生物或卡介菌蛋白衍生物卡介菌素试验阴性者，应予补种。4 岁及以上的儿童不予补种。

（2）在 10 次人用剂量卡介苗中加入 1 mL 所附的稀释剂，在 5 次人用剂量卡介苗中加入 0.5 mL 所附的稀释剂，放置约 1 min，摇动，使之溶解并充分混匀。疫苗溶解后，必须在 30 min 内用完。

（3）用灭菌的 1 mL 蓝芯注射器（带 25 ～ 26 号针头）吸取摇匀的疫苗，在上臂外侧三角肌中部略下处皮内注射 0.1 mL。

（五）免疫原性、效力和有效性

几十年来，卡介苗的有效性一直备受争议。一项对 18 个随机对照试验的系统综述与荟萃分析比较了卡介苗接种者和未接种者的肺结核发病率，检验了疫苗的效力。对不同亚组试验结果的分析表明，接种疫苗的新生儿中，对肺结核的保护率为 59%。在儿童期接种卡介苗，疫苗对肺结核的保护率为 74%。

（六）安全性

过去的 70 多年中，卡介苗安全地在全球接种了数亿人次。卡介苗接种的并发症很少，其发生率取决于：①接种的方式和技巧；②疫苗的类型、强度和剂量；③疫苗接种者的年龄和免疫状态等。6 月龄以前接种比大于该年龄接种的耐受性要好。约 95% 的卡介苗接种者在注射部位出现反应，特征是出现丘疹，并且可能发展为溃疡，一般在 2 ～ 5 个月后愈合，并留下浅表性瘢痕。WHO 认为，现有的减毒活疫苗是安全有效的。

（七）不良反应

1. 常见不良反应

（1）接种后 2 周左右，局部可出现红肿浸润，随后化脓，形成小溃疡，一般于 8 ～ 12 周后结痂。一般不需要处理，但要注意局部清洁，防止继发感染。

（2）局部脓肿和溃疡直径超过 10 mm 及长期不愈（大于 12 周）者，应及时诊治。

（3）接种后，侧腋下的淋巴结（少数在锁骨上或对侧腋下的淋巴结）可出现轻微肿大，一般不超过 10 mm，1 ～ 2 个月后消退。

（4）接种疫苗后，可出现一过性发热反应。其中，大多数为轻度发热反应，持续 1 ～ 2 天后可自行缓解，一般不需要处理；对于中度发热反应或发热时间超过 48 h 者，可给予对症处理。

2. 罕见不良反应

严重淋巴结反应在临床上分为干酪性、脓肿型、窦道型等。若接种处附近（如腋下、锁骨上下或颈部淋巴结）呈强反应，局部淋巴结肿大软化形成脓疱，应及时诊治。

3. 极罕见不良反应

极罕见不良反应有脊髓炎和过敏性皮疹或过敏性紫癜。

（八）禁忌证

除了疫苗接种的一般禁忌证（见本书第二章第一节相关内容），免疫缺陷、免疫功能低下或正在接受免疫抑制剂治疗者，孕妇和皮肤病患者禁用。

（九）注意事项

除疫苗一般注意事项（见本书第二章第一节相关内容）外，疫苗开启后应立即使用。如需放置，应置于 2 ～ 8 ℃条件下，并于 30 min 内用完。剩余疫苗均应废弃。

八、结核菌素皮肤试验

（一）结核菌素皮肤试验方法

在左前臂掌侧前 1/3 中央皮内注射 5 IU（0.1 mL）PPD，以局部出现直径为 7 ～ 8 mm的圆形橘皮样皮丘为宜。

（二）查验反应

在 48 ～ 96 h（一般为 72 h）检查反应。以皮肤硬结为准。

1. 阴性（ - ）

硬结平均直径小于 5 mm 或无反应者为阴性。

2. 阳性反应（ + ）

硬结平均直径大于等于 5 mm 者为阳性。硬结平均直径大于等于 5 mm 且小于10 mm 者为一般阳性；硬结平均直径大于等于 10 mm 且小于 15 mm 者，为中度阳性；硬结平均直径大于等于 15 mm，或局部出现双圈、水泡、坏死及淋巴管炎者为强阳性。

（三）结核菌素皮肤试验的假阴性反应

结核菌素皮肤试验假阴性反应如下。

1. 超敏反应前期

从结核分枝杆菌感染到产生反应约需要 1 个多月。在超敏反应前期，结核菌素试验无反应。

2. 免疫系统受干扰

急性传染病，如百日咳、麻疹、白喉等，可使原有反应暂时受到抑制，呈阴性反应。

3. 免疫功能低下

重症结核病、肿瘤、结节病、艾滋病等结核菌素反应可降低或无反应，但随着病情好转，结核菌素试验又可呈阳性反应。

4. 结核菌素试剂失效或试验方法错误

结核菌素试剂失效或试验方法错误，也可出现结核菌素试验阴性。

（林宗伟　黄昱）

第二节　百日咳、白喉、新生儿破伤风及其免疫预防

一、百日咳

百日咳是由百日咳杆菌引起的急性呼吸道传染病，主要表现为迁延数周的咳嗽，以及特征性的有吸气性"尾声"的剧烈阵发性痉挛性咳嗽（痉咳），严重并发症是导致死亡的主要原因。16 世纪，首次出现该病暴发的报道。20 世纪 40 年代，国外开始引入全

细胞疫苗接种，随后，该病的发病率明显下降。我国在 20 世纪 60 年代开始百白破疫苗的接种。1978 年我国实施免疫规划以来，百日咳的发病率、死亡率大幅度地下降。但近年来，包括发达国家在内，百日咳疫情在某些地区有所复燃。

（一）病原学

病原体为百日咳鲍特菌，它是一种短小、需氧的革兰氏阴性菌，对一般物理因素的抵抗力较弱，于 56 ℃ 条件下静置 30 min、日光照射 1 h 条件下即可被灭活。一般的消毒剂、紫外线照射均可将其灭活。在干燥尘埃中可存活 3 天。百日咳杆菌能产生多种抗原和生物活性物质，包括百日咳毒素（pertussis toxin，PT）、丝状血凝素（filamentous hemagglutinin，FHA）、凝集原、腺苷酸环化酶、百日咳杆菌黏附素、气管细胞毒素等。其中，百日咳毒素是主要致病因子，对呼吸道纤毛上皮细胞有明显的趋向性和黏附性。

（二）发病机制

百日咳鲍特菌侵入呼吸道后，黏附在呼吸道上皮细胞纤毛上，并产生毒素使纤毛失去活性，从而导致呼吸道炎症反应，最终干扰肺的部分分泌物的清除。滞留的分泌物刺激呼吸道末梢神经，反射性地引起连续痉挛性咳嗽，直至分泌物排出为止。痉挛时，患儿处于呼气状态。痉咳末，由于吸入的大量空气通过痉挛的声门而发出高音调似"鸡鸣样"的吸气声。长期咳嗽刺激大脑皮质的咳嗽中枢，可形成持久兴奋灶，即使在恢复期或病初愈，一旦患者受到烟尘、蒸气、冷空气等的刺激，均可被诱发痉挛性咳嗽发作。该菌主要引起支气管和细支气管黏膜的损害。

（三）临床表现

典型的百日咳潜伏期为 2～21 天，平均为 7～10 天，少数可达 42 天，病程较长。百日咳在临床上可分为卡他期、痉咳期和恢复期。

典型的百日咳开始表现为轻度上呼吸道症状（即处于卡他期），类似普通感冒，一般不发热，持续 1～2 周；逐步进展为严重的阵发性咳嗽（即处于痉咳期），有特殊的阵发性痉挛性咳嗽者，发作时频频不间断地短咳 10 余声，最后，吸气时伴有高音调的鸡鸣样吼声，反复发作，日轻夜重，持续 4～6 周，咳嗽后可发生呕吐。新生儿或婴幼儿可有原因不明的阵发性青紫或窒息，多无典型痉咳。6～10 周后，症状逐渐消失（即处于恢复期），俗称百日咳。成人和年长儿童的症状大多不典型，可仅表现为持续性咳嗽，难以识别，治疗困难。

百日咳鲍特菌对大环内酯类抗生素较敏感。其中，阿奇霉素、罗红霉素和克拉霉素等不良反应较少。抗生素治疗不能缩短百日咳的病程，但能清除鼻咽部的病原体，减少传播。

（四）流行病学特征

百日咳是全球性的疾病，各年龄组均可发病。自 2015 年，我国疾病监测年报显示，百日咳年报告病例数呈逐年上升的趋势。另外，国家疾病预防控制中心多项家庭接触传播百日咳传播研究显示，无症状感染在较大儿童和成人中普遍存在，这些人群已被证实为儿童感染百日咳的重要传染源。疫苗接种对控制百日咳的暴发和流行起着尤为重要的作用。

1. 传染源

人是百日咳鲍特菌的唯一感染宿主，百日咳患者、隐性感染者和带菌者为该病的传染源。

2. 传播途径

百日咳主要通过呼吸道飞沫传播，咳嗽、说话、打喷嚏时，分泌物散布在空气中，形成气溶胶，通过吸入传染。因此，家庭内传播较为多见。

3. 易感人群

人群普遍易感，5 岁以下的儿童易感性最高。因母传抗体缺乏，6 月龄以下的婴儿发病率较高，新生儿也可发病。研究表明，青少年全程接种后经过 12 年，因体内抗体水平下降，其发病率可达 50% 以上。近年来，国外报道的成人百日咳患者为数不少。较多数据显示，百日咳二次发病也不少见。

4. 传染性

百日咳具有高度传染性，患者在卡他期和痉咳期前 2 周的传染性最强。在家庭中，易感者感染率达 90%，学校接触感染率为 50% ～ 80%。

5. 季节分布

百日咳没有固定的季节流行模式，全年均可发病，但多见于冬春季。一般为散发，在集体机构可发生流行。

6. 流行周期性

百日咳分布于世界各国，每隔 3 ～ 4 年发生 1 次流行，每次持续 2 ～ 3 年。疫苗的使用可降低其发病率和死亡率，但不能改变其流行性周期。

（五）实验室诊断

1. 血常规检查

白细胞总数显著升高，淋巴细胞比例明显增加至 60% ～ 80%。

2. 细菌学诊断

（1）培养和抗原检测。百日咳的病原体仅在发病早期患者的鼻咽部可以检出，从患者鼻咽部培养出百日咳杆菌是诊断的"金标准"。

（2）应用 PCR 方法检测呼吸道分泌物中百日咳杆菌的特定基因序列，具有快速、灵敏度高、特异性强的特点。PCR 检测主要使用聚酯纤维拭子，采集鼻咽部分泌物作为标本，目前，该方法正逐步推广应用。应注意，PCR 方法是培养的辅助方法，而不是替代方法，因在现行的《百日咳诊断标准》（WS 274—2007）中，实验室诊断依据不包含 PCR 法，且不同实验室的 PCR 检测结果具有差异性，因此，对于 PCR 结果解释，应该结合患者症状、体征及流行病学资料来综合考虑。

3. 血清学诊断

特异性抗体水平显著升高时是最明确的感染证据，4 倍抗体滴度升高是许多传染病诊断的标准，然而，这对于百日咳却很困难。由于百日咳在病程早期的诊断往往不被考虑为百日咳，随着病程发展才被怀疑为百日咳，此时的抗体水平已经升高，再采集双份血清，抗体水平的显著升高不明显。应注意的是，近期接种疫苗（接种后 1 年内）可能影响 ELISA 及多种免疫学检测方法的结果判断。

二、白喉

白喉是由白喉杆菌引起，并由毒素介导的急性疾病。该病在公元 5 世纪由希波克拉底首先描述，在公元 6 世纪 Aetius 首先报告该病的暴发。1883 年，学者首次在白喉膜状物中发现白喉杆菌。1884 年，培养白喉杆菌获得成功。19 世纪后半叶，发明了抗毒素。20 世纪 20 年代，研制类毒素获得成功。我国于 1978 年实施免疫规划后，该病发病率逐年下降。2005 年以来，我国未再报告过白喉病例。但由于周边国家仍有流行，因此需要警惕和防范白喉疫情传入我国。

（一）病原学

白喉杆菌为需氧、无荚膜的多形性革兰氏阳性杆菌，不形成芽孢。以革兰氏染色呈棒状，菌体内有浓染的异染颗粒为其形态学诊断的重要依据。在血培养基中生长旺盛，生长最适温度为 34 ～ 37 ℃。对热及一般消毒剂的抵抗力比较弱，于 58 ℃、10 min 条件下可被灭活，使用碘酒、漂白粉的常用浓度，几分钟内可杀死白喉杆菌。白喉杆菌抗寒冷和干燥，在分泌物中，尤其在阴暗处能存活 1 ～ 3 个月。白喉杆菌对磺胺类药物的耐受性比较强。对所有的白喉杆菌分离物应做实验室毒力测定，仅产毒株可引起严重疾病。

（二）发病机制

白喉杆菌在上呼吸道黏膜和皮肤发生感染，分泌毒性强烈的外毒素，可抑制细胞蛋白合成，从而导致局部组织破坏和膜状物的形成。在膜状物所在的部位形成的毒素被吸收入血液，然后到达全身。毒素可主要导致心肌炎和神经炎等并发症，也可导致血小板减少（如血小板减少症）和蛋白尿。

（三）临床表现

白喉潜伏期为 1 ～ 10 天，常见 2 ～ 5 天，可分为咽白喉、喉白喉、鼻白喉、其他部位白喉 4 种类型。典型症状有发热、咽痛、鼻塞、声音嘶哑、犬吠样咳嗽，病变特征是一片或多片灰白色假膜，周围环绕暗红色炎症区，相应部位有不易脱落的灰白色假膜，强行剥落时容易出血。严重并发症包括大片假膜形成引起的上呼吸道阻塞、心肌炎和外周神经疾病，病死率高达 10%，年幼儿童和 40 岁以上成人的病死率更高。

白喉特异性治疗药物是白喉抗毒素，能中和局部病灶和血循环中的游离外毒素，减少并发症和降低病死率。抗生素对外毒素引起的病变不起作用，但可限制细菌的增长和缩短临床症状消失后带菌的持续时间。

（四）流行病学特征

1．传染源

人类是已知的白喉杆菌唯一宿主，患者和有毒菌株的带菌者是唯一的传染源。

2．传播途径

自口鼻喷出的白喉杆菌，通过呼吸道飞沫传播，也可通过污染的器具和食物传播。外伤性感染主要通过破损的皮肤或呼吸道以外的黏膜感染。

3．易感人群

人对白喉普遍易感，但不同年龄的差异很大，儿童尤其易感，6 个月以下的婴儿有来自母体的抗体，较少发病。一般来说，病后可获得持久免疫，偶有多次发病者。

4．传染性

只要在排泄物或者损害处存在有毒力的细菌，就会发生传染。患者在潜伏期即有传染性，带菌者通常没有症状。患者可从鼻分泌物、咽部、眼睛或皮肤损害处排出病原体，持续 4～6 周，抗生素治疗可缩短传染期。

5．流行特征

白喉呈世界性分布，四季均可发病，一般城市高于农村，以秋冬季较多。广泛推行免疫接种后，发病年龄构成明显向高龄推移。目前，全球白喉疫情以散发为主。

（五）诊断

根据《白喉诊断标准》（WS 275—2007）来诊断。

1．疑似病例

疑似病例为具有典型的临床症状者，其症状如发热、咽痛、鼻塞、声音嘶哑、犬吠样咳嗽，鼻、咽、喉部有不易剥落的灰色假膜，强行剥落时易出血。

2．临床诊断病例

在咽拭子直接涂片镜检中，可见革兰氏阳性棒状杆菌，并有异染颗粒。患者可具有流行病学史（多发于秋冬季，在白喉流行区，与确诊白喉患者有直接或间接接触史）。

3．确诊病例

疑似病例的白喉杆菌分离培养呈阳性，并证明其能产生毒素，或患者的双份血清特异性抗体呈 4 倍或 4 倍以上的增长。

三、新生儿破伤风

破伤风是由破伤风梭菌产生的外毒素所引起的急性疾病，往往导致死亡。公元前 5 世纪，就有对破伤风的临床描述。1889 年，分离出病原体。1924 年，发现破伤风类毒素。破伤风类毒素在第二次世界大战中得到广泛应用。

新生儿破伤风是由破伤风芽孢梭菌生长繁殖所产生的外毒素，主要侵袭神经系统的运动神经细胞，以出现牙关紧闭及肌肉强直性痉挛等临床特征为主的疾病，是发生于新生儿的一种全身性破伤风。因母亲未接种疫苗，其所生的新生儿缺乏保护性被动免疫。通常在脐带剪断处未愈合时发生感染，特别是使用未消毒器械剪脐带。新生儿破伤风是发展中国家婴儿死亡的主要原因之一。21 世纪后，我国新生儿破伤风的年报告发病数从 2002 年的 2 780 例下降到 2017 年的 93 例，呈逐年下降的趋势。

（一）病原学

破伤风梭菌是一种革兰氏染色阳性的厌氧菌，且有芽孢，因此，又被称为破伤风芽孢杆菌。未产生芽孢的菌体抵抗力不强，对热敏感，在有氧环境下不能存活。菌体产生芽孢后，抵抗力很强，如煮沸消毒 3～4 h 或经 3% 的甲醛溶液等处理 15～24 h 才能将其杀灭。其对日光、热、大多数防腐剂不敏感，但对碘、戊二醛敏感。破伤风梭菌的芽孢广泛分布于土壤及马、牛、羊、狗、猫、鼠、豚鼠、鸡的肠道和粪便中。

（二）发病机制

破伤风芽孢梭菌可产生破伤风痉挛毒素，此乃生物毒素中毒性较强的毒素之一，也是引起破伤风临床表现的主要原因。破伤风梭菌经伤口进入人体，在厌氧环境下，芽孢能快速地生长繁殖。毒素产生后，经血液和淋巴管扩散，影响中枢神经多个部位。

（三）流行病学特征

1. 感染源

病原体主要存在于土壤、动物和人的肠道。

2. 感染途径

病原体通过污染的伤口传播，其感染方式主要有：①创伤感染，因外伤受带有破伤风梭菌的泥土或其他异物感染。②脐带感染，用不洁的器械切割脐带，或用不洁的敷料处理脐带，使脐带伤口被破伤风梭菌污染。③其他感染，如产道、耳道、拔牙、鼠咬和手术后感染等。

3. 易感人群

普遍易感，但不会造成人群传播，患者恢复后也不能产生病后免疫力。

4. 传染性

破伤风不会经人—人传播，虽有感染性，但无传染性。

5. 流行特征

分布于全球，但在气候湿热、土壤富含有机物的人口稠密地区发病最多。

（四）诊断标准

1. 临床诊断病例

符合临床表现。

2. 确诊病例

符合临床表现，有不洁接生史，在分娩过程中新生儿局部外伤未经消毒处理；取脐部或伤口处分泌物标本直接涂片后，镜检中可见革兰氏染色阳性细菌或脐部伤口处分泌物的破伤风梭菌培养液结果呈阳性，为确诊病例。

四、百日咳、白喉、新生儿破伤风的疫苗免疫预防

（一）种类

目前，我国用于预防百日咳、白喉、新生儿破伤风的免疫规划疫苗有 2 种，为百白破疫苗和白破疫苗。自费、自愿接种的疫苗有3 种，包括吸附无细胞百白破灭活脊灰和 b 型流感嗜血杆菌（结合）联合疫苗（俗称为五联疫苗，进口）、吸附无细胞百白破 b 型流感嗜血杆菌（结合）联合疫苗（俗称为四联疫苗，国产）和吸附破伤风疫苗。

（二）各类疫苗使用说明

1. 吸附无细胞白喉破伤风联合疫苗

（1）有效成分。有效成分为白喉类毒素和破伤风类毒素。

（2）接种对象。接种对象为 6—11 岁的儿童。

（3）作用与用途。接种疫苗后可使机体产生免疫应答反应，用于经百白破疫苗全

程免疫后儿童的白喉和破伤风加强免疫。

（4）规格。每安瓿为 2 mL，每次人用剂量为 0.5 mL。含白喉类毒素效价不低于 30 IU，破伤风类毒素效价不低于 40 IU。

（5）免疫程序和剂量。免疫程序相关内容见本书第二章第二节。在上臂三角肌行肌内注射，每次注射剂量为 0.5 mL。

（6）不良反应。除疫苗一般不良反应相关内容（见本书第二章第一节）外，可出现局部硬结，于 1～2 个月即可吸收。

（7）禁忌证和注意事项。除疫苗一般禁忌证和注意事项（见本书第二章第一节相关内容）外，无其他特殊注意事项。

2. 吸附无细胞百日咳白喉破作风联合疫苗

（1）有效成分。有效成分为百日咳杆菌有效组分、白喉类毒素和破伤风类毒素。

（2）接种对象。接种对象为 3 月龄至 5 岁的儿童。

（3）作用与用途。接种疫苗后可使机体产生免疫应答反应，用于预防百日咳、白喉和破伤风。

（4）规格。每安瓿为 0.5 mL。含百日咳疫苗效价不低于 4.0 IU，白喉类毒素效价不低于 30 IU，破伤风类毒素效价不低于 40 IU。

（5）免疫程序和剂量。在上臂外侧三角肌行肌内注射。免疫程序相关内容见本书第二章第二节。每次注射剂量为 0.5 mL。

（6）不良反应、禁忌证和注意事项。不良反应、禁忌证和注意事项白破疫苗的相似。

3. 吸附无细胞百日咳白喉破流行性感冒嗜血杆菌（结合）联合疫苗

见本书第三章第五节相关内容。

4. 吸附无细胞百日咳白喉破伤风灭活脊髓灰质炎和 b 型流行性感冒嗜血杆菌（结合）联合疫苗

见本书第四章第二节相关内容。

5. 吸附破伤风疫苗

（1）有效成分。有效成分为破伤风类毒素。

（2）接种对象。接种对象主要是发生创伤概率较高的人群，妊娠期妇女接种本品可预防产妇及新生儿破伤风。

（3）作用与用途。本品被接种后，可刺激机体产生体液免疫应答，用于预防破伤风。

（4）规格。每安瓿为 0.5 mL。每次每人用剂量为 0.5 mL。含破伤风类毒素效价不低于 40 IU。

（5）免疫程序和剂量。在上臂外侧三角肌行肌内注射。常规免疫程序为第 1 年免疫接种 2 剂，间隔 4～8 周；第 2 年免疫 1 剂；以后每 10 年加强 1 剂，若遇特殊情况也可 5 年后加强 1 剂。妊娠期妇女可在妊娠第 4 个月注射第 1 针，第 6—第 7 个月时注射第 2 针，每次注射 0.5 mL。

（6）不良反应、禁忌证和注意事项见本书第二章第一节相关内容，无其他特殊情况。

（赖志胜　辜洁妮）

第三节　外伤后破伤风及其免疫预防

一、病原学

破伤风梭状芽孢杆菌属于梭菌属，在自然界中分布广泛，可存在于土壤、灰尘、人或哺乳动物粪便等介质中。有周鞭毛，无荚膜。其菌体细长，大小为 $(0.5 \sim 1.7)$ μm × $(2.1 \sim 18.1)$ μm，革兰氏染色结果呈阳性。该菌呈鼓槌状，芽孢呈正圆形，直径大于菌体，位于菌体顶端。

破伤风梭状芽孢杆菌严格厌氧。在血平板上，37 ℃条件下培养 48 h 后始见薄膜状爬行生长物，伴 β 溶血。该菌不发酵糖类，不分解蛋白质。芽孢在干燥的土壤和尘埃中可存活数年，在 100 ℃条件下持续 1 h 可被完全破坏。

破伤风梭状芽孢杆菌产生 2 种外毒素：破伤风溶血毒素和破伤风痉挛毒素。后者是引起破伤风临床表现的主要致病物质。破伤风痉挛毒素属于神经毒素，毒性极强，小鼠腹腔注射的半数致死量为 0.015 ng，对人的致死量小于 1 μg。

二、发病机制

破伤风梭状芽孢杆菌的芽孢侵入人体组织，在厌氧环境中发育为增殖体，并大量繁殖，释放破伤风痉挛毒素。破伤风痉挛毒素通过逆行轴突运输到达脊髓和脑干，并与这些部位的受体不可逆地结合，抑制突触释放抑制性传递介质。脊髓前角细胞和自主神经元的去抑制导致肌张力增高、痛性痉挛和广泛的自主神经不稳定。患者出现典型的破伤风症状，即肌肉强直和痉挛。

三、流行病学

多数破伤风病例与发展中国家的生育状况相关，但儿童和成人外伤后发生破伤风仍是一个严重的公共卫生问题。该病可发生于任何年龄段，在无医疗干预的情况下，尤其是老年人和婴幼儿，病死率接近 100%。我国无破伤风监测系统，外伤后破伤风的发病率不明确，但时有发生。

四、临床特征

（一）临床表现

破伤风病例的潜伏期多为 3 ~ 21 天，可短至 1 天内，罕见病例的潜伏期可长至半年以上。感染部位越接近中枢神经系统（如头或颈部），潜伏期相对越短；而越远离中枢神经系统（如手或足），潜伏期相对越长。按临床表现分为全身型破伤风、局部型破伤风和头部型破伤风。

1. 全身型破伤风

全身型破伤风最普遍和最严重的类型。此类患者的主要临床表现为全身肌肉疼痛性痉挛，逐渐可出现张口困难、苦笑面容，甚至牙关紧闭，进一步加重可表现为颈僵硬、角弓反张、板状腹等。因呼吸肌收缩和/或声门、咽肌收缩可分别导致周期性呼吸暂停和/或上气道梗阻、吞咽困难。痉挛发作时患者神志清楚。上述发作可因轻微的刺激（如光、声、接触等）而诱发。严重者伴有自主神经过度兴奋的症状，可能在早期表现为易激惹、躁动、出汗和心动过速。在疾病的晚期阶段，常出现大量出汗、心律失常、不稳定型高血压或低血压及发热。压舌板试验可诱发咬肌反射性痉挛。

2. 局部型破伤风

局部型破伤风较为少见。此类患者主要表现为伤口附近区域的单个肢体或身体某一部位发生强直性和痉挛性肌肉收缩。局部型破伤风可发展为全身型破伤风。

3. 头部型破伤风

头部型破伤风属于一种特殊的局部型破伤风。头面部受伤或慢性中耳炎、慢性鼻窦炎的患者可能出现头部型破伤风。此类患者可能出现吞咽困难和颅神经麻痹，常伴有牙关紧闭。颅神经麻痹最常见为面神经麻痹，表现为面部表情肌的麻痹，也可因动眼神经、滑车神经、外展神经和舌下神经麻痹而出现相应的症状，如眼运动障碍和舌运动障碍。头部型破伤风可发展为全身型破伤风。

（二）实验室检查

（1）取伤口处分泌物标本直接涂片后镜检。若结果呈阳性，可见革兰氏染色阳性细菌。菌体细长，两端钝圆，无荚膜，经鞭毛染色镜检可见周身鞭毛。

（2）取伤口处分泌物进行厌氧菌培养或破伤风梭状芽孢杆菌 PCR 检测。

（3）近期无破伤风人免疫球蛋白（human tetanus immuno-globulin，HTIG）、马破伤风免疫球蛋白［F(ab′)$_2$］、破伤风抗毒素（tetanus antitoxin，TAT）注射史的患者，如果其破伤风抗体检测结果呈阳性，患者为破伤风的可能性小，有助于鉴别。

五、诊断

主要依据典型的临床表现进行诊断，需要至少有以下两项表现之一：①牙关紧闭或苦笑面容；②疼痛性肌肉痉挛。可取伤口处分泌物标本直接涂片后行镜检、厌氧菌培养。若破伤风梭状芽孢杆菌的 PCR 检测结果呈阳性，可以协助诊断，但非必须。近期无 HTIG、F(ab′)$_2$、TAT 注射史的患者，破伤风抗体检测的阳性结果有助于除外非新生儿破伤风的诊断。

对诊断有疑问的病例，可采用压舌板试验。方法为使用压舌板轻触患者咽后部。若患者发生咬肌反射性痉挛，而非正常的反射性恶心，则被判为阳性。此检查方法的敏感性和特异性均较高。

六、治疗

对于严重程度为中型及以上的外伤后破伤风患者，建议在有气管切开或气管插管能力的重症监护病房进行治疗。治疗要点包括灭活循环毒素、消除伤口中的破伤风梭状芽孢杆菌、控制肌肉痉挛、治疗自主神经功能障碍、管理气道、给予一般支持性措施、防治并发症、进行免疫预防。

七、免疫预防

破伤风的预防主要通过主动免疫和被动免疫实现。

（一）主动免疫

含破伤风类毒素抗原成分的疫苗，即破伤风类毒素疫苗（tetanus toxoid-containing vaccine，TTCV），包括吸附破伤风疫苗、吸附白喉破伤风联合疫苗、吸附无细胞百白破联合疫苗等，均属于破伤风主动免疫制剂。

（二）被动免疫

1. 破伤风抗毒素

从破伤风类毒素免疫马所得的血浆，经胃蛋白酶消化后纯化制成的液体抗毒素球蛋白制剂，即破伤风抗毒素，属破伤风被动免疫制剂。

2. 马破伤风免疫球蛋白

从破伤风类毒素免疫马得到的高效价血浆，经深度纯化等工艺处理后制成马破伤风免疫球蛋白 [equine anti-tetanus F(ab′)，F(ab′)] 注射剂。

3. 破伤风人免疫球蛋白

含高效价破伤风抗体的健康人血浆，经低温乙醇蛋白分离法或经批准的其他分离法分离纯化，并经病毒去除和灭活处理制成破伤风人免疫球蛋白，属于破伤风被动免疫制剂。

（三）外伤后破伤风免疫预防流程

1. 根据伤口的暴露情况进行分类

（1）清洁伤口。位于身体细菌定植较少的区域，并且在伤后立即得到处理的简单伤口（如刀片割伤），属于清洁伤口。

（2）不洁伤口。位于身体细菌定植较多的区域（如腋窝、腹股沟及会阴等），或超过6 h未处理的简单伤口，属于不洁伤口。

（3）污染伤口。被污物、有机泥土（沼泽或丛林的土壤）、粪便或唾液污染（如动物或人咬伤）的伤口，或者已经感染的伤口，或者含有坏死组织（如坏死或坏疽）的伤口。火器伤、冻伤、烧伤等的伤口属于污染伤口。

2. 判断患者的免疫功能

根据患者的基础疾病判断患者的免疫功能是否正常。询问影响患者免疫功能的既往病史、用药史，判断患者免疫功能状态。

3. 伤口处理措施

伤口处理措施包括伤口评估、伤口周围冲洗消毒、伤口冲洗、伤口旷置/缝合、抗生素应用等。

4. 免疫预防（包括被动免疫和主动免疫）

破伤风的被动免疫指将HTIG或TAT/F(ab′)$_2$注入体内，使机体立即获得免疫力，用于破伤风的短期应急预防。其特点是产生效应快，但免疫作用维持时间较短，一般只有10天 [TAT/F(ab′)$_2$] 或28天（HTIG）。破伤风的主动免疫指将TTCV接种于人体，使机体产生获得性免疫力。其特点是起效慢，从未接受过 TTCV 免疫者连续接种 3 剂才能获得足够高且持久的抗体水平，全程免疫后的保护作用可达 5～10 年。在使用静脉注射用丙种球蛋白的当日或 28 天后可进行主动免疫。如何使用被动免疫和主动免疫制剂要根据伤口暴露情况、主动免疫接种史、患者免疫功能等因素进行综合判断。

（1）全程免疫最后 1 次注射后的 5 年内受外伤。对于清洁伤口、不洁伤口及污染伤口，应处理伤口，不推荐使用 TTCV、HTIG 或 TAT/F(ab')$_2$。

（2）全程免疫最后 1 次注射后不少于 5 年但少于 10 年时受的外伤。对于清洁伤口，不推荐使用 TTCV、HTIG 或 TAT/F(ab')$_2$；对于不洁伤口及污染伤口，应加强接种 1 剂 TTCV，不推荐使用 HTIG 和 TAT/F(ab')$_2$。

（3）全程免疫最后 1 次注射不少于 10 年后受的外伤。部分患者体内抗体水平降至保护水平以下，应接种 1 剂 TTCV，以快速恢复体内抗体水平，不推荐使用 HTIG 和 TAT/F(ab')$_2$。

（4）免疫接种史不详或不足 3 次接种。对于清洁伤口，应全程接种 TTCV；对于不洁伤口和污染伤口，在全程接种 TTCV 的同时应注射 HTIG 或 TAT/F(ab')$_2$。在第 0 天、1 个月后、7 个月后分别接种 1 剂 TTCV，接种部位为上臂外侧三角肌，接种方式为肌内注射。

（5）免疫功能低下人群外伤。免疫功能低下的人群可以安全使用 TTCV。在有条件的情况下，可对该人群进行破伤风抗体测定，以评价疫苗接种后的免疫效果，并指导 TTCV 加强免疫剂次的使用。

A. 免疫功能轻度受损人群。实体器官移植手术后使用常规抗排异药物的患者、长期服用糖皮质激素和常规免疫抑制剂的患者、慢性肾功能不全进行透析治疗的患者、CD4 细胞计数不低于 300/μL 的艾滋病患者、接受破伤风主动免疫后抗体滴度较正常人群衰减快的患者，加强免疫的时间间隔宜缩短至 5 年。

B. 免疫功能严重受损人群。实体器官移植后使用抗 CD20 单克隆抗体的患者、非实体肿瘤化疗患者、CD4 细胞计数低于 300/μL 的艾滋病患者，接受破伤风主动免疫后的效果不可靠。可检测其破伤风抗体，无检测条件时应给予 HTIG 或 TAT/F(ab')$_2$ 来进行保护。

部分既往接受破伤风全程免疫的造血干细胞移植患者在移植后失去保护，应在移植后 12 个月重启破伤风基础免疫。移植后重启破伤风基础免疫的效果与正常人群的相近。在移植后 12 个月内如果他们遭受外伤，可注射 HTIG 或 TAT/F(ab')$_2$，以获得临时性保护。不推荐注射疫苗。

（5）破伤风患者的免疫预防。患者在确诊当日使用 HTIG 或 TAT/F(ab')$_2$ 治疗的同时，应进行全程免疫接种。若当日患者无法接种 TTCV，推荐 4 周以后开始全程免疫接种。

（黄勇 王鸣）

第四节　流行性脑脊髓膜炎及其免疫预防

流行性脑脊髓膜炎（流脑）是由脑膜炎奈瑟菌（*neisseria meningitidis*，*Nm*）通过呼吸道传播引起的化脓性脑膜炎，在我国一直是严重危害人民群众健康的传染病。流脑重症病例可在 24 h 内死亡，10%～20% 的幸存者留有严重的后遗症。

我国曾是流脑高发国家。中华人民共和国成立以来，曾发生 3 次流脑大流行。1967 年春季是我国有史以来最大的发病高峰期，发病率最高达 403 例/10 万例，发病达 304.4 万例，死亡达 16.6 万例，病例以 A 群脑膜炎奈瑟菌为主。近年来，在流脑病例中，C 群、B 群脑膜炎奈瑟菌检出呈增多趋势，部分地区的 C 群脑膜炎奈瑟菌已成为流行优势菌群，少数地区检出 W135 群、X 群脑膜炎奈瑟菌。1984 年，卫生部制定并实施以普遍接种 A 群流脑多糖疫苗为主的综合防治措施，流脑发病率持续下降。近年来，发病率降至 0.1 例/10 万例以下的较低水平。自 2007 年，国家实施扩大免疫规划疫苗范围，在现行全国范围使用的国家免疫规划疫苗基础上，将 A 群流脑多糖疫苗及 A 群C 群流脑多糖疫苗纳入国家免疫规划，对适龄儿童进行常规接种。近年来，又改进应用多糖结合疫苗接种，获得更为满意的效果，将流脑疾病的预防推进一大步。

一、病原学

脑膜炎奈瑟菌是革兰氏染色阴性菌，其抵抗力很弱，对冷热、干燥、紫外线、一般消毒剂及多种常用抗生素均很敏感；对磺胺、青霉素、链霉素、金霉素均敏感，但容易产生耐药性。根据脑膜炎球菌表面荚膜多糖抗原的不同，将其分为 13 个血清群，如 A 群、B 群、C 群、D 群、X 群、Y 群、Z 群、E29 群、W135 群等。其中，引起流行、危及生命的菌株主要是 A 群、B 群、C 群、Y 群、W135 群，其他各群以带菌形式存在，或仅引起散发。

二、流行病学

（一）传染源

人是本菌的唯一宿主。带菌者及患者是本病的主要传染源。患者从潜伏期至发病后 10 天内具有传染性。脑膜炎球菌只寄居在人类的鼻咽部，通常是无害共生携带，在人群中携带率超过 10%。大多数患者实际上为感染自体带菌，很少直接以患者作为传染源而被感染。

（二）传播途径

病菌存在于患者或带菌者的鼻咽部，借飞沫经空气或接触呼吸道分泌物进行传播。病原菌在体外的生活力极弱，通过物品间接传播的机会极少，只有当与传染源密切接触时才能感染。

（三）易感人群

人群对流脑普遍易感，主要发生在 15 岁以下的儿童，非流行年以低年龄组多见，

6月龄至2岁婴幼儿发病率最高。随年龄增长，发病率逐渐降低。流行时，成年人发病也会增多。患流脑后，可获得持久免疫力，罕见再次患本病（再次患同一血清型）者。另外，经济状况差和居处拥挤、到流行地区旅行也是感染的危险因素。

（四）流行特征

流脑疾病终年均有病例发生，在冬末春初发病率最高，发病率从11月至次年2月开始上升，于2—4月到达高峰，于5月迅速下降。冬春季时，由于室内活动增加、空气不流通，易有上呼吸道感染，因此，也是流脑的好发季节。

三、临床特征

（一）潜伏期

潜伏期为1～10天，一般为2～3天。

（二）前驱期

大多数患者无症状，部分患者有上呼吸道感染症状。持续1～2天。

（三）毒血症期

毒血症可单独出现。患者突发高热寒战、头痛、呕吐、周身不适等，皮肤黏膜出现瘀点或瘀斑（70%左右的患者可见），多数于1～2天发展至脑膜炎期。

（四）脑膜炎期

高热、毒血症持续，中枢神经系统症状加重；颅压升高，此为脑膜炎的炎症表现。

（五）恢复期

体温正常，体征消失；出现口唇疱疹。1～3周内痊愈。

（六）并发症与后遗症

流脑重症病例可在24 h内死亡。在治疗后的存活病例中，仍有10%～20%留有严重后遗症。

（1）并发症。并发症有中耳炎、化脓性关节炎等化脓性迁徙性病变；动眼神经、面神经、听神经损害；等脑部及周围组织粘连症状。

（2）后遗症。后遗症可由任何并发症引起，如耳聋、失明、动眼神经麻痹、瘫痪、精神异常和脑积水等。

四、诊断

（一）疑似病例

流脑流行季节时，出现发热、头痛、呕吐、脑膜刺激征等，行实验室检查，结果提示：末梢血象白细胞总数、中性粒细胞计数明显增加；脑脊液外观呈浑浊米汤样或脓样，白细胞数明显增高，并以多核细胞增高为主，糖及氯化物明显减少，蛋白含量升高；颅内压力增高；等等。以上表现为疑似病例。

（二）临床诊断病例

疑似病例，且其皮肤、黏膜出现瘀点或瘀斑者为临床诊断病例。

（三）确诊病例

疑似或在临床诊断基础上，具有下述任一项者，为确诊病例。

（1）病原学。在瘀点或瘀斑的组织液、脑脊液涂片检查中，可见革兰氏阴性肾形双球菌；或在脑脊液或血液培养中，脑膜炎奈瑟菌呈阳性；或检测到脑膜炎奈瑟菌特异性核酸片段。

（2）免疫学。在急性期脑脊液、血液检测中，检测到群特异性多糖抗原；或在恢复期中，血清中的流脑特异性抗体效价较急性期呈4倍或4倍以上的升高。

脑膜炎球菌性疾病是一种非常严重的疾病，患者必须住院或进入医疗中心以进行急救处理。最重要的治疗措施：早期认识和诊断，正确开始抗生素治疗，密切监测病情进展。

五、预防

预防分为化学预防（如抗生素预防）和免疫预防（如接种疫苗）。在流脑流行或暴发流行时，所有密切接触侵袭性脑膜炎球菌的高危人群均应接受抗生素预防。家庭密切接触者的患病率是普通人群的500～800倍。但是，对于鼻咽部细菌携带者，不推荐使用抗生素预防。

六、流脑疫苗

（一）疫苗发展简史

我国于1967年开始研制流脑菌体疫苗。1972年，试制流脑提纯菌苗。1979年，研制出A群流脑多糖结合疫苗。1980年，研制的A群流脑多糖结合疫苗正式被批准应用，质量达到国际标准，接种后1～3年的保护率依次为96%、93%、81%。

A群C群流脑多糖疫苗在我国于2002年获得上市批准，5岁以上人群杀菌抗体4倍增长率在90%以上，但对2岁以下的儿童无可靠免疫原性，甚至引起以后几年对C群抗原的反应性降低。

A群C群流脑多糖结合疫苗于2007年被许可上市，2岁以下的婴幼儿可产生有效的保护性抗体，6—12月龄的二剂次免疫抗体4倍增长率达90%以上。

ACYW135群脑膜炎球菌多糖疫苗（ACYW135群流脑多糖疫苗）于2008年批准应用，对2岁以上的儿童是安全的，且具有令人满意的免疫原性。Y群和W135群多糖的免疫学特性与C群脑膜炎球菌多糖疫苗的相似，对2岁以下的儿童没有可靠的免疫原性。

A群C群脑膜炎球菌（结合）b型流感嗜血杆菌（结合）联合疫苗〔A群C群流脑（结合）b型流感嗜血杆菌（结合）联合疫苗〕于2014年获得批准上市，主要用于预防A群、C群脑膜炎球菌和b型流感嗜血杆菌引起的疾病，可以同时起到A群C群流脑多糖结合疫苗与b型流感嗜血杆菌结合疫苗的作用。

目前，国家免疫规划疫苗免疫程序规定：接种二剂次A群流脑多糖疫苗，分别于6月龄、9月龄各接种1剂；接种二剂次A群C群流脑多糖疫苗，分别于3周岁、6周岁各接种1剂。

（二）多糖疫苗与结合疫苗的区别

1. 多糖疫苗

我国多糖流脑疫苗批准上市的有A群流脑多糖疫苗、A群C群流脑多糖疫苗、

ACYW135 群流脑多糖疫苗。多糖疫苗是以乳糖作为赋形剂的冻干剂型，经稀释液复溶后使用。疫苗中不包含佐剂，稳定性好，于 2～8 ℃条件下保存，保质期长。单剂量瓶装制品在溶解后需要在 30 min 内使用，多剂瓶装制品溶解后未用完部分应置于 2～8 ℃条件下于 1 h 内用完。多糖疫苗可使机体产生体液免疫应答，但不能诱导 T 细胞依赖性的免疫，表现为疫苗对年幼儿童的免疫效果差，以及不能诱导长期的免疫记忆。

2. 结合疫苗

国内正在使用的结合流脑疫苗包括 A 群 C 群流脑多糖结合疫苗、AC-Hib 三联疫苗，是 A 群、C 群多糖与破伤风类毒素结合的产物。结合疫苗在 2～8 ℃条件下是稳定的；在高温和反复冻融的情况下，多糖结构和载体蛋白的稳定性与结合的化学键、疫苗的配制有关。只有当疫苗处于更极端的情况下，多糖从蛋白载体上脱落，疫苗的免疫原性才会受到影响。接种结合疫苗能诱导更高的、杀菌功能更强的抗体反应，主要表现于婴幼儿，还能诱导产生长期存在的记忆性免疫。当再次接触于结合与非结合的多糖抗原时，机体能产生比第一次多糖接种更强的 IgG 抗体反应，抗体反应发生更快，所产生的抗体亲和力更高，杀菌活性更强。

（三）我国目前应用的流脑疫苗

目前，我国批准上市、正在应用的疫苗有 5 种。其中，免疫规划疫苗 2 种，为 A 群流脑多糖疫苗、A 群 C 群流脑多糖疫苗；自愿自费接种疫苗 3 种，包括 A 群 C 群流脑多糖结合疫苗、A 群 C 群流脑（结合）b 型流感嗜血杆菌（结合）联合疫苗、ACYW135 群流脑多糖疫苗（表 3 - 1）。

在结合蛋白的选择上，国内大部分结合疫苗（沃森、绿竹、罗益）均使用 TT 作为载体蛋白；但最近，使用 CRM197 为载体蛋白的国产新型流脑多糖结合疫苗（康希诺）已经上市，为 A 群 C 群流脑多糖结合疫苗增加新的选择，并可有效避免单一载体过度使用而降低免疫干扰的发生率。

表 3 - 1　我国目前在用的流脑疫苗（预防流脑）参数比较

性质	A 群流脑多糖疫苗	A 群 C 群流脑多糖结合疫苗	A 群、C 群流脑（结合）b 型流感嗜血杆菌（结合）联合疫苗	A 群 C 群流脑多糖疫苗	ACYW135 群流脑多糖疫苗
抗原来源	A 群脑膜炎奈瑟球菌	A 群 C 群脑膜炎奈瑟球菌	A 群、C 群脑膜炎奈瑟球菌、b 型流感嗜血杆菌	A 群 C 群脑膜炎奈瑟球菌	A 群、C 群、Y 群、W135 群脑膜炎奈瑟球菌
有效成分	A 群多糖为 150 μg	A 群和 C 群结合多糖不少于 10 μg	A 群、C 群流脑结合多糖、b 型流感嗜血杆菌多糖分别应不低于 10 μg	A 群、C 群多糖各含 50 μg	A 群、C 群、Y 群、W135 群多糖各有 50 μg

续表 3 - 1

性质	A 群流脑多糖疫苗	A 群 C 群流脑多糖结合疫苗	A 群、C 群流脑（结合）b 型流感嗜血杆菌（结合）联合疫苗	A 群 C 群流脑多糖疫苗	ACYW135 群流脑多糖疫苗
规格或剂量	冻干，复溶后有 2.5 mL，为 5 人份	冻干，复溶后有 0.5 mL，为 1 人份	冻干，复溶后有 0.5 mL，为 1 人份	冻干，复溶后有 0.5 mL，为 1 人份	冻干，复溶后有 0.5 mL，为 1 人份
疫苗性质	多糖疫苗	结合疫苗	结合疫苗	多糖疫苗	多糖疫苗
适用人群	2 岁以下的儿童，选取 1 种接种程序			2 岁以上的人群	
接种程序	二剂次，于 6 月龄、9 月龄各接种 1 剂。每剂次间隔不少于 3 个月	3 月龄以上的儿童：① 3—12 月龄，三剂次，每剂间隔 1 个月；②1—2 岁，二剂次，每剂间隔 1 个月；③6 月龄至 2 岁，二剂次，每剂间隔 1 个月	2 月龄以上的儿童：2—5 月龄，接种 3 剂；6—11 月龄，接种 2 剂；12—24 月龄，接种 1 剂。间隔 1 个月	二剂次，于 3 周岁、6 周岁各接种 1 剂。第 1 剂与 A 群流脑多糖疫苗第 2 剂的间隔不少于 12 个月。每剂次间隔不少于 3 年，3 年内避免重复接种	二剂次，于 3 周岁、6 周岁各接种 1 剂。间隔要求同 A 群 C 群流脑多糖疫苗
接种途径	皮下注射	肌内注射	肌内注射	皮下注射	皮下注射
禁忌	①已知对该疫苗的任何成分过敏者。②患急性疾病、严重慢性疾病、慢性疾病的急性发作期和发热者。③患脑病、未控制的癫痫和其他进行性神经系统疾病者	①已知对该疫苗的任何成分过敏者，尤其是对破伤风类毒素过敏者。②患癫痫、脑部疾病及有惊厥、过敏史者。③患肾脏病、心脏病、活动性结核者及 HIV 感染者。④患急性传染病及发热者	①已知对该疫苗的任何成分过敏者，尤其是对破伤风类毒素过敏者。②患癫痫、未控制的癫痫和其他进行性神经系统疾病者。③严重心脏病、高血压、肝脏疾病、肾脏疾病、活动性结核者及 HIV 感染者。④患急性传染病、严重慢性疾病、慢性疾病的急性发作期和发热者	①已知对该疫苗的任何成分过敏者。②患急性疾病、严重慢性疾病、慢性疾病的急性发作期和发热者。③患脑病、未控制的癫痫和其他进行性神经系统疾病者	①对本疫苗及其成分过敏者。②患癫痫、脑部疾病者及有过敏史者。③患肾脏病、心脏病、活动性结核病、HIV 感染者及其他急性疾病者。患严重慢性疾病、处于慢性疾病的急性发作期者。④患急性传染病及发热者。⑤妊娠妇女，尤其是在妊娠前 3 个月

（四）应急接种

当发生流脑流行时，省级卫生行政部门可以依据《中华人民共和国传染病防治法》（2013 年修正）的规定，并根据流脑病例实验室诊断、人群免疫监测和菌群监测等结果，决定使用疫苗的种类，并尽快组织开展对病例周围高危人群应急接种工作。

（夏君　萧嘉丽）

第五节　流感嗜血杆菌感染及其免疫预防

流感嗜血杆菌在全球对 5 岁以下的儿童（尤其是 2 岁以下的儿童）造成了严重的疾病和死亡负担，主要引起脑膜炎和肺炎。在前疫苗时代，流感嗜血杆菌造成的严重疾病中，95% 的由 b 型流感嗜血杆菌引起。2000 年，WHO 统计，每年 b 型流感嗜血杆菌在全球范围内导致 800 多万病例，造成 37.1 万人死亡。脑膜炎是 b 型流感嗜血杆菌侵袭性疾病最常见的临床表现，占病例的 50%～65%。规范使用抗生素治疗后，病死率仍达 2%～5%。在存活者中，15%～30% 的人群出现听力损害或其他神经系统后遗症。

一、病原学

1892 年，Pfeiffer 首次对流感嗜血杆菌进行描述；1920 年，Winslow 等将该病原体命名为嗜血杆菌；1930 年，Margaret Pittman 发现分离的流感嗜血杆菌可以分为有荚膜和无荚膜 2 种形式，确定了有荚膜的 6 个亚型（a～f 型），并且观察到从脑脊液和血液中分离的细菌都是有荚膜的 b 型。

流感嗜血杆菌是革兰氏阴性球杆菌，一般为需氧菌，但也可作为兼性厌氧菌生长。最外层结构由磷酸聚核糖和基核糖醇组成，后者是产生毒力和免疫力的一种多糖。现已发现 6 种抗原性及生化特性不同的荚膜多糖血清型，分别以 a～f 命名，导致侵袭性疾病的所有菌株中，95% 的是 b 型。

流感嗜血杆菌的抵抗力较弱，加热至 50～55 ℃，持续 30 min 可被杀灭；对干燥、寒冷、热和一般消毒剂敏感。

二、发病机制

该菌经鼻咽部进入人体，在鼻咽部定居后，患者可成为无症状携带者，既可为暂时性，也可持续数月。正常婴幼儿鼻咽部的 b 型流感嗜血杆菌分离率为 0.5%～3.0%，而在成人中则不常见。

部分人群中，该菌可导致侵袭性感染，但其侵入血液的确切机制尚不明了。先前的上呼吸道病毒或支原体感染可能是其诱发因素。细菌随血液播散到机体的远端部位，脑膜尤其容易被感染。

b 型流感嗜血杆菌侵袭性疾病的最突出特征是有年龄依赖的易感性，5 岁以上儿童的发病不太常见；而在前疫苗时代，6—7 月龄儿童的发病率最高。

三、临床特征

b 型流感嗜血杆菌引起的侵袭性疾病可累及多个系统器官。最常见的侵袭性疾病有脑膜炎（占 50%）、会厌炎（占 17%）、肺炎（占 15%）、关节炎（占 8%）、蜂窝组织炎（占 6%）、骨髓炎（占 2%）和菌血症（占 2%）。

四、实验室诊断

b 型流感嗜血杆菌的病原学诊断主要是通过细菌培养及鉴定确定。采集患者脑脊液、血液、胸腔液、关节液和中耳抽取物进行培养，流感嗜血杆菌培养阳性即可确诊。

五、治疗

b 型流感嗜血杆菌侵袭性疾病一般需要住院治疗。应及早使用抗生素，可使用第 3 代头孢菌素或联合使用氯霉素和氨苄西林。疗程一般为 10 天。目前，美国耐氨苄西林的 b 型流感嗜血杆菌菌株较为常见。

六、流行病学特征

（一）传染源

人是 b 型流感嗜血杆菌侵袭性疾病的唯一已知的宿主，患者和鼻咽部带菌者的传染性是重要的传染源。鼻咽部带菌者的传染性可持续数日或数月，因此，传染期很长。潜伏期为 1 个月至数月，一般为 2～4 天。

（二）传播途径

b 型流感嗜血杆菌侵袭性疾病的主要传播途径可能是呼吸道飞沫传播。

（三）易感人群

在我国，6 月龄至 5 岁的儿童自然感染抗体水平最低，为 b 型流感嗜血杆菌侵袭性疾病的高危人群，尤其是 2 岁以下的婴幼儿。

（四）地区和时间分布

b 型流感嗜血杆菌侵袭性疾病可分布于全球。发病时间呈季节性双峰分布，3—5 月和 9—12 月为流行高峰。

（五）传染性

b 型流感嗜血杆菌侵袭性疾病的潜在传染性被认为是有限的，但在特定情况下，尤其是与病例密切接触（如在家庭、托幼机构或公共场所）后，可导致暴发或直接导致疾病的二代传播。

七、b 型流感嗜血杆菌结合疫苗

1985 年，b 型流感嗜血杆菌多糖疫苗在美国获得批准上市。1988 年，因该疫苗对 18 个月以下的儿童效果不佳而停用。1987 年 12 月，b 型流感嗜血杆菌结合疫苗面世，此后，全球多个国家和地区，包括我国，不断推出新产品。目前，我国有 6 种 b 型流感嗜血杆菌结合疫苗（其中，国产的有5种，进口的有1种）、3种含有 b 型流感嗜血杆菌结合疫苗的联合疫苗（其中，国产的有2种，进口的有1种）被获准用于2月龄及以上婴幼儿。

（一）免疫原性和疫苗效力

b 型流感嗜血杆菌结合疫苗具有较强的免疫原性。95%以上的婴儿在接种基础免疫程序的第2剂或第3剂后可达到保护性抗体水平。b 型流感嗜血杆菌结合疫苗无论在发达国家还是在发展中国家都表现出高度的有效性。在美国，b 型流感嗜血杆菌结合疫苗的应用已将 b 型流感嗜血杆菌侵袭性疾病的发病率降低了98%以上；加拿大和西欧地区的一些国家也取得相似的效果。

（二）免疫程序

免疫程序见表3-2。

表3-2　免疫程序

疫苗品种	单苗	联合疫苗		
	b 型流感嗜血杆菌结合疫苗	吸附无细胞百白破灭活脊髓灰质炎和 b 型流感嗜血杆菌（结合）联合疫苗	无细胞百白破 b 型流感嗜血杆菌联合疫苗	A 群、C 群流脑（结合）b 型流感嗜血杆菌（结合）联合疫苗
适用对象	2月龄至5周岁的婴幼儿	2月龄及以上的婴幼儿	3月龄及以上的婴幼儿	2—71月龄婴幼儿和儿童
基础免疫	2—5月龄：3剂，间隔1个月或2个月	3剂，间隔1或2个月	3剂，间隔1个月	2—5月龄：3剂，间隔1个月或2个月
	6—12月龄：2剂，间隔1个月或2个月			6—11月龄：2剂，间隔1个月或2个月
	1—5岁：1剂			12—71月龄：1剂
加强免疫	18月龄：1剂	18月龄：1剂	18—24月龄，1剂（与基础免疫第3剂至少间隔6个月）	—
剂量/mL	0.5	0.5	1.0	0.5

续表 3 - 2

	单苗	联合疫苗		
疫苗品种	b 型流感嗜血杆菌结合疫苗	吸附无细胞百白破灭活脊髓灰质炎和 b 型流感嗜血杆菌（结合）联合疫苗	无细胞百白破 b 型流感嗜血杆菌联合疫苗	A 群、C 群流脑（结合）b 型流感嗜血杆菌（结合）联合疫苗
接种部位和途径	对于婴幼儿及低龄儿童，建议接种部位选在大腿前外侧（中间 1/3 段）或臀部外上方 1/4 处；对于大龄儿童，建议接种部位选在上臂三角肌处。肌内注射	对于婴幼儿及低龄儿童。建议接种部位选在大腿前外侧（中间 1/3 段）；对于大龄儿童，建议接种部位选在上臂三角肌处。肌内注射	于臀部外上方 1/4 处，肌内注射	于上臂三角肌处，肌内注射

（三）安全性

在过去的 20 年里，b 型流感嗜血杆菌结合疫苗保护了数以百万计的儿童，严重不良事件报告极少。接种后，一般反应轻微，接种部位可出现轻微红肿、硬结、压痛，偶有局部瘙痒，一般无须特殊处理即可缓解，必要时对症治疗。全身反应主要是发热反应（多在 38.5 ℃以下），偶见烦躁、嗜睡、呕吐、腹泻、食欲不振，以及非典型的皮疹，一般可自行缓解。

（四）禁忌证

除疫苗的一般禁忌证（相关内容见本书第二章第一节）外，无其他特殊情况。

（李凯　沈秋逢）

第六节　肺炎球菌性疾病及其免疫预防

肺炎球菌（*Streptococcus pneumoniae*），又被称为肺炎链球菌，或肺炎双球菌，是细菌性肺炎最常见的致病菌，同时，也是细菌性脑膜炎的主要病因。肺炎球菌感染是世界范围内引起死亡的重要原因之一。尽管抗生素治疗不断有新发展，但肺炎球菌菌血症的死亡率并没有显著下降。

人们对肺炎球菌的认识已有 100 多年的历史。随着科学研究的深入，已发现越来越多的肺炎球菌血清型。在肺炎疫苗早期，应用全菌体疫苗接种，不但免疫效果差，且不良反应明显。此后，采用多种血清型的荚膜多糖疫苗接种取得较好效果。近年来，又改进应用多糖－蛋白结合疫苗接种，获得更为满意的结果，将细菌性肺炎的预防推进一大步。

一、病原学

肺炎球菌最早于 1881 年由法国的 Pasteur 从唾液中分离出来。同年，美国学者也在健康人群的口腔中分离出该菌。1886 年，Weichselbaum 证明这种细菌是大叶性肺炎的病原菌。肺炎球菌的生物学性状为革兰氏染色阳性、兼性厌氧、抗原主要有荚膜多糖抗原和 2 种菌体抗原（即 C 多糖和 M 蛋白）。根据荚膜多糖的组成差异，肺炎球菌可分为 46 个血清群，90 多个血清型。在我国 5 岁及以上的肺炎和脑膜炎病例中，最常见的血清型为 19A（占 29%）、19F（占 22.5%）、14（占 12.9%）。

肺炎球菌抵抗力较弱，对一般消毒剂敏感，荚膜菌株在干痰中可存活 1～2 个月。肺炎球菌的荚膜多糖是致病的主要毒力因子，不同荚膜血清型的肺炎球菌存活能力及致病力不同。

二、流行病学特征

侵袭性肺炎球菌病（invasive pneumococcal disease，IPD）的发病率和病死率呈现年龄两极化的特点，儿童与老人是肺炎球菌感染的高危人群。2007 年，美国 5 岁以下儿童的 IPD 发病率为 22 人/10 万人，其中，小于 12 月龄儿童的 IPD 发病率为 40.5 人/10 万人，12—23 月龄儿童的 IPD 发病率为 31.2 人/10 万人。2 岁以下儿童的 IPD 病例数占总病例数的 65%。

（一）传染源

肺炎球菌感染患者或携带者均可成为传染源。根据肺炎球菌在人体的感染状况，可分为以下类型。

（1）无症状定植。肺炎球菌鼻咽部携带率为 27%～85%。

（2）非侵袭性疾病。非侵袭性疾病有上呼吸道感染、中耳炎、鼻窦炎、支气管炎、蜂窝组织炎、肺炎（非菌血症性）。

（3）IPD。IPD 有菌血症、脑膜炎、化脓性关节炎、肺炎（菌血症性）。

（二）传播途径

人是肺炎球菌唯一的自然宿主。肺炎球菌通过呼吸道飞沫经人与人的直接接触而传播，或上呼吸带菌者通过自身感染方式来传播。居处拥挤易导致家庭内传播。在冬末春初，呼吸道病毒性疾病流行时更为多见。一般来说，鼻咽部带菌率越高，发病率也越高。

（三）人群易感性

儿童与老人是感染肺炎球菌的高危人群。儿童易感人群的易感因素如下。

（1）年龄小于 2 岁。

（2）处于托幼机构等集体单位。

（3）患有镰状细胞病、HIV 感染、慢性心肺病等。

（4）人工耳蜗植入者或脑脊液漏。

（5）早产儿、低出生体重儿、缺少母乳喂养、营养缺乏，以及室内空气污染等。

（6）暴露于香烟及多子女的家庭是儿童 IPD 的危险因素。

成人易感人群的易感因素如下。

（1）年龄大于 65 岁。

（2）年龄在 19—64 岁，同时伴有：①慢性疾病，如慢性呼吸道疾病、慢性心脏病、糖尿病、慢性肝病和肝硬化、慢性肾功能衰竭、肾综合征；②免疫功能受损、应用免疫抑制药物；③人工耳蜗植入者或脑脊液漏；④吸烟酗酒；⑤反复发作呼吸道感染、吞咽障碍、咳嗽反射减退；⑥医源性因素；⑦近期感染流感病毒和其他呼吸道病毒。

三、肺炎球菌致病的危险因素

肺炎球菌感染的危险性随年龄、基础疾病、生活环境等不同而具有较大的差异。婴幼儿和老年人感染的危险性相对较高。尤其是婴幼儿出生后的 6～14 周，母传肺炎球菌血清 IgG 抗体逐渐降至最低，IPD 发病风险随之升高。

四、临床表现

（1）IPD。IPD 主要包括脑膜炎、菌血症和菌血症性肺炎等常见感染。

（2）非侵袭性肺炎球菌性疾病（non-invasive pneumococcal disease，NIPD）。NIPD 主要包括急性中耳炎、鼻窦炎和非菌血症性肺炎等。

五、诊断和治疗

（一）诊断

肺炎球菌疾病主要通过病原学检查诊断，如培养从感染部位分离鉴定肺炎球菌、血清学检查、分子生物学检查等。

（二）治疗

目前，在肺炎球菌性疾病的临床治疗过程中，抗生素治疗是首选。然而，抗生素的广泛应用使肺炎球菌的耐药现象十分严重。肺炎球菌对常用抗菌药物，如青霉素类、大环内酯类、喹诺酮类、头孢菌素和复方新诺明等，已产生明显的耐药性，成为全球性的严峻问题。不过，随着抗菌药物的耐药性得到重视和肺炎球菌疫苗接种的引进，在部分发达地区，肺炎球菌耐药菌株已有所减少。

六、肺炎球菌感染预防策略

无论是从流行病学，还是从公共卫生的角度出发，肺炎球菌疫苗已被证实在预防细菌性肺炎中起着越来越重要的作用。因此，WHO 将肺炎球菌疫苗列为"极度优先"等级的疫苗（表 3-3）。

表 3 – 3　WHO 界定的可预防疾病的疫苗分类

极高度优先	高度优先	中度优先
肺炎球菌性疾病、疟疾	人乳头瘤病毒感染、霍乱、登革热、乙型脑炎、流行性脑脊髓膜炎（含 A 群、C 群、W135 群和 Y 群）、狂犬病、轮状病毒感染、季节性流行性感冒、伤寒、黄热病	甲型肝炎、戊型肝炎、流行性脑脊髓膜炎（B）、腮腺炎、风疹、水痘

中华预防医学会和中华预防医学会疫苗与免疫分会发布的《肺炎球菌性疾病免疫预防专家共识（2017 版）》提出，肺炎球菌疫苗是预防肺炎球菌感染的有效手段。

（一）肺炎球菌疫苗

在 1882 年发现肺炎球菌疫苗预防接种具有抗肺炎球菌感染的作用后，肺炎球菌疫苗的发展经历如下。

1. 全菌体疫苗

1911 年，第一支肺炎疫苗——肺炎全菌体疫苗问世。这在今天看来是简单工艺的疫苗，采用加热死菌菌体制成。1914 年，南非的金矿矿工发生肺炎球菌引起的肺炎感染，就是采用全菌体疫苗接种来控制。

1915 年，开始使用包含 5 种不同的肺炎球菌菌型的五价全菌体疫苗。由于全菌体疫苗的不良反应较明显，科学家开始探索是否可以用肺炎球菌中的某些成分来代替全菌体疫苗，即如今所谓的"提纯"。

2. 肺炎球菌多糖疫苗

1930 年，科学家发现位于肺炎球菌外层的荚膜多糖具有免疫原性，且荚膜多糖的免疫作用比全菌体更有优势，其不仅免疫功能更强大，还可以明显减少接种疫苗后的不良反应。此后，肺炎球菌多糖疫苗的研究与应用得到迅速发展。①四价肺炎球菌多糖疫苗保护效果被证实。②1978 年，十四价肺炎球菌多糖疫苗在美国正式上市。③1983 年，二十三价肺炎球菌多糖疫苗（23-valent pneumococcal polysaccharides vaccine）研制成功并上市，其中的血清型包括 1、2、3、4、5、6B、7F、8、9N、9V、10A、11A、12F、14、15B、17F、18C、19F、19A、20、22F、23F 和 33F，可经预防 85% ~ 90% 的流行菌株。④1996 年，默沙东的二十三价肺炎球菌多糖疫苗开始在我国上市。⑤2006年，成都生物制品研究所的二十三价肺炎球菌多糖疫苗上市。⑥2017 年，我国沃森生物的二十三价肺炎球菌多糖疫苗上市。这是全球迄今唯一不含防腐剂的肺炎疫苗。

3. 肺炎球菌多糖结合疫苗

研究发现，肺炎球菌多糖疫苗只在对成人应用时，才可产生有效的免疫作用，并可维持较长时间；而在应用于儿童时，免疫作用不能持久。科学家开始致力于研发出一种适宜在儿童中推广应用的肺炎疫苗。2000 年，美国惠氏的七价肺炎球菌多糖结合疫苗上市，其工艺主要是将多糖与 CRM197 载体蛋白结合后吸附于磷酸铝佐剂，血清型包括 4、6B、9V、14、18C、19F 和 23F，可覆盖引起 6 岁以下儿童的侵袭性疾病的 80% 的血清型。2010 年，适用于儿童用的十三价肺炎球菌多糖结合疫苗（13-valent pneumococcal conjugate vaccine，PCV13）在美国被批准上市，其中的血清型包括 1、3、4、5、6A、6B、7F、9V、14、18C、19A、19F 和 23F。

2017 年，十三价肺炎球菌多糖结合疫苗在我国上市。

目前，在我国应用的肺炎球菌疫苗主要有针对幼儿的十三价肺炎球菌多糖结合疫苗和针对成人的二十三价肺炎球菌多糖疫苗。十三价肺炎球菌多糖结合疫苗所包含的血清型覆盖了我国 80% 左右的致病血清型，而二十三价肺炎球菌多糖疫苗所包含的血清型覆盖了我国 85% 以上的血清型。

（二）接种程序

1. 十三价肺炎球菌多糖结合疫苗常规免疫接种程序

根据《广东省非免疫规划疫苗接种方案（2021 年版）》，十三价肺炎球菌多糖结合疫苗常规免疫接种程序如下。

（1）推荐接种人群。

A. 十三价肺炎球菌多糖结合疫苗（CRM197 载体）。接种人群为 6 周龄至 15 月龄婴幼儿。

B. 十三价肺炎球菌多糖结合疫苗（TT 载体）和十三价肺炎球菌多糖结合疫苗（TT/DT 载体）。接种人群为 6 周龄至 5 岁儿童。

（2）免疫程序。

A. 十三价肺炎球菌多糖结合疫苗（CRM197 载体）。对儿童按 2 月龄、4 月龄、6 月龄进行基础免疫，在 12—15 月龄加强免疫。基础免疫首剂最早可在 6 周龄接种，各剂间隔 4 ～8 周。

6 月龄以内已开始接种，但未完成 3 剂基础免疫的婴儿，可在 12 月龄内完成接种。各剂基础免疫接种至少间隔 4 周，加强免疫与基础免疫最后一剂至少间隔 8 周。

7—11 月龄尚未接种过该疫苗的婴儿可接种 2 剂该疫苗，至少间隔 4 周。第 3 剂在 12—15 月龄接种，第 3 剂与第 2 剂至少间隔 8 周。

B. 十三价肺炎球菌多糖结合疫苗（TT 载体）。

（A）2—6 月龄婴儿。该年龄段的婴儿共接种 4 剂该疫苗。若首剂在 2 月龄（最小满 6 周龄）接种，进行基础免疫时接种 3 剂，每剂次接种间隔 2 个月，于 12—15 月龄时加强接种 1 剂（第 4 剂）。若首剂在 3 月龄接种，进行基础免疫时接种 3 剂，每剂次接种间隔 1 个月，于 12—15 月龄时加强接种 1 剂（第 4 剂）。

（B）7—11 月龄婴儿。该年龄段的婴儿共接种 3 剂该疫苗。进行基础免疫接种 2 剂，接种间隔至少 2 个月；于 12 月龄以后加强接种 1 剂（第 3 剂），与第 2 剂接种至少间隔 2 个月。

（C）12—23 月龄幼儿。该年龄段的婴儿接种 2 剂该疫苗，接种间隔至少 2 个月。

（D）24 月龄至 5 岁儿童。该年龄段的婴儿接种 1 剂该疫苗。

C. 十三价肺炎球菌多糖结合疫苗（TT/DT 载体）。

（A）2—6 月龄婴儿。该年龄段的婴儿共接种 4 剂该疫苗。推荐首剂在 2 月龄（最小满 6 周龄）接种，进行基础免疫时接种 3 剂该疫苗，每剂的接种间隔为 2 个月；于 12—15 月龄时加强接种 1 剂（第 4 剂）。

（B）7—11 月龄婴儿。该年龄段的婴儿共接种 3 剂该疫苗。进行基础免疫时接种 2 剂，每剂接种间隔至少 1 个月；于 12 月龄以后加强接种 1 剂（第 3 剂），与第 2 剂接种间隔至少 2 个月。

（C）12—23 月龄幼儿。该年龄段的婴儿接种 2 剂该疫苗，接种间隔至少为 2 个月。

（D）24 月龄至 5 岁儿童：该年龄段的婴儿接种 1 剂该疫苗。

2. 二十三价肺炎球菌多糖疫苗常规免疫接种程序

WHO 和免疫实施咨询委员会（Advisory Committee on Immunization，ACIP）对二十三价肺炎球菌多糖疫苗的接种建议：二十三价肺炎球菌多糖疫苗在 65 岁及以上人群可以常规接种。①未接种肺炎球菌疫苗或以前接种史不明的 65 岁及以下的成年人，应先接种十三价肺炎球菌多糖结合疫苗，然后接种二十三价肺炎球菌多糖疫苗。②二十三价肺炎球菌多糖疫苗剂量应在十三价肺炎球菌多糖结合疫苗剂量后 6 ～ 12 个月给予。如果在这个时间窗内不能给予二十三价肺炎球菌多糖疫苗，则在下次随访时给予二十三价肺炎球菌多糖疫苗的剂量。③两种疫苗不应联合使用，十三价肺炎球菌多糖结合疫苗和二十三价肺炎球菌多糖疫苗之间的最小可接受接种间隔为 8 周。

二十三价肺炎球菌多糖疫苗用于 60 岁及以上老年人和 2—59 岁伴高危因素的人群。60 岁以上老人、COPD 患者、糖尿病和心脏病患者等高危人群中接种二十三价肺炎球菌多糖疫苗具有良好的成本效益。

（1）接种程序。①基础接种。对于 60 岁及以上老年人和 2—59 岁伴高危因素的人群，基础接种为 1 剂。②再次接种。与其他多糖疫苗相似，二十三价肺炎球菌多糖疫苗不产生长久保护作用，而成人肺炎球菌感染发病率随年龄增加而上升，因此，成人可能需要复种。综合 WHO 的推荐和各国应用实践考虑，不推荐常规进行二十三价肺炎球菌多糖疫苗的复种，也不推荐多次接种二十三价肺炎球菌多糖疫苗，只推荐特定高危人群的复种。

（2）禁忌证。对二十三价肺炎球菌多糖疫苗中任何成分过敏者禁用；如果既往接种二十三价肺炎球菌多糖疫苗出现超敏反应，则禁止再次接种；如果接种者处于发热、急性感染或慢性疾病急性发作期，应推迟接种。关于其他接种禁忌的介绍，应仔细阅读厂家的药品说明书，严格按照说明书使用。

（三）疫苗安全性

全球的肺炎球菌疫苗接种后监测数据显示其安全性良好。局部反应发生率（低于 15%）较少；基础免疫后 7 天内，没有婴儿出现严重发热（体温超过 40 ℃）；加强免疫后，发热婴儿比例低于 7.0%；未出现危及生命的不良事件，整个研究过程中无死亡病例发生。

（四）有效性及效益

一项研究结果显示，在中国婴幼儿中，十三价肺炎球菌多糖结合疫苗基础免疫后的各血清型的特异性抗体应答率接近或等于 100%。

南非的研究者对侵袭性肺炎球菌疾病进行全国性基于实验室数据的监测，计算十三价肺炎球菌多糖结合疫苗引入前（2005—2008 年）和十三价肺炎球菌多糖结合疫苗引入后（2011—2012 年）的高风险年龄组的 IPD 发生率。结果显示，与疫苗接种前相比，十三价肺炎球菌多糖结合疫苗引入后，2 岁以下儿童的总体 IPD 发生率下降 69%。其中，七价肺炎球菌多糖结合疫苗血清型使 IPD 下降了 89%；同一时期，2 岁以下儿童的十三价肺炎球菌多糖结合疫苗新增 6 种血清型引起的 IPD 发生率下降了 57%。

据临床观察，二十三价肺炎球菌多糖疫苗在慢性阻塞性肺疾病患者接种的效益与成本的比例为（7.08 ~ 11.4）：1，而在糖尿病患者接种的效益与成本的比例为 2.77：1。北京市的一项研究结果显示，在老年人的肺炎多糖疫苗接种成本效益分析中，当疫苗费用为 210 元时，二十三价肺炎球菌多糖疫苗在老年人接种的效益与成本比例为 6.49：1。

（蔡文峰　张春焕）

第七节　霍乱及其免疫预防

霍乱是由霍乱弧菌感染引起的以起病急，腹泻剧烈，并多伴有呕吐，导致脱水、电解质紊乱、肌肉痉挛，甚至引发循环衰竭、肾衰竭的烈性肠道传染病。在我国，霍乱属于甲类传染病。

一、病原体

霍乱弧菌为革兰氏染色阴性的兼性厌氧菌，呈弧形或逗点状，尾端有一鞭毛，运动活跃，呈穿梭状运动。对加热、干燥、酸性环境和消毒剂敏感，但在自然界中存活时间长，在外环境合适时可存活 1 年以上。霍乱弧菌菌体（O）抗原特异性强，据此，可将霍乱弧菌分为 O1 群、非 O1 群和不典型 O1 群。O1 群是霍乱的主要致病菌群，又可分为古典生物型和埃尔托生物型；目前，非 O1 群已从 O2 编排到 O220 以上，其中，O139 群致病性与 O1 型类似；不典型 O1 群由于不产生肠毒素，没有致病性。

二、发病机制

霍乱弧菌致病性与侵入的菌数、致病力及人体的免疫力相关。人体的胃酸可杀灭大量霍乱弧菌。未被杀灭的菌体穿过肠黏膜的黏液层，定居在小肠上段肠黏膜上皮细胞的刷状缘，大量繁殖并产生霍乱肠毒素（cholera endotoxin）。霍乱肠毒素有毒性部分（A）和结合部分（B）2 个亚单位，通过 B 亚单位可识别、结合肠黏膜上皮细胞，继而 A 亚单位侵入细胞，使细胞内环磷酸腺苷（cyclic adenosine monophosphate，cAMP）浓度升高，刺激肠黏膜隐窝细胞过度分泌水、氯化物和碳酸盐。水和氯化钠在肠腔内大量聚集，造成烈性腹泻症状。霍乱肠毒素还能促使肠道黏液分泌增多，在后期机体失水的情况下，腹泻时的粪便可含有大量黏液，呈"米泔水"样。

三、临床特征

潜伏期为数小时至 5 天，多数为 1 ~ 3 天。典型的病程可分为 3 期。

1．泻吐期

腹泻常为首发症状，表现为非腹痛的剧烈性腹泻，不伴里急后重。随病程进展，腹泻越发频繁，次数可达每天 10 余次。随着肠内容物排出，粪便由最初的泥状迅速变成"米泔水"样，无粪臭，有轻微鱼腥味。呕吐发生在腹泻之后，喷射状，可不伴恶心。呕吐物最初为胃内容物，之后为水样，性状与粪便相似。症状轻者可不出现呕吐。

2．脱水期

大量泻吐可在 4～18 h 导致机体脱水，继而电解质紊乱。可出现因低钠引起的肌肉痉挛，因低钾引起的肌张力减弱、腱反射消失、心律失常等低钾血症，因尿毒症、酸中毒引起的呼吸增快、嗜睡、意识障碍等。

3．恢复期和反应期

腹泻停止，脱水和电解质情况改善，前两期的临床症状逐渐消失，循环系统恢复正常。约 1/3 的患者在循环系统改善后，霍乱弧菌内毒素被吸收进血液，引起发热反应，持续 1～3 天后自愈。

四、实验室诊断

（一）病原检查

1．粪便涂片

观察粪便涂片，可发现革兰氏染色阴性弧菌，呈"鱼群"样排列。

2．动力试验和制动试验

粪便经培养后，在暗视野显微镜下可见穿梭运动的弧菌，此为动力试验阳性。在动力试验结果呈阳性的情况下，滴加 1 滴 O1 群抗血清，如果穿梭运动停止，可判断为 O1 群；否则，再滴加 1 滴 O139 群抗血清，如果穿梭运动停止，可判断为 O139 群。

3．凝集试验

粪便培养增菌后，用选择性强的适合霍乱弧菌生长的培养基进行选择性生长，然后，在载玻片上加入 O1 群或 O139 群的单克隆抗体或诊断血清，观察凝集情况。

4．抗原检测

使用霍乱弧菌胶体金快速检测方法来检测抗原；或使用纯化的弧菌外膜蛋白，运用 ELISA 方法来检测抗原。抗原检测可用于快速诊断。

5．PCR 检测

运用 PCR 方法来检测霍乱弧菌的毒素基因，具有特异性和敏感性均较高的优点。

（二）血清免疫学检查

在恢复期的血清中，抗凝集素抗体有 4 倍以上升高者具有诊断意义。一般用于流行病学的追溯和病原检查阴性时的诊断。

五、流行病学

1．传染源

霍乱患者和带菌者是主要传染源。患者连续排菌可达 5 天以上，甚至 2 周以上。无症状带菌者由于难以诊断而不被隔离，作为传染源的意义更大。

2．传播途径

传播途径为粪—口途径。污染水源时容易引起暴发。霍乱弧菌既可通过苍蝇来传播，又可通过污染鱼、虾、贝类等水产品传播。

3．人群易感性

人群普遍易感，病例感染率（表现症状的病例在总感染人数中的比例）为1∶100～1∶3。感染后可获得一定免疫力，但也有再次感染的病例报道。

4．流行特征

霍乱流行都是由 O1 群和 O139 群株引起的。在静脉和口服补液治疗发明前，霍乱的病死率可达 40% 以上。加之其传染性强，可经过污染水源引起大流行和国际传播，其已成为严重威胁人类健康的烈性传染病。我国将霍乱作为甲类传染病管理，效果显著，多年来，发病率控制在极低水平。2014—2017 年，我国每年报告霍乱病例均少于30 例，无死亡病例。广东、上海、浙江沿海一带是流行地区，流行高峰为夏秋季。

六、霍乱疫苗

我国使用的霍乱疫苗是由上海联合赛尔生物工程有限公司生产的重组 B 亚单位/菌体霍乱疫苗（为肠溶胶囊）。

（一）成分和性状

用工程菌制备重组霍乱肠毒素 B 亚单位与灭活 O1 群菌体，经冻干而制成肠溶胶囊。

（二）规格

每粒胶囊为 240 mg，含灭活霍乱弧菌 5.0×10^{10} 个，重组霍乱肠毒素 B 亚单位为1 mg。每次服 1 粒。

（三）接种对象

接种对象为 2 岁或以上的高危人群，主要包括的人群如下。

（1）卫生条件较差地区、霍乱流行和受流行感染威胁地区的人群。

（2）旅游者、旅游服务人员、水上居民。

（3）饮食业和食品加工业、医务防疫人员。

（4）遭受自然灾害地区的人群。

（5）军队执行野外战勤任务的人员。

（四）途径和剂量

口服。初次免疫者于第 0 天、第 7 天、第 28 天各服 1 粒；接受过初次免疫的人群，视高危情况适时加强 1 粒。对于不能顺利吞咽的儿童，可将疫苗倒出胶囊壳，与包装中的抗酸剂（用 75 mL 温水溶解）一同服用。

（五）免疫效果

在 6 079 例的现场试验中，服苗者血清的抗体水平比对照组的高出 3.4～14.8 倍。12 个月后，仍高出 2～8 倍。对产毒性大肠杆菌的保护率：3 个月的为 69.9%，6 个月的为 55.0%。

（六）不良反应

在部队官兵中，监测到不良反应发生率为 0.8% ～ 3.3%，且均为一过性的腹泻等轻微症状。

（七）禁忌证

除了疫苗的一般禁忌证（见本书第二章第一节相关内容），孕妇及 2 岁以下的婴幼儿禁用。

（八）注意事项

（1）为取得较好效果，餐后 2 h 内避免服苗。服苗后 1 h 内勿进食。在与抗酸剂共用时，服苗后 1 h 内勿饮水。

（2）有胃溃疡、胃酸分泌异常等胃部不适者，不宜采用抗酸剂冲服方式。

（张春焕）

第八节　伤寒及其免疫预防

伤寒是由伤寒沙门菌感染，引起持续发热、全身乏力、缓脉、玫瑰皮疹和头痛等症状的全身性感染性疾病。患者可能还会出现肠穿孔和肠出血等严重并发症。

一、病原体

伤寒沙门菌属于沙门菌属肠道沙门菌种，血清学上属于 D 群，革兰氏染色结果呈阴性，不易变异，不发酵乳糖，产酸不产气，可运动。伤寒沙门菌有 3 种可制作疫苗的抗原：细胞壁（O）抗原、鞭毛（H）抗原和荚膜多糖（Vi）抗原（图 3 – 1）。其中，Vi 抗原会在从患者新鲜血液中分离的伤寒沙门菌表面表达。

二、发病机制

伤寒沙门菌的侵袭性强，在肠道可快速透过肠黏膜而侵入肠集合淋巴结的单核 – 吞噬细胞系统，繁殖后，进入血液循环，形成菌血症，快速累及全身单核 – 吞噬细胞系统。经过 8 ～ 14 天的潜伏期，引起败血症，出现伤寒症状。吞噬伤寒沙门菌的巨噬细胞被称为伤寒细胞，伤寒细胞聚集，形成伤寒小结。

三、临床特征

临床上，伤寒严重程度的差异性大。其典型的症状：①开始时有厌食、腹部不适、乏力、肌痛、发热和头痛等全身症状。②发热前 5 ～ 7 天，体温逐日升高 0.5 ～ 1.0 ℃，直至约 40 ℃。若无抗感染治疗，体温将维持高温 10 ～ 14 天。其间，约有 1/2 的患者在胸腹和背部出现玫瑰疹，呈小的橙红色斑点，压之褪色。大年龄人群常出现便秘，而幼儿会出现腹泻。由于伤寒会引发菌血症，因此，几乎可能累及任何器官，肠穿孔和肠出血是最为严重的并发症（发生率为 0.5%～1.0%），这也是伤寒肠损害的典型后果。2%～5% 的伤寒患者会成为慢性胆囊带菌者而长期排毒。

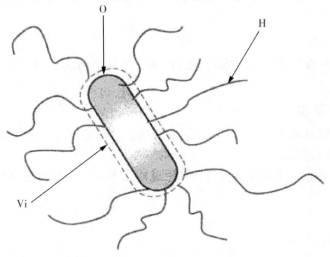

图 3－1　伤寒沙门菌的 O 抗原、H 抗原和 Vi 抗原

伤寒患者的外周血白细胞常低于 4.5×10^9 个/升，血小板常下降至 80×10^9 个/升；大多数人的血清转氨酶升高。

四、实验室诊断

血和骨髓培养结果为阳性可确诊，肥达试验呈阳性有辅助诊断意义。

肥达试验的方法：采用伤寒杆菌 O 抗原、H 抗原，副伤寒甲、乙、丙杆菌的 H 抗原共 5 种抗原；通过凝集法分别测定血清中相应抗体的凝集效价。

五、流行病学

（1）传染源。人类是伤寒沙门菌的唯一自然宿主，伤寒患者和慢性带菌者是唯一传染源。

（2）传播途径。伤害经粪—口途径传播。水源和食物被污染可引起暴发流行，日常接触传染源和虫媒机械传播可引起散发流行。

（3）人群易感性。未患过伤寒和未接种过伤寒疫苗者为易感个体。患过伤寒后可得到较稳固的免疫力，再次发病比较少见。

（4）流行特征。在流行地区，低年龄组接触病原机会较少，高年龄组抗体阳性率较高，因此，5—19 岁人群发病率最高。伤寒的流行和卫生条件关系密切，暴发和流行主要发生在亚洲和非洲，发达国家的发病率低。我国伤寒整体发病水平呈下降趋势。

六、伤寒疫苗

目前，上市的伤寒疫苗主要有 2 种：Vi 多糖疫苗和 Ty21a 口服活疫苗。

（一）Vi 多糖疫苗

（1）成分和性状。从培养的伤寒沙门菌 Ty2 株上提取 Vi 多糖。将 Vi 多糖进一步纯化、干燥、溶于缓冲液，过滤除菌而制得无色透明液体制剂。

（2）规格。每剂多为 0.5 mL，含不少于 25 μg Vi 多糖。每人剂量为 0.5 mL。

（3）接种对象。接种对象为 2 岁及以上的易感人群。

（4）途径和剂量。皮下或肌内注射 1 剂，3 年后加强注射 1 剂。

（5）免疫效果。接种 1 剂后，85%～95% 的 2 岁以上的人群可产生保护性特异 Vi 抗体。南非和尼泊尔的 2 项研究表明，Vi 多糖疫苗的保护率在 17 个月时为 72%，21 个月时为 64%，3 年时为 55%；上海生物制品研究所生产的 Vi 多糖疫苗保护率在 19 个月时为 69%。接种 3 年后，疫苗保护效果欠佳。

（6）不良反应。疼痛和压痛等局部反应最常见。美国报告的不良反应发生率为 4.5 次/10 万剂，其中，严重不良反应发生率为 0.34 次/10 万剂。

（7）禁忌证。对疫苗任何成分过敏者，发热、患急性疾病或慢性疾病发作期者禁止接种。

（二）Ty21a 口服活疫苗

（1）成分和性状。由伤寒沙门菌 Ty2 株经诱导突变成的减毒株，为肠溶胶囊制剂。

（2）规格。每剂含 $2 \times 10^9 \sim 6 \times 10^9$ CFU。

（3）接种对象。接种对象为 6 岁及以上的易感人群。

（4）途径和剂量。口服 4 剂，每剂间隔 2 天。5 年后，可再次口服 4 剂。

（5）免疫效果。接种 3 剂，3 年的保护率为 67%，7 年的保护率仍可达 62%。

（6）不良反应。几乎不发生不良反应。

（7）禁忌证。对疫苗任何成分过敏者，发热、患急性疾病或慢性疾病发作期者，妊娠妇女，免疫功能低下或正在使用抗生素者禁止接种。

（8）注意事项。后续剂次如果间隔 3 周以上，则需要重新开始全程免疫程序。

（张春焕）

第九节　炭疽及其免疫预防

炭疽是由炭疽杆菌引起，造成受累部位水肿、出血和坏死的动物源性传染病，严重的会造成败血病和炭疽脑膜炎。临床上以皮肤炭疽多见，其次为肺炭疽和肠炭疽。

一、病原体

炭疽杆菌为革兰氏阳性需氧芽孢杆菌，卵圆形，排成长链，呈竹节状。在体外，可形成抵抗力极强的芽孢，在动物尸体和土壤中存活数年。炭疽杆菌分泌保护性抗原、水肿因子和致死因子 3 种外毒素，这些外毒素可协同致病。

二、发病机制

炭疽杆菌侵入人体，迅速繁殖并分泌外毒素，使细胞水肿和组织坏死。炭疽杆菌被吞噬细胞吞噬后，随吞噬细胞播散到局部淋巴结。随后，其经淋巴和血液扩散，引起局部淋巴结炎和全身败血症。

三、临床特征

按受累部位不同，炭疽可分为皮肤炭疽、肺炭疽和肠炭疽。

1. 皮肤炭疽

皮肤炭疽是最常见的临床类型（占 90% 以上）。局部皮肤受感染后，潜伏 1 ～ 5 天，出现斑疹或丘疹。于次日形成含淡黄色液体的水疱，伴周围组织肿胀。3 ～ 4 天后，水疱中心出血坏死，四周伴成群小水疱。5 ～ 7 天，坏死区溃破，渗出物结成黑硬的炭块状焦痂，一般痒而不痛。此后，周围皮肤水肿消退，黑痂在 1 ～ 2 周内脱落。

2. 肺炭疽

肺炭疽较少见，但病死率几乎为 100%。感染 1 ～ 5 天后，有短暂非特异性流感样表现。2 ～ 4 天后，持续高热，伴呼吸困难、喘鸣、胸痛、咯血和出汗。可发生休克，并在 24 h 内死亡。

3. 肠炭疽

肠炭疽极罕见，病死率为 25% ～ 75%。主要表现为高热、剧烈腹痛、腹泻、黑便或呕血，并很快出现腹水。易并发败血症、休克而死亡。

四、实验室诊断

分泌物、水疱液、血液和脑脊液细菌培养结果呈阳性可确诊。血清学的抗荚膜抗体和外毒素抗体检测可在不能进行病原菌检测时提供特异和敏感的诊断方法。

五. 流行病学

1. 传染源

患病的食草动物（如牛、羊、马、骆驼等）是主要传染源，其次是猪和狗。动物的皮、毛、肉等都可携带炭疽杆菌。人和人之间传播的情况少见，人作为传染源的意义不大。

2. 传播途径

皮肤炭疽主要是直接或间接接触传播。肺炭疽是经呼吸道吸入带芽孢的粉尘或气溶胶而传播。肠炭疽是通过进食受污染的肉或乳制品而传播。

3. 人群易感性

人群普遍易感。牧业、动物屠宰、皮革加工的从业者是高危人群。

4. 流行特征

炭疽一般为散发病例，暴发和大规模流行很少见。呈牧区地方性流行。我国病例主要集中在贵州、新疆、甘肃等西部地区。2001 年，美国发生 1 起人为恶意投递炭疽杆菌污染的邮件而引起的流行，导致 10 余人受感染，5 人死亡。

六、炭疽疫苗

目前，我国使用的是兰州生物制品研究所研制的皮上划痕人用炭疽活疫苗，系由炭疽芽孢杆菌的弱毒株（即 A16R 株）经培养、收集菌体后稀释而成的活菌悬液。在我国，炭疽疫苗被纳为免疫规划疫苗，但只用于出现炭疽疫情后的应急接种。

1. 成分和性状

炭疽疫苗是由炭疽芽孢杆菌的弱毒株经培养、收集菌体后稀释而成的灰白色均匀悬液。

2. 规格

每剂五人份。每人次剂量含活菌数不少于 8.0×10^7 个。

3. 接种对象

接种对象是牧业、动物屠宰、皮革加工和发生疫情后的高危人群。

4. 途径和剂量

在上臂外侧三角肌附着处皮上划痕接种。在接种部位滴 2 滴疫苗，每滴间隔 3～4 cm，用手绷紧皮肤，用划痕针在每滴疫苗处作"井"字划痕，痕长为 1.0～1.5 cm。以划破皮肤至现间断小血点为宜。用同一划痕针反复涂压，使疫苗进入划痕处。接种皮肤裸露 5～10 min 后用干棉球擦净。

5. 免疫效果

接种后保护效果可维持 1 年。

6. 不良反应

接种后 24 h 内，接种部位可出现疼痛和触痛、轻度红肿，2～3 天自行消失。接种后可出现一过性轻度发热，持续 1～2 天后自行缓解。罕见其他严重不良反应。

7. 禁忌证

除疫苗一般的禁忌证（见本书第二章第一节相关内容），免疫功能低下者禁用。

8. 注意事项

（1）接种后 24 h 无任何反应者应重新接种。

（2）安瓿开启后，应于 3 h 内用完。剩余疫苗、空安瓿及用具，须用 3% 碱水煮沸消毒 30 min。

（张春焕）

第四章 病毒类疫苗及其可预防疾病

第一节 新型冠状病毒肺炎及其免疫预防

一、病原学

新冠病毒属于冠状病毒科。冠状病毒科家族包括2个亚科：勒托病毒亚科（Letovirinae）和正冠状病毒亚科（Orthocoronavirinae）。正冠状病毒亚科包括α冠状病毒、β冠状病毒、γ冠状病毒、δ冠状病毒。α冠状病毒和β冠状病毒通常仅感染哺乳动物；而γ冠状病毒、δ冠状病毒通常则感染禽类，甚至哺乳动物。2种类型的α冠状病毒（229E和NL63）和2种类型的β冠状病毒（OC43和HKU1）可在人类中传播并引起普通感冒。较之这4种冠状病毒，更具致病性的冠状病毒是SARS冠状病毒（SARS-COV）、中东呼吸综合征冠状病毒（MERS-COV）和新冠病毒，而它们都是β冠状病毒。

新冠病毒属于β属的冠状病毒，有包膜，颗粒呈圆形或椭圆形，直径60～140 nm。具有5个必需基因，分别针对核蛋白（N）、病毒包膜（E）、基质蛋白（M）和刺突蛋白（S）共4种结构蛋白及RNA依赖性的RNA聚合酶。核蛋白（N）包裹RNA基因组构成核衣壳，外面围绕着病毒包膜（E）。病毒包膜包埋有基质蛋白（M）和刺突蛋白（S）等蛋白。S蛋白通过结合血管紧张素转化酶2（angiotensin-converting enzyme 2，ACE2）进入细胞。体外分离培养时，新冠病毒于96 h左右即可在人呼吸道上皮细胞内被发现，而在VeroE6和Huh-7细胞系中分离培养需要4～6天。

新冠病毒对紫外线和热敏感。56 ℃条件下持续30 min、乙醚、75%乙醇溶液、含氯消毒剂、过氧乙酸或氯仿等均可有效地灭活病毒。氯己定不能有效地灭活病毒。

二、发病机制

新型冠状病毒S蛋白通过结合ACE2受体进入细胞。S蛋白包括S1、S2亚基，S1亚基上有与ACE2受体结合的受体结合域（receptor binding domain，RBD），S2亚基则促进病毒与宿主细胞膜的融合。S蛋白与ACE2的结合亲和力部分决定病毒的复制效率和疾病的严重程度。新冠病毒也可以通过结合肝素促进与靶细胞的结合。肺组织、肠道组织、肝脏血窦组织、肾脏及全身血管内皮细胞都有ACE2高表达，从而为新冠病毒的全身系统性感染提供可能。研究结果表明，回肠吸收性肠上皮细胞、肠道类器官组织、肺纤毛细胞、Ⅱ型肺泡上皮细胞都可以被新型冠状病毒感染。因此，新冠病毒的S蛋白被认为是疫苗的理想靶标。针对S蛋白RBD产生中和抗体是常见的疫苗设计策略。这些中和抗体可阻断新冠病毒与宿主细胞上ACE2受体的相互作用。

三、免疫反应

新冠病毒感染可导致肺部局部免疫反应。巨噬细胞和单核细胞募集至炎症部位释放细胞因子，诱发宿主固有免疫和适应性 B 细胞或 T 细胞免疫以清除病毒。

（一）体液免疫

大多数新冠肺炎患者在感染后几天内就具有病毒特异性 IgM、IgA 和 IgG 反应，表明抗体介导对新冠病毒的保护性免疫。新冠病毒诱导大量 IgA 的产生。IgA 产生较早，并在感染后 20 ~ 22 天达到峰值。IgM 在人体发病后 10 ~ 12 天出现高峰，18 天以后显著下降。IgG 反应也有类似 IgM 的现象，其浓度在最初的 3 周内增加，提示 IgM 向 IgG 转化，8 周后开始下降。

（二）细胞免疫

T 细胞免疫反应是宿主抗病毒的另一个重要免疫因素。在一定量抗体存在下，COVID-19 重症患者的康复快慢与体内激活的 $CD8^+$ 和 $CD4^+$ T 细胞的数量相关。先前大量的研究显示，COVID-19 患者的淋巴细胞减少，尤其重症患者的 $CD4^+$ 和 $CD8^+$ T 细胞数量大量减少。在 COVID-19 患者的肺泡灌洗液中也发现大量 T 细胞的克隆扩增。此外，研究结果表明，病毒特异性 $CD4^+$ T 细胞的数量与靶向新冠病毒 RBD 的 IgG 产生相关。但尚不明确新冠病毒的 T 细胞记忆如何建立，以及记忆性 T 细胞在再次接触病毒抗原后的反应。

（三）抗体依赖疾病增强效应

在自然感染、疫苗接种或抗体被动免疫后，中和抗体（neutralizing antibody，NtAb）滴度或亲和力较低，非 NtAb 与病毒结合，通过与免疫细胞上的 Fcγ 受体或补体 C1q 受体结合，介导感染性病毒颗粒进入免疫细胞（如巨噬细胞和树突状细胞）中增殖，释放炎症因子，而导致疾病增强，即抗体依赖疾病增强效应（antibody-dependent enhancement of disease，ADE），被称为疫苗相关疾病增强。在 SARS 冠状病毒（SARS-CoV）和中东呼吸综合征冠状病毒（MERS-CoV）候选疫苗的动物安全性与效力研究中，部分学者在非人灵长类动物和小鼠中观察到 ADE。尽管对新型冠状病毒感染也有 ADE 的担忧，但尚未有明确的报道。

四、流行病学

（一）传染源

传染源主要是新冠病毒感染的患者和无症状感染者。新冠病毒在潜伏期即有传染性，发病后 5 天内传染性较强。

（二）传播途径

经呼吸道飞沫和密切接触传播是主要的传播途径。接触病毒污染的物品也可造成感染。在相对封闭的环境中长时间暴露于高浓度气溶胶情况下存在经气溶胶传播的可能。由于在粪便、尿液中可分离到新型冠状病毒，应注意其对环境污染造成的接触传播或气溶胶传播。

（三）易感人群

人群普遍易感。感染后或接种新冠疫苗后可获得一定的免疫力，但持续时间尚未明确。

五、临床特征

（一）临床表现

潜伏期 1 ～ 14 天，多为 3 ～ 7 天，以发热、干咳、乏力为主要表现。部分患者以嗅觉、味觉减退或丧失等为首发症状，少数患者伴有鼻塞、流涕、咽痛、结膜炎、肌痛和腹泻等症状。重症患者多在发病 1 周后出现呼吸困难和（或）低氧血症，严重者可快速进展为急性呼吸窘迫综合征、脓毒症休克、难以纠正的代谢性酸中毒和出凝血功能障碍及多器官功能衰竭等。极少数患者还可有中枢神经系统受累及肢端缺血性坏死等表现。值得注意的是，重型、危重型患者在病程中可出现中低热，甚至无明显发热。轻型患者可表现为低热、轻微乏力、嗅觉及味觉障碍等，无肺炎表现。少数患者在感染新型冠状病毒后可无明显临床症状。

多数患者预后良好，少数患者的病情危重，多见于老年人、有慢性基础疾病者、晚期妊娠和围生期女性、肥胖人群。儿童病例的症状相对较轻，部分儿童及新生儿病例的症状可不典型，表现为呕吐、腹泻等消化道症状或仅表现为反应差、呼吸急促。极少数儿童可有多系统炎症综合征，出现类似川崎病或不典型川崎病表现、中毒性休克综合征或巨噬细胞活化综合征等，多发生于恢复期，主要表现为发热伴皮疹、非化脓性结膜炎、黏膜炎症、低血压或休克、凝血障碍、急性消化道症状等。一旦出现这些症状，病情可在短期内急剧恶化。

（二）实验室检查

1. 一般检查

在发病早期，外周血白细胞总数正常或减少，淋巴细胞计数减少。部分患者可出现肝酶、乳酸脱氢酶、肌酶、肌红蛋白、肌钙蛋白和铁蛋白增高。多数患者的 C 反应蛋白水平和血沉水平升高，降钙素原水平正常。重型、危重型患者可出现 D － 二聚体水平升高、外周血淋巴细胞水平进行性减少，炎症因子水平升高。

2. 病原学及血清学检查

（1）病原学检查。采用实时荧光定量 PCR 法和（或）高通量测序技术在鼻咽拭子、痰或其他下呼吸道的分泌物、血液、粪便、尿液等标本中可检测出新型冠状病毒核酸。检测下呼吸道标本（痰或气道抽取物）更加准确。核酸检测结果受病程、标本采集、检测过程、检测试剂等因素的影响。为提高检测阳性率，应规范采集标本，标本采集后应尽快送检。

（2）血清学检查。感染人群的新冠病毒特异性 IgM 抗体、IgG 抗体检测结果呈阳性。发病 1 周内阳性率均较低。由于试剂本身可能出现阳性判断值，或者体内存在干扰物质（如类风湿因子、嗜异性抗体、补体、溶菌酶等），或者标本原因（如标本溶血、标本被细菌污染、标本贮存时间过长、标本凝固不全等），抗体检测可能会出现假阳性。

一般不单独以血清学检测作为诊断依据，须结合流行病学史、临床表现和基础疾病等情况进行综合判断。对以下患者可通过抗体检测进行诊断：临床怀疑新冠肺炎而核酸检测结果呈阴性的患者，病情处于恢复期且核酸检测结果呈阴性的患者。

3．胸部影像学

发病早期，肺部呈现多发小斑片影及间质改变，以肺外带的较明显，进而发展为双肺多发磨玻璃影、浸润影。严重者可出现肺实变。胸腔积液少见。出现儿童多系统炎症综合征时，心功能不全患者可出现心影增大和肺水肿。

六、诊断

（一）疑似病例

结合下述流行病学史和临床表现综合分析，有流行病学史中的任何1条，且符合临床表现中任意2条，为疑似病例。

无明确流行病学史的，符合临床表现中任意2条，同时新型冠状病毒特异性IgM抗体检测结果呈阳性；或符合临床表现中的3条，为疑似病例。

1．流行病学史

（1）发病前14天内有病例报告社区的旅行史或居住史。

（2）发病前14天内有与新型冠状病毒感染的患者或无症状感染者接触史。

（3）发病前14天内曾接触过来自有病例报告社区的发热或有呼吸道症状的患者。

（4）聚集性发病：2周内在小范围如家庭、办公室、学校班级等场所，出现2例及以上发热和/或呼吸道症状的病例）。

2．临床表现

（1）发热和（或）呼吸道症状等新冠肺炎相关临床表现。

（2）具有上述新冠肺炎影像学特征。

（3）发病早期白细胞总数正常或降低，淋巴细胞计数正常或减少。

（二）确诊病例

疑似病例同时具备以下病原学或血清学证据之一者，为确诊病例。

（1）新冠病毒核酸实时荧光定量PCR检测的结果呈阳性。

（2）病毒基因测序结果与已知的新型冠状病毒的高度同源。

（3）新冠病毒特异性IgM抗体和IgG抗体的检测结果呈阳性。

（4）新冠病毒特异性IgG抗体检测结果由阴性转为阳性，或者恢复期IgG抗体浓度较急性期的呈4倍及以上升高。

七、治疗

仍缺乏特效抗病毒药物。

八、新冠病毒疫苗

（一）疫苗种类

目前，新冠疫苗的种类主要包括灭活疫苗、重组蛋白亚单位疫苗、病毒载体疫苗、

mRNA 疫苗和 DNA 疫苗。截至 2021 年 10 月 10 日，全球已有 320 种候选疫苗进入临床前试验和临床实验，其中的 27 种正在进行Ⅲ期临床试验，10 种疫苗正在进行Ⅳ期临床试验。部分疫苗，如中国医药集团有限公司中国生物技术股份有限公司（国药中生）、北京科兴中维生物技术有限公司（科兴中维）的灭活疫苗、重组蛋白亚单位疫苗、人 5 型腺病毒载体疫苗，牛津大学 – 阿斯利康的黑猩猩腺病毒载体疫苗，拜恩泰科/辉瑞公司（辉瑞）、莫德纳的 mRNA 疫苗等已经用于大规模人群接种。

1. 灭活疫苗

（1）机理。对新冠病毒进行扩增培养，然后用物理方法（如加热）和/或化学物质（通常为甲醛溶液）将其灭活制成的疫苗为灭活疫苗。灭活疫苗中的病原体已失去感染人体和导致疾病的能力，但仍保留其抗原的完整性，可以刺激机体免疫系统产生抗体，抵御疾病。灭活疫苗进入人体后不会复制，其抗原性较弱，因此需要多次接种。灭活疫苗在应对新冠病毒变异株时，可能需要根据病毒变异情况定期更换疫苗毒株。

（2）保护效力。国药中生（北京所、武汉所）和科兴中维的灭活疫苗均为接种在非洲绿猴肾（African green monkey kidney, Vero）细胞中培养的全病毒灭活疫苗。中国生物新冠灭活疫苗Ⅲ期临床试验结果显示，武汉所和北京所疫苗对新冠病毒感染的保护效力分别为 72.8% 和 78.1%。科兴中维疫苗Ⅲ期临床试验的中期结果显示，科兴中维疫苗对新冠病毒感染的保护效力为 83.5%。

2. 病毒载体疫苗

（1）机理。选择对人体无害的病毒作为载体，利用基因工程技术将编码新冠病毒 S 蛋白的基因植入病毒基因中，由这种能表达疫苗病毒抗原性的重组病毒制成的疫苗为病毒载体疫苗。根据病毒载体能否产生活的子代病毒，病毒载体疫苗可分为复制型和复制缺陷型。复制型疫苗进入机体后可产生大量子代病毒，其携带的病毒基因数量也会随载体病毒的复制而增加。复制缺陷型病毒载体疫苗是去掉病毒基因组中与病毒复制密切相关的基因编码，使病毒失去自我复制能力，需要利用外源性提供的相关蛋白包装成具有一次性感染能力的病毒。复制缺陷型疫苗的安全性优于复制型疫苗，但对疫苗病毒抗原的基因表达低于复制型疫苗，免疫效果可能较复制型疫苗的差。病毒载体疫苗进入人体后对免疫系统的刺激不会很快消失，因此，可以减少疫苗接种的剂次。但由于腺病毒是感染人体的常见病毒，人体很可能对腺病毒有"预存"的免疫力。这种"预存"的免疫力可能会影响疫苗的免疫效果。

（2）保护效力。目前，牛津大学 – 阿斯利康的黑猩猩腺病毒载体疫苗 AZD1222、美国强生公司（强生公司）的人腺病毒载体疫苗 AD26.COV2.S 和康希诺公司的人腺病毒载体疫苗 AD5-NCOV 均属于复制缺陷型病毒载体疫苗。香港大学和厦门万泰公司研发的流感病毒载体 – RBD 疫苗是复制型病毒载体疫苗。Ⅲ期临床试验结果显示，牛津大学 – 阿斯利康的黑猩猩腺病毒载体疫苗 AZD1222 对新冠病毒感染的保护效力为 79%，强生公司的人腺病毒载体疫苗 AD26.COV2.S 的保护效力为 66.9%，康希诺公司的人腺病毒载体疫苗 AD5-NCOV 的保护效力为 65.3%。

3. 重组蛋白亚单位疫苗

（1）机理。采用基因工程技术将新冠病毒基因序列中具有免疫原性的 S 蛋白或

RBD 蛋白剪切下来作为疫苗抗原，将其基因插入适合表达的宿主（如细菌、酵母菌、哺乳动物或昆虫）细胞并与宿主细胞基因进行重组，经体外培养，诱导其增殖出大量具有抗原性的病毒基因片段，再经提纯并添加佐剂而制成的疫苗为重组蛋白亚单位疫苗。该类疫苗只有新冠病毒的特定抗原蛋白，不能在体内复制，故无感染风险。但由于疫苗仅包含病毒部分蛋白，其免疫原性较弱，刺激机体免疫系统产生免疫记忆效应也较弱，因此，需要添加佐剂和多次接种。

（2）保护效力。目前安徽智飞龙科马生物制药有限公司（智飞龙科马）的 ZF2001 疫苗和美国诺瓦瓦克斯公司的 NVX-CoV2373 疫苗均属于重组蛋白亚单位疫苗。据智飞生物与中国科学院合作研发的重组新冠疫苗Ⅲ期临床试验数据公布：该疫苗对新冠病毒德尔塔变异株保护率为 77.54%，对阿尔法变异株保护率为 92.93%，综合保护率为 81.76%，预防重症和死亡保护率为 100%。美国诺瓦瓦克斯公司的 NVX-CoV2373 疫苗Ⅲ期临床试验结果显示，该疫苗对新冠病毒感染的保护效力为 89.7%。

4．mRNA 疫苗

（1）机理。通过体外合成一种携带编码新冠病毒 S 蛋白遗传信息的疫苗为 mRNA 疫苗。mRNA 疫苗被接种到宿主体内，宿主细胞可翻译出 S 蛋白的基因编码，以指导宿主细胞利用自身的遗传物质表达 S 蛋白，诱导机体免疫应答反应。利用宿主细胞合成的 S 蛋白，是具有生物学活性的蛋白质，结构上接近自然状态下的蛋白抗原，更能有效刺激免疫系统。由于 mRNA 疫苗非常不稳定，容易被核酸酶破坏，对制剂运输及保存条件和技术要求高，通常需要超低温储存运输，如莫德纳公司的 mRNA-1273 要在零下 20 ℃保存，而科恩泰科公司的 BNT162B2 则要求 –70 ℃保存。

（2）递送系统。mRNA 分子片段在体内很容易发生降解，必须有一个良好的递送系统保护 mRNA 有效地进入人体细胞不会被破坏，并可有效提升靶向性和生物利用度。mRNA 的递送系统大致分为脂类或类脂类递送系统和聚合物递送系统。脂质纳米颗粒是常用的递送系统之一。这种脂质纳米颗粒包裹在 mRNA 外面，使其安全地传递进宿主细胞内，发挥指导宿主细胞表达疫苗抗原的作用。尽管 mRNA 疫苗本身很安全，但包裹在其外面的脂类物质可能引起超敏反应。

（3）保护效力。拜恩泰科或辉瑞的 BNT162b2 疫苗和莫德纳公司的 mRNA-1273 疫苗均属于 mRNA 疫苗。mRNA 疫苗在Ⅲ期临床试验中获得最高的保护效力，拜恩泰科和辉瑞的 BNT162b2 疫苗对新冠病毒感染的保护效力超过 95%，莫德纳公司的 mRNA-1273 疫苗的保护效力超过 90%。

5．DNA 疫苗

（1）机理。把编码新冠病毒 S 蛋白的基因克隆到真核质粒表达载体上，然后将重组的质粒 DNA 直接注射到宿主体内。质粒 DNA 进入细胞核后先转化成 mRNA，mRNA 再进入细胞质，然后就像 mRNA 疫苗一样，翻译合成 S 蛋白，刺激机体产生免疫反应。

（2）保护效力。目前，印度 Zydus Cadila 制药公司的全球首款新冠 DNA 疫苗 ZyCoV-D 已经用于人群接种，含有质粒（能编码新冠病毒 S 蛋白）的环状 DNA 链和 1 个能激活 S 蛋白基因的启动子序列。研究者在临床试验中发现印度 Zydus Cadila 制药公司的 ZyCoV-D 疫苗对新冠病毒感染的保护效力为 67%。

（二）推荐免疫程序

我国已经用于人群接种的灭活疫苗主要由国药中生（北京所、武汉所）、科兴中维公司、深圳康泰生物制品股份有限公司、中国医学科学院医学生物学研究所（昆明所）生产，腺病毒载体疫苗为康希诺生物股份公司生产，重组亚单位疫苗为智飞龙科马生产。

1. 适用对象

18 周岁及以上人群适用。部分灭活疫苗可用于 3 周岁及以上人群。随疫苗临床研究数据的不断完善和疫苗说明书的修订，适用对象可适时更新。

2. 接种剂次和间隔

（1）新冠病毒灭活疫苗（Vero 细胞）。接种 2 剂；两剂之间的接种间隔建议不少于 3 周，第 2 剂在 8 周内尽早完成。

（2）重组新冠疫苗（5 型腺病毒载体）。接种 1 剂。

（3）重组新冠疫苗（CHO 细胞）。接种 3 剂；相邻两剂之间的接种间隔建议不少于 4 周。第 2 剂尽量在接种第 1 剂次后 8 周内完成，第 3 剂尽量在接种第 1 剂次后 6 个月内完成。

3. 接种途径和接种部位

推荐在上臂三角肌肌内注射。

（三）其他有关事项

1. 迟种补种

对于二剂次或三剂次程序的疫苗，未按程序完成接种者，建议尽早补种。免疫程序无须重新开始，补种完成相应剂次即可。

在 14 天内完成 2 剂新冠病毒灭活疫苗接种者，在第 2 剂接种 3 周后应尽早补种 1 剂灭活疫苗。在 14 ~ 21 天完成 2 剂新冠病毒灭活疫苗接种的，无须补种。

2. 加强免疫

加强免疫按国家相关规定执行。

3. 与其他疫苗同时接种

暂不推荐新冠疫苗与其他疫苗同时接种。其他疫苗与新冠疫苗的接种间隔应大于 14 天。当因动物致伤、外伤等原因须接种狂犬病疫苗、破伤风疫苗、免疫球蛋白时，可不考虑与新冠病毒疫苗的接种间隔。

4. 不同疫苗产品替换

现阶段建议用同一个疫苗产品完成接种。若遇疫苗无法继续供应、受种者异地接种等特殊情况，无法用同一个疫苗产品完成接种，可采用相同种类的其他生产企业的疫苗产品完成接种。

5. 新冠病毒感染及抗体筛查

在疫苗接种前无须开展新冠病毒核酸及抗体检测；接种后也不建议常规检测抗体作为免疫成功与否的依据。

6. 接种禁忌

通常的疫苗接种禁忌如下。

（1）对疫苗的活性成分、任何一种非活性成分、生产工艺中使用的物质过敏者，或以前接种同类疫苗时出现过敏者。

（2）既往发生过疫苗严重超敏反应者（如急性超敏反应、血管神经性水肿、呼吸困难等）。

（3）患有未控制的癫痫和其他严重神经系统疾病者（如横贯性脊髓炎、吉兰－巴雷综合征、脱髓鞘疾病等）。

（4）正在发热者，或患急性疾病，或慢性疾病的急性发作期，或未控制的严重慢性病患者。

（5）妊娠期妇女。

（黄勇　王鸣）

第二节　脊髓灰质炎及其免疫预防

脊灰是由脊灰病毒感染引起的一种急性传染病。临床表现主要为急性起病、发热、全身不适、严重时发生分布不规则和轻重不等的 AFP，由于此病过去多见于婴幼儿，故又称为小儿麻痹症。脊灰病毒经消化道感染后，在咽部和胃肠道增殖，通过局部淋巴组织和血流侵犯中枢神经系统。人感染脊灰病毒后，因人而异可呈现不同的结局，约 72% 成为无症状的隐性感染者，轻型病例约占 24%，只有不到 1% 的感染者可引起典型的脊灰临床表现。

一、流行病学

（一）传染源

人类为脊灰病毒的唯一宿主。脊灰病例和隐性感染者是最常见的传染源。免疫功能低下、免疫缺陷或长期使用免疫抑制剂者有可能成为长期病毒携带者。脊灰潜伏期为 3～35 天，通常为 7～14 天。

（二）传播途径

经粪—口途径在人—人之间传播是最常见的传播方式。

（三）人群易感性

人对脊灰病毒普遍易感，尤以 1～5 岁儿童多见。人群可通过隐性或亚临床感染而获得免疫力。

二、病原学及实验室诊断

脊灰病毒属于微小核糖核酸病毒科肠道病毒属，分为 I、II、III 等 3 个血清型，3 个血清型之间交叉免疫力较弱。

实验室诊断主要依靠从感染者的粪便或在咽部分离病毒来进行鉴定，恢复期时血清中和抗体呈 4 倍升高对诊断有重要意义。

三、全球消灭脊髓灰质炎的进程

在实施疫苗免疫之前，脊灰呈自然流行状态，全球的发病率很高。在大规模应用脊灰疫苗之后，人类控制、消灭脊灰取得显著的效果。全球消灭脊灰的进程，大致可分为以下阶段。

（一）疫苗使用阶段

20 世纪 50 年代，脊灰灭活疫苗和脊灰减毒活疫苗研发成功，人群接种疫苗后可产生抵御脊灰病毒的免疫力，为控制脊灰的流行发挥了重大的作用。这个阶段，疫苗接种率的高低、覆盖范围及接种周期的长短起了关键性的作用。

（二）消灭脊髓灰质炎阶段

1988 年，在 WHO 实施全球根除脊灰计划后，全球野生脊灰病毒（wild poliovirus，WPV）病例数从当年的 35 万例降至 2016 年的 37 例；自 1999 年，未再发现Ⅱ型 WPV 病例，2015 年，WHO 宣布Ⅱ型 WPV 已经在全球范围内被消灭；2013 年后，未发现Ⅲ型 WPV 病例。目前流行的 WPV 仅为Ⅰ型 WPV。2017 年，只有巴基斯坦、阿富汗和尼日利亚未阻断本土 WPV 的传播，巴基斯坦和阿富汗报告 WPV 病例共计 22 例，WPV 病例数降至历史最低。

（三）中国消灭脊髓灰质炎进展

中国报告最后 1 例 WPV 病例在 1994 年。2000 年 10 月，WHO 宣布西太平洋地区成为无脊灰区域，这标志着中国实现无脊灰目标，消灭脊灰工作已取得阶段性成果。但由于邻近国家仍有 WPV 的流行，中国始终面临 WPV 输入引发脊灰疫情的风险。2011 年 7 月，由于巴基斯坦疫情传入，中国新疆发生输入性脊灰疫情，在 3 个月时间内先后发生 21 例病例，这是中国自 2000 年证实无脊灰后首次出现脊灰疫情。疫情发生后，中国政府有关部门迅速采取强化免疫接种措施，使疫情得到控制。2012 年年底，经 WHO 西太区脊髓灰质炎证实委员会认定，中国消灭了脊灰，至今继续保持着无脊灰状态。

四、全球消灭脊髓灰质炎进程中面临的挑战

一方面，在消灭脊灰的早期，人群中大规模接种脊灰减毒活疫苗确实取得令人满意效果；但另一方面，接种脊灰减毒活疫苗后也发生不良事件，尽管发生率很低，但在 WPV 病例接近消除的情况下，由接种脊灰减毒活疫苗而产生的疫苗相关麻痹型脊灰（vaccine associated paralytic poliomyelitis，VAPP）病例和脊灰疫苗衍生病毒病例便上升为全球消灭脊灰所面临的重大障碍。

（一）疫苗相关麻痹型脊灰病例

脊灰减毒活疫苗虽然是由减弱毒性的病毒株制成，但其仍然保持对机体一定的致病力。某些体质特殊的人群，尤其是免疫功能不足（如免疫缺陷）的人群，接种脊灰减毒活疫苗后容易发生类似脊灰的症状。2001 年，WHO 对全球发生的 VAPP 病例进行估算，全球使用脊灰减毒活疫苗的国家每年发生 250～500 例 VAPP 病倒，即每 100 万出生人口发生 2～4 例 VAPP 病例。

（二）脊髓灰质炎疫苗衍生病毒

脊灰疫苗衍生病毒（vaccine derived poliovirus，VDPV）病例是脊灰减毒活疫苗中的疫苗病毒基因发生变异，出现病毒"返祖"现象，致病力发生变化，从而引起疫苗相关麻痹型脊灰病例。这是由脊灰减毒活疫苗中的疫苗病毒在接种率较低的人群中持续传播，长期复制后，重获 WPV 的神经毒性和传播能力，并成为循环的 VDPV 病例，导致散发麻痹型脊灰病例或暴发疫情。另外，在少数患有免疫缺陷综合征的个体内，疫苗病毒可长期复制，形成 VDPV 病例慢性排毒。病毒在复制过程中，神经毒性逐渐增强，个别病例的排毒期持续 10 年，甚至更长时间。原则上，所有临床上或从环境中分离到的与脊灰减毒活疫苗株相关的脊灰病毒都属于 VDPV。

按照脊灰减毒活疫苗所含疫苗病毒组分，脊灰减毒活疫苗分为三价脊灰减毒活疫苗（含全部Ⅰ型、Ⅱ型、Ⅲ型疫苗病毒）、二价脊灰减毒活疫苗（含Ⅰ型、Ⅲ型疫苗病毒）和单价脊灰减毒活疫苗（monovalent OPV，含Ⅰ型、Ⅱ型、Ⅲ型疫苗病毒中其中的 1 种）。根据全球观察数据，接种三价脊灰减毒活疫苗后，26%～31% 的 VAPP 和 90% 的 VDPV 是由Ⅱ型病毒组分引起的。

目前，部分国家仍发生Ⅱ型 VDPV 局部流行。2017 年，全球Ⅱ型 VDPV 病例数量是 WPV 病例的 4 倍以上。截至 2018 年 3 月，叙利亚、刚果等仍有Ⅱ型 VDPV 病例的报告。

我国也发生过 VDPV 病例及多次从环境中（如污水）检出 VDPV。AFP 病例监测系统显示，2001—2013 年，我国从儿童粪便标本中分离到 VDPV；疑似异常反应监测系统数据显示，2010—2017 年，我国也有接种脊灰减毒活疫苗后 VAPP 病例的报告。

五、应对策略

（一）全球脊髓灰质炎防控策略调整

2015 年，WHO 宣布Ⅱ型 WPV 已经在全球范围内被消灭，接种含Ⅱ型毒株的减毒活疫苗已经没有必要。为此，WHO 决定全球停用三价脊灰减毒活疫苗，改用剔除了Ⅱ型，只含有Ⅰ型、Ⅲ型这 2 个血清型的二价减毒活疫苗，同时要求各国应引入至少 1 剂次脊灰灭活疫苗，这就是所谓的"1 剂脊灰灭活疫苗＋3 剂二价脊灰减毒活疫苗（Ⅰ型、Ⅲ型）"序贯免疫程序。包括中国在内的仍在使用脊灰减毒活疫苗的 155 个国家同步实施本次调整。

这个程序的调整，主要是希望通过首针接种灭活疫苗后，能及早使机体产生抗脊灰病毒的中和抗体，可有效地降低下一剂次接种二价脊灰减毒活疫苗后，引起的 VAPP 或 VDPV 的风险。今后，随着"1 剂脊灰灭活疫苗＋3 剂二价脊灰减毒活疫苗"在全球实施的进程，将逐步增加脊灰灭活疫苗的剂次，直至完全用脊灰灭活疫苗替代脊灰减毒活疫苗，将发生 VAPP 或 VDPV 的风险降至最低。这方面，美国提供了一个值得借鉴的范例。美国自 1997 年采用序贯程序"2 剂脊灰灭活疫苗＋2 剂脊灰减毒活疫苗"，但同时也使用全程脊灰减毒活疫苗或全程脊灰灭活疫苗开展免疫接种。结果显示，使用 2 剂脊灰灭活疫苗能减少 95% 的 VAPP；13 例的 VAPP 病例全部出现在全程接种脊灰减毒活疫苗组；2000 年，转为 4 剂全程脊灰灭活疫苗程序后，既无 VAPP 病例报告，也无 WPV 输入病例。

（二）中国现阶段脊髓灰质炎防控策略

经国务院批准，国家卫生和计划生育委员会于 2016 年 4 月 29 日下发《我国响应世卫组织决议实施脊灰疫苗免疫新策略》，确定我国于 2016 年 5 月 1 日起执行新的脊灰疫苗免疫程序，撤除三价脊灰减毒活疫苗中的 Ⅱ 型组分，使用"1 剂脊灰灭活疫苗 + 3 剂二价脊灰减毒活疫苗（Ⅰ型、Ⅲ型）"序贯免疫程序。全国 AFP 监测系统数据显示，自采用新的免疫程序，VAPP 病例显著减少。所有发现的 VAPP 病例均为首针未接种脊灰灭活疫苗的儿童。

考虑到"1 + 3"序贯免疫程序对 Ⅱ 型病毒仅有 1 剂脊灰灭活疫苗的免疫机会，且在 6 ～ 8 周龄接种第 1 剂脊灰灭活疫苗时，由于受母传抗体水平影响，Ⅱ 型血清中和抗体阳转率较低，中国免疫规划专家咨询委员会于 2018 年 4 月再做调整，将"1 剂脊灰灭活疫苗 + 3 剂二价脊灰减毒活疫苗"常规免疫程序调整为"2 剂脊灰灭活疫苗 + 2 剂二价脊灰减毒活疫苗"序贯免疫程序，并于 2019 年全面执行。待全球消灭脊灰证实后，为了巩固成果，常规免疫接种将停用二价脊灰减毒活疫苗，转为全程接种脊灰灭活疫苗。

六、脊髓灰质炎疫苗

脊灰疫苗包括脊灰减毒活疫苗和脊灰灭活疫苗。

（一）脊髓灰质炎减毒活疫苗

脊灰减毒活疫苗含有脊灰病毒减毒株，即含有弱化的脊灰活病毒。脊灰减毒活疫苗的主要优点：①接种 3 剂脊灰减毒活疫苗后，95% 以上的受种者能产生免疫力；②接种脊灰减毒活疫苗后，儿童可通过排毒来感染未种的接触者，并使其产生免疫保护；③可产生咽部和肠道黏膜免疫，接种后，儿童再接触 WPV，可减少甚至消除粪便排毒，降低 WPV 传播风险；④价格低廉，接种方法简单。脊灰减毒活疫苗的 3 种组合（三价脊灰减毒活疫苗、二价脊灰减毒活疫苗、单价脊灰减毒活疫苗）已如前述。

（二）脊髓灰质炎灭活疫苗

脊灰灭活疫苗含脊灰病毒 3 个血清型，接种途径为肌内注射。注射后，不会发生 VAPP 病例和 VDPV 病例，但脊灰灭活疫苗诱导的肠道黏膜免疫水平低于脊灰减毒活疫苗，无法产生人与人的接触免疫，不能产生扩大免疫。且较之脊灰减毒活疫苗，脊灰灭活疫苗的价格较高（表 4 - 1）。

表 4 - 1　全程脊髓灰质炎减毒活疫苗免疫、全程脊髓灰质炎灭活疫苗免疫和脊髓灰质炎灭活疫苗 + 脊髓灰质炎减毒活疫苗序贯免疫程序的优势与劣势

特征	全程脊灰减毒活疫苗	全程脊灰灭活疫苗	脊灰灭活疫苗 + 脊灰减毒活疫苗序贯程序
VAPP	1 例，或每 25 万～ 80 万例的首剂免疫	无	首剂接种脊灰灭活疫苗可避免 VAPP
VDPV	有风险	无	有风险
安全性（除 VAPP 和 VDPV 外）	很好	很好	很好

续表4-1

特征	全程脊灰减毒活疫苗	全程脊灰灭活疫苗	脊灰灭活疫苗+脊灰减毒活疫苗序贯程序
系统免疫	可能与剂量有关	良好	良好
肠道免疫	很好	总体低于脊灰减毒活疫苗；但与未接种的相比，感染后排毒周期较短、滴度较低	很好
咽部免疫	很好	很好	很好
接触传播和次级免疫	有	无	有
需要额外注射或就诊	否	是	是
免疫程序的依从性	高	可能降低	可能降低
目前成本	低	高	中

根据毒株来源不同，脊灰灭活疫苗可分2种：源于脊灰病毒野毒株的Salk脊灰灭活疫苗和源于脊灰病毒减毒株的Sabin脊灰灭活疫苗。

Salk脊灰灭活疫苗是采用脊灰病毒Ⅰ型、Ⅱ型、Ⅲ型，将其分别接种于Vero细胞以培养，并收获病毒，经浓缩、纯化后用甲醛灭活，按比例混合后制成的三价液体疫苗。

Sabin脊灰灭活疫苗是将Sabin株脊灰病毒Ⅰ型、Ⅱ型、Ⅲ型减毒株分别接种于Vero细胞，培养后，收获病毒培养液，经浓缩、纯化、灭活后，按比例混合制成的三价液体疫苗，可用于预防由脊灰Ⅰ型、Ⅱ型、Ⅲ型病毒感染导致的脊灰。

两种脊灰灭活疫苗毒种来源不同，导致抗原结构不同，中和野毒株能力具有一定差异。Salk脊灰灭活疫苗来源于脊灰病毒野毒株，具有最广泛的抗原多样性。Sabin脊灰灭活疫苗来源于野毒株在非人类细胞中经过传代培养后筛选得到的减毒毒株。美国疾病预防控制中心的研究显示，Sabin脊灰灭活疫苗受种者产生的能够中和野毒株的抗体滴度低于由Salk脊灰灭活疫苗诱导受种者产生的抗体滴度。尚未知这种差异对临床效果的影响。我国上海市疾病预防控制中心亦在开展Sabin脊灰灭活疫苗与Salk脊灰灭活疫苗续接使用的免疫原性和安全性研究，初步结果显示，同时或交替使用Sabin脊灰灭活疫苗和Salk脊灰灭活疫苗，开展脊灰疫苗序贯免疫程序，对适龄婴儿均具有良好的免疫原性。此外，尚未发现Salk脊灰灭活疫苗和Sabin脊灰灭活疫苗替换使用带来影响的研究结果或报道。

为了确保中国维持无脊灰状态并帮助全球实现消灭脊灰的目标，同时使用Salk脊灰灭活疫苗和Sabin脊灰灭活疫苗具有互补意义。

（三）我国目前应用的脊髓灰质炎疫苗

我国目前在用的脊灰疫苗参数（预防脊灰）比较见表4-2。

表4-2 我国目前在用的脊髓灰质炎疫苗参数（预防脊灰）比较

	脊灰减毒活疫苗	Salk 脊灰灭活疫苗（赛诺菲巴斯德生产）	Sabin 脊灰灭活疫苗（昆明所生产）	Sabin 脊灰灭活疫苗（北生所生产）	五联疫苗（赛诺菲巴斯德生产）
来源毒株	脊灰病毒I型、II型、III型减毒株(Sabin株)	脊灰病毒I型Mahoney株、II型MEF-1株、III型Saukett株	脊灰病毒I型、II型Sabin株和III型Sabin株	脊灰病毒I、II、III型减毒株(Sabin株)	脊灰病毒I型Mahoney株、II型MEF-1株、III型Saukett株
成分	脊灰活病毒总量应不低于6.12 lgCCID$_{50}$，其中，I型不低于6.0 lgCCID$_{50}$，III型不低于5.5 lgCCID$_{50}$	脊灰病毒I型（灭活），40 DU（D-抗原单位）；脊灰病毒II型（灭活），8 DU；脊灰病毒III型（灭活），32 DU	脊灰病毒I型（灭活），30 DU；脊灰病毒II型（灭活），32 DU；脊灰病毒III型（灭活），45 DU	脊灰病毒I型（灭活），15 DU；脊灰病毒II型（灭活），45 DU；脊灰病毒III型（灭活），45 DU	脊灰病毒I型（灭活），40 DU；脊灰病毒II型（灭活），8 DU；脊灰病毒III型（灭活），32 DU
规格/剂量	1毫升/瓶（10人份），液体，口服剂，每次人用剂量为2滴（相当于0.1 mL）	0.5毫升/支，注射器预充剂	0.5毫升/瓶，液体注射剂		0.5毫升/支，注射器预充。使用前需要复溶。本品为两个包装材料包装，其一为百白破脊灰疫苗，混悬液；其二为b型流感嗜血杆菌结合疫苗，冻干粉。使用前将前两者混合
接种人群	用于2月龄及以上的婴幼儿	可用于婴幼儿、儿童和成人，主要用于2月龄及以上的婴幼儿	婴幼儿及儿童，主要用于2月龄以上的婴幼儿	用于2月龄以上的婴幼儿	用于2月龄及以上的婴幼儿
接种程序	用于与脊灰灭活疫苗序贯接种	在2月龄、3月龄、4月龄时为基础免疫，在18月龄时为加强免疫			在2月龄、3月龄、4月龄或3月龄、4月龄、5月龄时为基础免疫，在18月龄时为加强免疫

续表4-2

	脊灰减毒活疫苗	Salk 脊灰灭活疫苗（赛诺菲巴斯德生产）	Sabin 脊灰灭活疫苗（昆明所生产）	Sabin 脊灰灭活疫苗（北生研生产）	五联疫苗（赛诺菲巴斯德生产）
用法	使用前应在室温下于10 min内融化成液体，使用本品所附的专用滴管蘸取用本品，注2滴至婴幼儿舌面中后部位	肌内注射。婴幼儿的肌内注射的最佳部位是大腿前外侧中部，儿童、青少年和成人的则为三角肌	肌内注射，婴儿注射的最佳部位是大腿前外侧中部，儿童的为上臂三角肌		肌内注射，婴儿注射的最佳部位是大腿前外侧
禁忌	(1) 已知对该药物的任何组分，包括辅料及硫酸庆大霉素过敏者。 (2) 患急性疾病、严重慢性疾病、慢性疾病的急性发作期、发热者。 (3) 免疫缺陷、免疫功能低下或正在接受免疫抑制剂治疗者。 (4) 妊娠期妇女。 (5) 患未控制的癫痫和其他进行性神经系统疾病者	(1) 对本品中的活性物质、任何一种非活性物质或生产工艺中使用的物质，如新霉素、链霉素和多粘菌素 B 过敏者，或以前接种本品时出现过敏者。 (2) 发热或患急性疾病期者，应推迟接种本品	(1) 对本疫苗中的活性物质、任何非活性物质或生产工艺中使用的物质，或以前接种本疫苗出过敏者。 (2) 发热、急性疾病期患者，应推迟接种本疫苗。 (3) 严重慢性疾病、过敏体质者	(1) 对本疫苗中的活性物质、任何非活性物质或生产工艺中使用的物质，或以前接种本疫苗过敏者。 (2) 发热、急性疾病期患者，应推迟接种本疫苗。 (3) 严重慢性疾病、过敏体质者	(1) 对本品中的任一组分或对百日咳无细胞或是全细胞，或是以前接种过含有相同组分的疫苗后出现危及生命的不良反应者。 (2) 患进行性脑病者。 (3) 以前接种百日咳疫苗（无论是无细胞或是全细胞）后7天内患有脑病者。 (4) 发热或患急性疾病期间必须推迟接种本品

（1）二价脊灰减毒活疫苗。目前，我国只有中国生物技术集团公司北京生物制品研究所（北生研）生产的产品。

（2）脊灰灭活疫苗。中国有 2 种脊灰灭活疫苗供应，分别为来源于脊灰病毒株的脊灰灭活疫苗和来源于疫苗病毒株的脊灰灭活疫苗。前者由赛诺菲巴斯德公司（2009 年 9 月，在中国上市）生产，后者由中国医学科学院医学生物学研究所（昆明所，于 2015 年 6 月上市）生产。

（3）脊灰灭活疫苗联合疫苗。国内亦将含百白破、b 型流感嗜血杆菌、脊灰灭活疫苗组分的五联疫苗［由赛诺菲巴斯德生物制品有限公司（赛诺菲巴斯德）生产］作为二类疫苗使用。

（4）联合接种。脊灰灭活疫苗与脊灰减毒活疫苗可与其他疫苗联合接种。

七、急性松弛性瘫痪监测

在全球消灭脊灰进展至扫尾阶段，开展 AFP 监测是非常重要的一个环节。

（一）监测目的

（1）及时发现输入性脊灰野病毒，采取措施防止病毒传播，保持无脊灰状态。

（2）及时发现 VDPV 及其循环，采取措施控制病毒进一步传播。

（3）评价免疫工作质量，发现薄弱环节。

（4）监测脊灰病毒变异情况，为调整疫苗免疫策略提供依据。

（二）监测内容

1. 急性松弛性瘫痪病例

所有 15 岁以下、出现 AFP 的病例，以及任何年龄临床诊断为脊灰的病例均为 AFP 病例。

AFP 病例的诊断要点为急性起病、肌张力减弱、肌力下降、腱反射减弱或消失。

常见的 AFP 病例包括以下疾病：①脊灰；②吉兰－巴雷综合征（Guillain-Barre syndrome，GBS），为感染性多发性神经根神经炎；③横贯性脊髓炎、脊髓炎、脑脊髓炎、急性神经根脊髓炎；④多神经病（如药物性多神经病，有毒物质引起的多神经病、原因不明性多神经病）；⑤神经根炎；⑥外伤性神经炎（包括臀肌药物注射后引发的神经炎）；⑦单神经炎；⑧神经丛炎；⑨周期性瘫痪（包括低钾性麻痹、高钾性麻痹、正常钾性麻痹）；⑩肌病（包括全身型重症肌无力和中毒性、原因不明性肌病）；⑪急性多发性肌炎；⑫肉毒毒素中毒；⑬四肢瘫、截瘫和单瘫（原因不明）；⑭短暂性肢体麻痹。

2. 高危急性松弛性瘫痪病例

高危 AFP 病例为年龄小于 5 岁、接种脊灰疫苗次数少于 3 次或服苗史不详、未采集或未采集到合格大便标本的 AFP 病例、临床怀疑为脊灰的病例。

3. 聚集性临床符合病例

同一县（区）或相邻县（区）发现 2 例或 2 例以上的临床符合病例，发病时间间隔在 2 个月以内。

4. 脊髓灰质炎衍生病毒

从 AFP 病例大便标本中分离到 VDPV。该病毒与原始疫苗株病毒相比，VP1 区全基因序列变异介于 1%～15%。若发生 2 例或 2 例以上相关的 VDPV，则视为 VDPV 循环（circulating vaccine-derived poliovirus，cVDPVs）。

（三）病例分类标准

AFP 病例分类参照 WHO 推荐的病毒学分类标准。省级专家诊断小组根据脊灰实验室检测结果，结合流行病学、临床等资料对 AFP 病例进行诊断分类。

1. 野生脊髓灰质炎病毒确诊病例

凡 WPV 检测阳性的 AFP 病例均为 WPV 确诊病例。

2. 脊髓灰质炎衍生病毒病例

从大便标本中分离出 VDPV，经省级专家诊断小组审查，临床不能排除脊灰诊断的病例。

3. 脊髓灰质炎排除病例

具备下列条件之一者为脊灰排除病例。

（1）凡是采集到合格大便标本，未检测到 WPV 和 VDPV 的病例。

（2）无标本或无合格标本，未检测到 WPV 和 VDPV，无论 60 天随访时有无残留麻痹或死亡、失访，经省级专家诊断小组审查，临床排除脊灰诊断的病例。

4. 脊髓灰质炎临床符合病例

无标本或无合格标本，未检测到 WPV 和 VDPV，无论 60 天随访时有无残留麻痹或死亡、失访，经省级专家诊断小组审查，临床不能排除脊灰诊断的病例。

在进行具体操作时，应按照 2006 年由国家卫生部颁布的《全国急性弛缓性麻痹（AFP）病例监测方案》执行。

（王鸣）

第三节 麻疹、腮腺炎、风疹及其免疫预防

一、麻疹

麻疹是由麻疹病毒引起，典型症状为发热、结膜炎、上呼吸道炎症、口颊黏膜科氏斑及全身斑丘疹的急性呼吸道传染病，可并发肺炎、脑炎、喉炎、心肌炎等，严重的可导致死亡。麻疹具有极强的传染性，在疫苗使用前，几乎所有儿童都得过麻疹。人是麻疹病毒的唯一宿主，感染或免疫后可获得持久免疫力。随着经济、安全、有效的麻疹疫苗的广泛使用，麻疹有可能成为继天花和脊灰后人类消灭的第 3 种传染病。

（一）病原学

麻疹病毒为有包膜的单股负链 RNA 病毒，属于副黏病毒科麻疹病毒属，只有 1 个血清型，是已知的具有高传染性的病原体之一。麻疹病毒对热、化学剂不稳定，可以很

快地被热、光、酸性环境、乙醚、胰蛋白酶灭活，在体外仅可以短暂存活（小于 2 h），耐干燥和寒冷，冻干可保存数年。

（二）发病机制

麻疹病毒通过飞沫感染呼吸道或眼结膜，在局部上皮细胞复制，并侵入淋巴系统。病毒感染 2 ～ 3 天后，出现首次病毒血症。随后，在全身单核 – 吞噬细胞系统中大量增殖，于感染后 5 ～ 7 天再次入血，形成第 2 次病毒血症，播散全身，引起一系列临床症状。随着机体免疫应答激活，病毒被清除，疾病进入恢复期。

（三）临床特征

麻疹出疹前的潜伏期为 7 ～ 21 天，平均为 10 天。典型的临床过程分为 3 期。

（1）前驱期。从发热到皮疹出现为前驱期，一般持续 2 ～ 4 天，呈阶梯式升高的发热。伴结膜充血、畏光、咳嗽、流涕等上呼吸道卡他症状。90% 患者的双侧第二磨牙对面的颊黏膜上出现 0.5 ～ 1.0 mm 大小的白色针尖突起，周围有红晕，被称为麻疹黏膜斑（即科氏斑）。

（2）出疹期。病程的 3 ～ 4 天后，发热可达 39.0 ～ 40.5 ℃，并出现皮疹。皮疹最先出现在耳后、发际，然后出现在前额、面、颈，经 3 ～ 4 天，从上而下地蔓延至躯干和四肢，最后达手掌和足底。皮疹初期为淡红色斑丘疹，压之褪色，疹间皮肤正常，继而逐渐融合成片。出疹期的中毒症状明显加重，并发症多出现在此期。

（3）恢复期。皮疹遍及全身后持续 1 ～ 2 天，疾病迅速好转，皮疹按出疹顺序逐渐消退。疹退后可出现糠皮样脱屑。

麻疹的危害在于其并发症：①喉炎。由于继发细菌感染，喉部组织水肿、分泌物增多而引起梗阻。②肺炎。90% 以上的麻疹死亡病例是由肺部继发感染引发肺炎而导致的。③心肌炎。2 岁以下的幼儿易出现心肌炎，心电图上表现为 T 波和 ST 波改变。④脑炎。脑炎的发病率为 0.01% ～ 0.50%，病死率约为 15%，多数预后良好。⑤亚急性硬化性全脑炎。麻疹病毒变异后不被抗体中和，长期潜伏在脑细胞中，造成脑组织发生退行性病变。其常出现在麻疹疾病后的 2 ～ 17 年（平均为 7 年），是麻疹的远期并发病。

（四）临床诊断

具有急起发热、上呼吸道卡他症状、结膜炎、畏光、科氏斑和典型皮疹症状等即可诊断。结合流行病学，当地有麻疹流行或有接触过麻疹病例，可加强诊断准确性。在麻疹疫苗普遍应用后，存在较多症状不典型的病例，须根据血清学或病原学检测结果做出诊断。

（五）实验室诊断

（1）病原体检测。从早期患者的眼、鼻、咽分泌物或血、尿标本中检测到麻疹病毒为阳性，可确诊。

（2）血清学检测。近期无麻疹疫苗接种史而血清 IgM 呈阳性，或恢复期的血清 IgG 抗体较早期呈 4 倍以上的增高，或在早期时 IgG 呈阴性而在恢复期时呈阳性，可诊断为麻疹病毒感染。

（六）流行病学

（1）传染源。麻疹患者是本病的唯一传染源。皮疹出现前后 4 天均有传染性。无症状感染者少见，作为传染源的意义不大。

（2）传播途径。麻疹主要通过空气飞沫或气溶胶形式来传播。密切接触者可通过被病毒污染的手而直接传播。被污染的玩具、衣物等引起间接传播很少见。

（3）易感人群。人类对麻疹普遍易感，感染后可获得持久免疫力。低月龄婴儿由于母传抗体保护，很少感染发病。据报道，患过麻疹或接种过麻疹疫苗的成人再次出现症状较轻的麻疹感染，原因是长期未受自然感染或未进行麻疹疫苗强化免疫，抗体衰减至保护水平以下。

（4）流行特点。在疫苗使用之前，麻疹在世界范围内流行，一年四季均可发病，以冬春季为高峰。广泛使用疫苗，特别是各国将麻疹疫苗纳入免疫规划后，麻疹发病数和死亡数都大大降低。WHO 报道，2000—2016 年，麻疹疫苗接种工作防止了约 2 040 万例病例死亡，使全球范围内的麻疹死亡人数约下降了 84%，从 2000 年的 54.41 万人下降到 2016 年的 8.978 万人。2016 年，全球麻疹死亡人数首次下降到每年 10 万例以下。WHO 认为，到 2020 年，至少要在 5 个区域（WHO 共下设 6 个区域办事处：非洲区域、美洲区域、东南亚区域、欧洲区域、东地中海区域和西太平洋区域）消除麻疹，美国和西半球的其他地区已取得切断本土麻疹传播的成果，我国也正在朝着这一目标而努力。

我国麻疹发病率显著减少，但仍维持在较高水平。由于我国地域广阔，人口众多，各地防控工作进展不平衡，麻疹的控制仍处于不稳定状态。1965 年以前，未使用麻疹疫苗，我国麻疹发病率为 1 265.74 人/10 万人，死亡率为 9.19 人/10 万人。1978 年，将麻疹疫苗纳入免疫规划，儿童在 8 月龄时免费接种 1 次，当年麻疹发病率为 249.44 人/10 万人，随后，逐年下降。1986 年，开始实行麻疹疫苗二剂次的免疫程序。之后，全国麻疹年发病率控制在 10 人/10 万人左右。1995—2004 年，麻疹发病率降至 5 人/10 万人左右。2005 年，我国麻疹发病率大幅回升，报告发病率达 9.50 人/10 万人。经过调整麻疹疫苗第 2 剂的接种时间和强化免疫活动，全国麻疹发病率于 2011 年和 2012 年分别降至 0.74 人/10 万人和 0.46 人/10 万人。2013—2014 年，全国发病率回升至 3.88 人/10 万人。之后，又逐年下降。到 2017 年，麻疹发病率降至历史新低，为 0.43 人/10 万人。由于麻疹疫苗在适龄儿童中的高接种率，报告病例中免疫规划未覆盖的 8 月龄以下的婴儿和成人所占比例有所上升。8 月龄以下婴儿患病，原因可能是未从母体得到母传抗体（母亲麻疹抗体呈阴性）或获得母传抗体却衰减到保护水平以下。广州市陆龙等在 2013—2014 年对 691 名新生儿的母传麻疹抗体水平动态变化进行前瞻性观察，发现 3 月龄时，婴儿抗体阳性率从出生时的 87.3% 降至 26.5%，7 月龄时仅为 2.3%。

二、风疹

风疹（rubella），又名德国麻疹，由风疹病毒（rubella virus，RV）感染所致，临床上以前驱期短，低热，皮疹和耳后、枕后淋巴结肿大为特征的急性呼吸道传染病。孕妇在早期感染风疹病毒后，虽然临床症状轻微，但病毒可通过胎血屏障感染胎儿，导致先天性胎儿畸形、死胎、早产等，称为先天性风疹综合征（congenital rubella syndrome，CRS）。

（一）病原学

风疹病毒为单股正链 RNA 病毒，是被膜病毒科风疹病毒属的唯一成员，只限于人类感染。风疹病毒的抗原结构相当稳定，现知只有 1 种血清型。病毒不耐热，在外环境的生活力弱，对紫外线、乙醚、氯化铯、去氧胆酸等均敏感，在 pH < 3.0 的条件下可被灭活。

（二）发病机制

后天性感染风疹病毒后，病毒首先在上呼吸道黏膜及颈淋巴结生长增殖。然后，病毒进入血循环，引起病毒血症，播散至全身淋巴组织，引起淋巴结肿大。病毒引起的抗原－抗体复合物造成真皮上层的毛细血管炎症，损害血管内皮细胞，继而发生皮疹。

先天性风疹的发病原理还不太清楚。孕妇感染风疹后，风疹病毒可于病毒血症阶段随血液感染胎盘并复制，然后，进入胎儿循环，通过抑制细胞复制和刺激细胞凋亡，对器官形成造成影响。

（三）临床特征

临床上可分为获得性风疹和先天性风疹综合征，前者最为常见。

（1）获得性风疹。潜伏期为 14～21 天。感染病毒 2 周内，枕后和耳后淋巴结出现肿大。第 2 周后期，病毒进入血液，出现发热、全身不适、流涕、咽痛、结膜充血等前驱症状。潜伏期末，通常于发热 1～2 天后出现类似麻疹的斑丘疹，初见于面颈部，可于 1 天内布满全身。持续 3 天左右（通常为 1～4 天），皮疹消退，亦被称为"三日麻疹"。常伴有关节痛（如关节炎）。

（2）先天性风疹综合征。母体孕初 3 个月是胎儿各种器官形成的时期。此时，若感染风疹病毒，会抑制胚胎细胞分化，导致胎儿发育迟缓，甚至发生多系统的出生缺陷。感染发生越早，对胎儿损伤越严重，严重的可导致死胎、流产、早产。多数先天性患者于出生时即具有临床症状，也可于生后数月至数年才出现症状和新的畸形。

（四）临床诊断

风疹临床症状通常不能和麻疹很好地鉴别。有风疹患者接触史、有麻疹疫苗接种史而无风疹疫苗接种史，有利于风疹的诊断。确诊一般需要实验室诊断。

（五）实验室诊断

（1）病原体检测。在获得性风疹患者的鼻咽分泌物，先天性患者的尿、脑脊液、血清、骨髓等标本中分离到风疹病毒，可确诊。

（2）血清学检测。在近期无风疹疫苗接种史而血清 IgM 呈阳性，或恢复期的血清 IgG 抗体滴度较早期的呈 4 倍及以上的增高，或在早期时 IgG 呈阴性而在恢复期时呈阳性，可确诊。

（六）流行病学

（1）传染源。风疹病毒只存在于人类，患者和无症状感染者是风疹的传染源。传染期在发病前 5 ～ 7 天和发病后 3 ～ 5 天，起病当天和前一天传染性最强。

（2）传播途径。风疹病毒主要通过空气飞沫或微滴经呼吸道传播，人与人之间密切接触也可传播。先天性风疹通过胎盘垂直传播。

（3）易感人群。人对风疹普遍易感，一般多见于儿童。感染后，可获得较牢固的免疫。

（4）流行特点。风疹是世界广泛流行的急性呼吸道传染病，主要发病年龄在 5 ～ 9 岁。一年四季均可发生，较多见于冬季、春季。近年来，春夏发病较多。

三、流行性腮腺炎

流行性腮腺炎（腮腺炎），是由腮腺炎病毒引起的以腮腺区非化脓性肿大为主要特征的急性呼吸道传染病。在儿童可累及神经系统，引起脑炎或脑膜炎。在青少年可累及性腺和胰腺。

（一）病原学

腮腺炎病毒为单负链、有包膜的 RNA 病毒，属于副黏病毒科腮腺炎病毒属。腮腺炎病毒只有 1 种血清型，在外界环境中的抵抗力较弱，甲醛溶液、乙醚、三氯甲烷、紫外线、高温等均可迅速将其灭活。

（二）发病机制

腮腺炎病毒经呼吸道侵入机体，在黏膜上皮细胞和局部淋巴结内大量增殖，引起局部炎症后进入血流，发生第 1 次病毒血症并累及腮腺和中枢神经系统。病毒进一步增殖后引起第 2 次病毒血症，并侵犯第 1 次病毒血症未波及的器官，如腮腺、颌下腺、舌下腺、睾丸或卵巢、胰腺等。

（三）临床特征

腮腺炎的潜伏期为 8 ～ 30 天，平均为 18 天。起病较急，大多数无前驱症状。其特征性表现为一侧或两侧耳垂下腮腺肿大，呈半球形，以耳垂为中心，边缘不清，局部皮肤紧张、发亮但不发红，触之坚韧有弹性，表面发热，有轻触痛，张口或咀嚼（尤其是进酸性饮食）时因刺激唾液分泌，局部感到疼痛。可伴发热、畏寒、头痛、咽痛、食欲不佳、恶心、呕吐、全身不适等症状。腮腺肿大 2 ～ 3 天后到达高峰，持续 4 ～ 5 天后逐渐消退。一般病程为 10 ～ 14 天。病毒可侵犯中枢神经系统和其他腺体，可并发胰腺炎、心肌炎、脑炎、睾丸炎、卵巢炎等。无并发症的腮腺炎预后良好。

（四）临床诊断

主要根据发热、腮腺非化脓性肿大的典型症状诊断。在腮腺炎流行地区，发病前 2 ～ 3 周有腮腺炎病例接触史可辅助诊断。

（五）实验室诊断

在唾液中分离到腮腺炎病毒，近期无腮腺炎疫苗接种史而血清特异性 IgM 抗体呈阳性，恢复期的血清 IgG 抗体滴度比急性期的升高 4 倍以上，或恢复期的 IgG 抗体阳转，均可确诊。

（六）流行病学

（1）传染源。人是腮腺炎病毒唯一的宿主，隐性感染者（占30%～50%）和早期患者都是重要的传染源。自潜伏期末至腺肿消退均有传染性。传染性和流感、风疹的相似，但比麻疹和水痘的弱。

（2）传播途径。以唾液飞沫吸入为主要传播途径，亦可通过接触腮腺炎病毒唾液污染的衣物、食品、玩具等传染。密切接触是感染本病的重要条件。

（3）易感人群。人类对流行性腮腺炎病毒普遍易感。腮腺炎常见于儿童和青少年。感染后可获得巩固而持久的免疫力。

（4）流行特点。腮腺炎是全世界广泛流行的急性呼吸道传染病。多见于儿童，其中，2岁及以上的儿童发病较多，5—9岁的发病率最高，1岁以下的儿童和成人发病较少。一年四季均可发生，以冬季、春季为高峰。

四、麻疹、风疹和腮腺炎疫苗

由于麻疹、风疹和腮腺炎疫苗的性状、规格、使用方法、注意事项等类似，并且多以彼此联合的形式使用，在此统一叙述。我国使用的有麻疹减毒活疫苗、风疹减毒活疫苗、腮腺炎减毒活疫苗、麻风疫苗、麻腮疫苗和麻腮风疫苗。

（一）成分和性状

根据所需成分，将麻疹病毒减毒株、腮腺炎病毒减毒株接种于原代鸡胚细胞，将风疹病毒减毒株接种于人二倍体细胞培养，收获后，将所需成分按比例混合，冻干后制得。其为乳酪疏松体，复溶后为橘红色或淡粉红色澄明液体。

（二）规格

麻疹疫苗复溶后每瓶有1.0 mL。其他疫苗复溶后每瓶有0.5 mL。每次人用量均为0.5 mL。

（三）接种对象

接种对象为8月龄以上的易感者。

（四）途径和剂量

在上臂外侧三角肌下缘附着处皮下注射0.5 mL。按照国家免疫规划疫苗接种程序，适龄儿童于8月龄时接种1剂麻风疫苗，18～24月龄时接种1剂麻腮风疫苗。

（五）免疫效果

一般地，经过含麻疹、风疹病毒疫苗的复种，按国家免疫规划接种程序接种的儿童均可认为对麻疹和风疹免疫成功，抗体可持续数年。

傅传喜等的2004—2005年研究结果表明，接种1剂腮腺炎疫苗的保护效果为94.0%，对低年龄儿童的腮腺炎有很好的保护效果，对大年龄小学生的保护效果一般。

含麻疹病毒疫苗可以在控制麻疹疫情中应急接种，这是因为发生野生麻疹病毒感染时，病毒要先通过呼吸道黏膜屏障，再通过淋巴系统而进入血液，潜伏期为7～21天。接种疫苗的途径与自然感染不同，一般在接种后第7天开始产生抗体，比感染后产生症状的时间短。

（六）不良反应

除疫苗的一般不良反应（见本书第二章第一节相关内容）外，可在接种后 6 ~ 12 天出现散在皮疹，在 1 ~ 2 周出现一过性发热，一般均不超过 2 天，不需要做特殊处理。含腮腺炎病毒成分的疫苗可有轻微腮腺和唾液腺肿大，一般在 1 周后可自行缓解。

（七）禁忌证

除疫苗的一般禁忌证（见本书第二章第一节相关内容）外，孕妇和免疫功能低者禁止接种。

（八）注意事项

除疫苗的一般注意事项（见本书第二章第一节相关内容）外，注射免疫球蛋白者应至少间隔 3 个月再接种本疫苗。接受类固醇治疗者，在停止免疫抑制剂治疗 1 个月以上才可以接种。与其他注射用减毒活疫苗不同时接种时，须至少间隔 1 个月。育龄妇女注射本疫苗后，应至少 3 个月内避免怀孕。

（曾祥越 陆龙 冯燕芳）

第四节 乙型肝炎及其免疫预防

乙肝是由 HBV 引起的，以肝脏为主要病变并可引起多种器官损害的一种传染病。本病主要侵犯儿童及青壮年，病程迁延，易转变为慢性肝炎、肝硬化及肝癌，已成为威胁人类健康的严重传染病。我国是乙肝高发区，流行范围广、发病率高、危害性大。在过去的 40 多年中，全球对乙肝的病原学、流行病学及 HBV 的公共卫生控制等进行大量的研究，乙肝疫苗及有效预防策略已用于控制全球性乙肝流行，超过 150 个国家已将乙肝疫苗纳入免疫规划中。

一、病原学

（一）基因结构

1965 年，Blumberg 等报道澳大利亚抗原。1967 年，Krugman 等发现其与肝炎相关，故称其为肝炎相关抗原。1970 年，Done 及其同事在电子显微镜下发现 HBV 完整颗粒（为 42 nm 的微粒），称其为 Dane 颗粒。1972 年，WHO 将其命名为乙肝表面抗原（hepatitis B surface antigen，HBsAg）。HBV 基因组是最小的 DNA 病毒，仅包括 3 200 个核苷酸。HBV 属于肝 DNA 病毒属，本属包括与嗜肝 DNA 病毒种相似的病毒：土拨鼠、地松鼠和北京鸭病毒。

在电镜下观察，HBV 感染者的血清中存在 3 种形式的颗粒：①Dane 颗粒，直径为 42 nm，由包膜与核心组成。包膜厚 7 nm，内含 HBsAg、糖蛋白与细胞脂质；核心直径为 27 nm，内含环状双股 DNA、DNA 聚合酶、核心抗原（hepatitis B core antigen，

HBcAg），是病毒复制的主体。②小球形颗粒。③丝状或核状颗粒。后两种颗粒由 HB-sAg 组成，不含核酸，无感染性。一般情况下，血清中小球形颗粒最多，Dane 颗粒最少。

HBsAg 有 1 个组抗原决定簇 a，还有 2 对亚型决定簇 d 和 y、w 和 r，经不同组合后代表 HBV 的亚型。最常见的亚型为 adw 亚型、adr 亚型、ayw 亚型和 ayr 亚型。我国以 adr 亚型为主，ayw 亚型多见于内蒙古、新疆和西藏等少数民族聚居区。HBsAg 的各亚型之间均含有抗原决定簇 a，有交叉保护，但保护不完全。

HBV 的抵抗力很强，对热、低温、干燥、紫外线及一般浓度的消毒剂均能耐受。在 37 ℃ 条件下可存活 7 天，在血清中 30～32 ℃ 条件下可保存 6 个月，在 -20 ℃ 条件下可保存 15 年。HBV 在 100 ℃ 温度下持续 10 min、65 ℃ 温度下持续 10 h 或在高压蒸汽消毒条件下可被灭活。对 0.2% 的苯扎溴铵溶液及 0.5% 的过氧乙酸溶液敏感。

二、乙型肝炎病毒抗原抗体系统

1. 抗原抗体系统（包括 HBsAg、抗 - HBs）

HBsAg 是机体感染 HBV 后最先出现的血清学指标，在感染后的 3～5 周，HBsAg 是唯一的阳性指标，可见于急性乙肝患者的潜伏末期、急性期，慢性患者、无症状 HBsAg 携带者、部分肝硬化和肝癌患者的血清及受 HBV 感染患者的肝细胞胞浆中。HBsAg 是 HBV 感染的指标之一。

HBsAg 具有免疫原性，可以刺激机体产生相应的抗体（即抗 - HBs）。抗 - HBs 是一种完全性、保护性抗体，可持续数年或终生，一般于感染后 6～23 周出现，可见于乙型肝炎恢复期、HBV 既往感染者和 HBV 疫苗免疫后，反映机体对 HBV 具有保护性免疫力，是评价乙肝疫苗免疫效果的重要指标。一般认为，抗 - HBs 的含量高于 10 mIU/mL 即具有保护作用。抗 - HBs 的含量低于 10 mIU/mL 者，若暴露 HBV，应及时接种乙型肝炎高效价免疫球蛋白和（或）乙肝疫苗。

2. 抗原抗体系统（包括 HBeAg、抗 - HBe）

HBeAg 是 HBV 编码，但未组装到病毒颗粒中的一种主要蛋白结构。HBeAg 在血清中出现略晚于 HBsAg，效价与 HBsAg 平行，也是 HBV 感染的指标。HBeAg 一般只能在 HBsAg 阳性的血清中检出，但也有少数病例血清中的 HBeAg 呈阳性，而 HBsAg 呈阴性。几乎所有 HBeAg 阳性血清中都可检出 HBV DNA，具有较强的传染性。HBeAg 持续时间略短于 HBsAg，转为慢性感染时与 HBsAg 一样具有长期阳性。在乙肝恢复期，随着 HBsAg 的消失而消失。

抗 - HBe 出现在 HBeAg 消失前后，不是 HBV 的中和抗体。HBeAg 阳性表示 HBV 在体内复制，而抗 - HBe 阳性预示病毒增殖终止或减弱，疾病可能向好的方向转化。但慢性感染患者其抗 - HBe 呈阳性不能作为 HBV 停止复制的绝对指标。在无症状 HBsAg 携带者血清中，30%～50% 的人群可检出抗 - HBe。

3. 核心抗原抗体系统（包括 HBcAg、抗 - HBc）

HBcAg 不分泌到感染细胞外，也不能产生中和抗体，但具有较强的免疫原性，能诱导体液免疫和细胞免疫。HBcAg 呈阳性表示有 Dane 颗粒的存在，具有传染性。只有用去污剂脱壳后，血清中才能检测到 HBcAg。

HBcAg 可诱导机体产生抗体，但不是中和抗体，无保护作用。抗 – HBc IgM 是 HBV 感染后体内最早出现的抗体，是急性感染的重要指标，急性乙肝早期血清中抗 – HBc IgM 几乎全部呈阳性，在病程 2 ～ 4 周时达高峰，6 周时开始下降，持续 6 ～ 8 个月。抗 – HBc IgG 比抗 – HBc IgM 出现晚，约在发病后 1 个月升高，持续时间长，可达数年。抗 – HBc IgG 表明患者曾感染过 HBV。无症状 HBsAg 携带者或者 HBV 慢性感染状态者也可出现抗 – HBc IgG。

常用乙肝血清学检测指标的意义见表 4 – 3。

表 4 – 3　常用乙型肝炎病毒血清学检测指标的意义

形式	HBsAg	HBsAb	HBeAg	HBeAb	HBcAb	意　义
形式 1	+	–	+	–	+	HBV 复制活跃，传染性强；慢肝易迁延（"大三阳"）
形式 2	+	–	–	+	+	携带者，传染性弱；急性恢复期（"小三阳"）
形式 3	+	–	–	–	+	携带者，传染性弱；急性期
形式 4	–	–	–	–	+	既往感染；急性恢复窗口期
形式 5	–	–	–	+	+	近期感染；急性恢复期，少数有传染性
形式 6	–	+	–	–	+	感染已恢复，有免疫力
形式 7	–	+	–	+	+	感染已恢复；急性恢复期
形式 8	–	+	–	–	–	被动或疫苗主动免疫后，HBV 感染后已康复
形式 9	+	–	+	+	+	携带者，前 C 区变异，传染性强；急性恢复期

三、发病机制

HBV 进入血液并迅速到达肝组织。正常情况下，网状内皮细胞可把 HBV 清除。但如果病毒量超过机体的清除能力，或机体处于免疫抑制状态，HBV 就可在肝组织及其他肝外组织中定居、复制。急性 HBV 感染呈自限性。HBV 并不直接引起细胞损伤，一般认为是免疫因素，特别是细胞免疫应答所致，可能 HBV 导致的免疫病理损伤是关键。在 HBV 感染期间，针对病毒抗原和细胞表面抗原产生的体液免疫，以几种不同的形式损伤肝细胞。

四、流行病学

（一）传染源

传染源主要是急、慢性乙肝患者和病毒携带者。

（二）传播途径

（1）经血液、血液制品等传播。输血和血制品是 HBV 主要的传播途径。HBV 在血液中大量存在，极少量含有病毒的血液或血制品进入人体即可导致感染。除输血外，血液透析、器官移植等也是传播途径。

（2）母婴垂直传播。母婴垂直传播主要是指宫内感染、围生期传播和分娩后传播，携带有 HBV 的母亲可以通过血流感染胎儿。分娩前后及过程中，由携带 HBV 的母亲感染新生儿，母乳喂养也可导致母婴传播，该传播途径在中国占较大比例。在慢性乙肝患者中，40%～50% 的患者均来源于母婴传播。

（3）密切接触传播。目前，已证实乙肝患者和病毒携带者的唾液、汗液、阴道分泌物、精液、乳汁等体液中均含有乙肝病毒。密切的生活接触，尤其是性接触传播是常见传播方式。

（4）医源性传播。在医疗或预防工作中，由于未能严格按规章制度和操作规程而人为地造成病毒传播，如消毒不彻底、不安全注射等，包括使用受污染或消毒不严的针管、针头、采血器等。

（三）易感人群

抗 – HBs 阴性者均为易感人群。

（四）流行特征

全球约 20 亿人曾经或正在感染 HBV，其中，2.4 亿人为慢性 HBV 携带者。2015 年，全球疾病负担研究发现，HBV 感染仍居首位，而且，每年约有 65 万人死于慢性乙肝所引起的并发症。我国是 HBV 感染高发地区，据 2014 年调查数据测算，全国约有 9 000 万名 HBV 感染者，其中，2 800 万人是慢性乙肝患者。每年死于与乙肝相关肝病的病例约为 30 万例，新发病例为 50 万～100 万例。我国已成为世界上为乙肝、肝硬化和肝癌付出最多社会成本的国家，这给个人、家庭、社会造成沉重的经济负担，严重影响社会经济发展。

乙肝流行有地区性差异，按流行的严重程度分为低、中、高度 3 种流行地区。我国在全球属于乙肝高流行地区。乙肝流行有性别差异，男性高于女性，男女比例约为 1.4∶1.0。乙肝流行无明显季节性，以散发为主，有家庭聚集现象，此现象与母婴传播及日常生活接触传播有关。

1992 年以前，我国属于乙肝高流行区，HBsAg 阳性率高达 9.75%，每年因 HBV 感染相关疾病而死亡的人数约为 27 万人。1992 年，卫生部将乙肝疫苗纳入计划免疫管理，对所有新生儿接种乙肝疫苗。疫苗接种对乙肝感染的抑制在数年后取得显著效果。2014 年，我国再次对人群进行乙肝血清流行病学调查，全国 1—4 岁儿童的 HBsAg 流行率降到 0.32%，5—14 岁青少年的 HBsAg 流行率降到 0.94%，与 1992 年、2006 年相比下降明显。HBsAg 流行率的减少与全人群接种乙肝疫苗有密切联系。

五、临床表现与诊断

（一）临床表现

感染 HBV 后可引起各种肝病表现，包括亚临床感染（如隐性感染）、急性自限性肝炎、暴发型肝炎及慢性感染，慢性感染者最终可发展为肝硬化或者原发性肝癌。年龄是影响 HBV 感染者的临床表现及是否发展为慢性感染的重要因素。小于 10% 的 5 岁以下的儿童在感染 HBV 后有症状（如急性肝炎），而年龄大一些的或成人则有30%～50%有症状。近90%新生儿感染 HBV 后发展为慢性感染，而1—4 岁儿童的比例是30%，成人的则小于5%。合并慢性病者，如肾衰竭、HIV 感染及糖尿病，其发展为慢性感染的风险将提高。

（1）急性乙肝。急性乙肝与其他病毒引起的肝炎在临床表现上很难区分，诊断主要依靠血清学检查。急性乙肝以成人较儿童多见。从暴露到出现黄疸，计算潜伏期为60～150 天；从暴露到血清谷丙转氨酶（glutamic-pyruvic transaminase）异常，计算潜伏期为40～90 天。潜伏期长短与感染剂量和感染途径有关。前驱期主要表现为乏力、厌食、恶心、呕吐、低热、肌痛等。急性肝炎的临床表现和体征在1～3 个月缓解。

（2）慢性 HBV 感染。患者血清中的 HBsAg 持续阳性超过6 个月即可被认为是慢性 HBV 感染。

（3）原发性肝细胞癌与 HBV 感染。原发性肝细胞癌是一种常见的疾病，男性发病率高于女性，男女之比为3.7∶1，极少发生在儿童或青少年身上。在原发性肝癌患者中，70%～90%的 HBsAg 呈阳性，表明原发性肝癌与 HBV 感染有密切关系。在 HBV 慢性感染者中，无肝硬化者肝癌每年发生率小于1%；而在肝硬化患者中，肝癌每年发生率为2%～3%。

（二）诊断

根据流行病学、临床症状、体征、实验室检查和（或）肝活体组织检查等手段，进行综合分析，动态观察，予以诊断。

六、治疗

对于急性乙肝，没有特殊治疗方法，主要以支持治疗为主。而对于慢性乙肝及发展为肝硬化者，长期抗病毒治疗可降低病情恶化和发生肝癌的风险。治疗慢性肝炎的抗病毒药主要有干扰素、胸腺肽、核苷类药物、非核苷类药物等。

七、乙型肝炎预防策略

1991 年，WHO 在喀麦隆的雅温得召开以“发展中国家控制乙肝”为主题的国际会议，并通过消除乙肝的《雅温得宣言》，提出对人群的 HBsAg 携带率大于5%的国家和地区的全体新生儿接种乙肝疫苗，并将乙肝疫苗接种纳入计划免疫。

消除乙肝传播的策略包括预防围生期传播、给所有婴儿进行常规接种、给高危儿童接种、给青少年接种、给高危成人接种。

乙肝在我国的感染率高，患者的疾病负担重。为从根本上控制乙肝病毒的传播，必须坚持预防接种为主、防治结合的控制策略，保持新生儿优先接种乙肝疫苗的策略，逐步将儿童查漏补种和成人高危人群接种纳入常规免疫。除加强医源性感染的控制外，提高人群的知晓率，加大对 HBsAg 携带者的筛查、诊断和治疗，实现 WHO 制定的2030 年工作目标，是今后控制乙肝的当务之急。

八、重组乙型肝炎疫苗

（一）研发简史

乙肝疫苗通用名为重组乙肝疫苗，简称为乙肝疫苗，包括乙肝血源疫苗、酵母细胞乙肝基因工程疫苗和哺乳动物细胞基因疫苗和其他重组乙肝疫苗。

1971 年，美国国立卫生研究所（National Institutes of Health，NIH）的 Krugman 和 Giles 将 HBV 灭活，制成疫苗。后来，Hilleman、Purcell 和 Gerin 用 HBV 携带者含有的 HBsAg 小颗粒和少数 Dane 颗粒制成血源疫苗。

1981 年，美国食品药物管理局（Food and Drug Administration，FDA）正式批准使用默沙东公司生产的乙肝血源疫苗。这是第一代乙肝疫苗，目前，已停止生产使用。

1982 年，Valenzuela 等首次提出用酵母菌复制 HBsAg 蛋白并获得成功。

1983 年，Miyanora 研制成功酵母菌表达的基因乙肝疫苗。

1988 年，默沙东公司研制的重组酵母基因工程乙肝疫苗被批准生产，这是第 2 代乙肝疫苗，产量高，成本低，无传播疾病的危险，在世界各国广泛使用。

第 3 代乙肝疫苗，如人工合成 HBsAg 多肽疫苗、人工合成 HBcAg 多肽疫苗、黏膜疫苗、核酸疫苗、HBV 佐剂疫苗等，正在研发中。

我国自 1973 年，上海生物制品研究所、北京医科大学、北京生物制品研究所等先后研制血源性乙肝疫苗，于 1985 年 12 月批准应用，目前已被淘汰。

20 世纪 80 年代中期，我国开始研制中国仓鼠卵巢（CHO）细胞表达的基因乙肝疫苗。

1992 年，中国预防医学科学院病毒学研究所研制的重组乙肝基因工程疫苗（CHO 细胞）获得成功。1996 年，获得正式生产批文号。

1995 年，我国从美国默克公司引进 2 条生产线，开始生产乙肝基因工程疫苗（啤酒酵母）。

2000 年起，我国用乙肝基因工程疫苗取代血源性乙肝疫苗。

（二）规格、剂量和用法

目前，我国使用的均为基因重组乙肝疫苗，在我国注册的乙肝疫苗有国产和进口产品。

国产疫苗有啤酒酵母重组乙肝疫苗、CHO 乙肝疫苗、汉逊酵母乙肝疫苗 3 种。啤酒酵母重组乙肝疫苗有每支 1.0 mL 和 0.5 mL 共 2 种规格，分别含 HBsAg 10 μg 和 5 μg；CHO 细胞乙肝疫苗每支有 1 mL，分别含 HBsAg 10 μg 或 20 μg；汉逊酵母乙肝疫苗每支有 0.5 mL，含 HBsAg 10 μg。

进口乙肝疫苗有 GSK 生产的安在时（为啤酒酵母重组乙肝疫苗）和瑞士博尔纳公司生产的益可欣（为汉逊酵母重组乙肝疫苗），均有每支 0.5 mL 和 1.0 mL 这 2 种规格，分别含 HBsAg 10 μg 和 20 μg。

（三）储存与有效期

重组乙型肝炎疫苗应在 2～8 ℃条件下避光保存和运输，有效期为 2 年。

（四）剂量和用法

接种部位为上臂三角肌，行肌内注射。

（1）啤酒酵母乙肝疫苗。新生儿和小于 19 岁的青少年，每次注射剂量为 0.5 mL（含 HBsAg 5 μg）；19 岁及以上的人群每次注射剂量为 1.0 mL（含 HBsAg 10 μg），均需要注射 3 次。

（2）CHO 乙肝疫苗。小于 15 岁的儿童，每次注射剂量为 1 mL（含 HBsAg 10 μg）；15 岁及以上者，每次注射剂量为 1 mL（含 HBsAg 20 μg），均需要注射 3 次。

（3）汉逊酵母乙肝疫苗。婴儿和成人每次注射剂量均为 0.5 mL（含 HBsAg 10 μg），均需要注射 3 次。

（4）进口乙肝疫苗。一般 15 岁及以下的儿童每次注射剂量为 0.5 mL（含 HBsAg 10 μg），15 岁以上的岁青少年和成人每次注射剂量为 1.0 mL（含 HBsAg 20 μg），均需要注射 3 次。不同国家生产的疫苗对注射对象的年龄要求不同，需要在使用时细心阅读说明书。

（五）接种对象

1. 接种对象

本疫苗适用于乙肝易感者，尤其是下列人员：①新生儿，特别是母亲为 HBsAg、HBeAg 阳性者；②未感染过 HBV 的人，特别是医护人员及接触血液的实验室人员；③已感染 HBV 者的配偶、子女或密切接触者；④血液透析者和静脉注射毒品者等高危人群。

2. 对青少年（16 岁以上）和成人接种乙型肝炎疫苗的建议

对于未接种或接种史不详者、明确已感染过 HBV 者，无须接种乙肝疫苗；已进行检测出现 HBV 标记物任何一项阳性者，可不接种；反之，则需要按 0 个月、1 个月、6 个月的免疫程序接种 3 剂。

对有乙肝疫苗接种史者，最好进行乙肝标记物定量检测。抗 – HBs 的含量小于 10 mMIU/mL 者，应行全程基础免疫；抗 – HBs 的含量为 10 ～ 100 mMIU/mL 者，可加强接种 1 剂 20 μg 乙肝疫苗；抗 – HBs 的含量大于 100 mMIU/mL 者，可不接种。

3. 应常规接受暴露前乙型肝炎免疫的高危人群

应常规接受暴露前乙肝免疫的高危人群有：①被诊断为近期患有其他性传播疾病者，以及在过去 6 个月内与 1 个以上性伴侣有性活动史者；②男性同性恋者；③HBsAg 阳性者的家庭接触者和性伴侣；④少管所、监狱和拘留所的收容人员；⑤所执行任务涉及接触血液或血液污染的体液的卫生保健工作者和公共安全工作人员；⑥为保育残疾者而设的机构中的工作人员和受照顾者；⑦血液透析的患者；⑧接受血制品的凝血功能障碍患者；⑨计划在慢性 HBV 感染率为中等到高等（大于 2%）的地区停留 6 个月以上的国际旅行者，以及将与当地人群有密切接触者。

（六）免疫程序

接种 3 剂，即在第 0 个月、第 1 个月、第 6 个月各接种 1 剂；对于血液透析者，建议接种 4 剂，即在第 0 个月、第 1 个月、第 2 个月、第 6 个月各接种 1 剂。

（七）国家免疫规划儿童乙型肝炎疫苗免疫程序

1. 免疫程序与接种方法

（1）接种对象及剂次。共接种3剂，其中的第1剂在新生儿出生后24 h内接种，第2剂在1月龄时接种，第3剂在6月龄时接种。

（2）接种部位和接种途径。接种部位为上臂外侧三角肌或大腿前外侧中部。行肌内注射。

（3）接种剂量。①重组（酵母）乙肝疫苗每剂次接种10 μg。不论产妇的HBsAg为阳性或阴性，新生儿均接种10 μg的乙肝疫苗。②重组（CHO细胞）乙肝疫苗每剂次接种10 μg或20 μg。HBsAg阴性产妇的新生儿接种10 μg的乙肝疫苗，HBsAg阳性产妇的新生儿接种20μg的乙肝疫苗。

2. 其他事项

（1）在医院分娩的新生儿由出生的医疗机构接种第1剂乙肝疫苗，由辖区预防接种单位完成后续剂次接种。未在医疗机构出生儿童由辖区预防接种单位全程接种乙肝疫苗。

（2）HBsAg阳性或生母不详的新生儿应在出生后24 h内尽早接种第1剂乙肝疫苗；HBsAg阳性或生母不详的早产儿、低体重儿也应在出生后24 h内尽早接种第1剂乙肝疫苗，但在该早产儿或低体重儿满1月龄后，再按0月龄、1月龄、6月龄程序完成三剂次乙肝疫苗免疫。

（3）HBsAg阴性的母亲所生的新生儿也应在出生后24 h内接种第1剂乙肝疫苗，最迟应在出院前完成。

（4）危重症新生儿，如极低出生体重儿，患有严重出生缺陷、重度窒息、呼吸窘迫综合征等的新生儿，应在生命体征平稳后尽早接种第1剂乙肝疫苗。

（5）HBsAg阳性的母亲所生的新生儿，可按医嘱在出生后接种第1剂乙肝疫苗的同时，在不同（肢体）部位行肌内注射100 IU乙肝免疫球蛋白。

（6）建议对HBsAg阳性的母亲所生的儿童接种第3剂乙肝疫苗的1～2个月后，进行HBsAg和抗-HBs检测，若发现HBsAg呈阴性、抗-HBs的含量小于10 mMIU/mL，可按照0月龄、1月龄、6月龄免疫程序再接种3剂乙肝疫苗。

3. 补种原则

（1）若出生24 h内未及时接种，应尽早接种。

（2）对于未完成全程免疫程序者，需要尽早补种，补齐未接种剂次即可。

（3）第1剂与第2剂间隔应不少于28天，第2剂与第3剂间隔应不少于60天。

（八）禁忌证

患急性或慢性严重疾病者、对疫苗已知的任何成分过敏者、发热者暂缓接种。

（九）接种反应

（1）一般反应。乙肝疫苗是目前安全性较高的疫苗之一。接种后，局部反应以一过性疼痛多见，在疼痛发生的病例中，成人约为20%，儿童约为10%，偶有红肿或硬结等。全身反应以低热为主，高于38 ℃者约占1.8%；另外，疲乏者占1.9%，出现上呼吸道症状、胃肠道症状（如恶心、呕吐、腹痛、腹泻等）者占2%～3%。

经美国疫苗不良事件报告系统对 450 万剂乙肝疫苗进行售后监测，仅发现 307 例不良反应，包括恶心、皮疹、头痛、发热、不适、流感样症状、呕吐、头晕、荨麻疹、瘙痒、关节痛、肌痛、腹泻和嗜睡等。

（2）异常反应。乙肝疫苗中可能残留酵母菌成分和含有硫柳汞等添加物，曾有接种后发生过敏性皮疹、过敏性紫癜、局部超敏反应、过敏性休克、末梢神经炎等的报道，但发生率极低。另有报道，接种乙肝疫苗后发生视力减退、嗜酸性粒细胞增多症，出现多发性神经炎、多发性硬化症等，但在目前不能证明它们与接种疫苗有因果关系。

接种乙肝疫苗最常见的偶合症是晚发性维生素 K 缺乏症。晚发性维生素 K 缺乏症多见于 2 周龄至 3 月龄的新生儿，尤其是多见于 1 月龄左右的母乳喂养儿。此时，正是接种乙肝疫苗第 2 剂之时，既往国内已有数起接种乙肝疫苗第 2 剂偶合维生素 K 缺乏症引起颅内出血造成死亡的报告。在对新生儿接种乙肝疫苗时，应了解新生儿体内维生素 K 的情况，避免出现偶合晚发性维生素 K 缺乏症。

（十）注意事项

由于乙肝的潜伏期长，在接种时可能存在未被发现的感染，此时的疫苗有可能不能预防乙型肝炎感染。

慢性肝病患者、HIV 感染或丙型肝炎携带者不是乙肝疫苗接种的禁忌证。由于这些患者发生 HBV 感染时可能加重病情，因此建议接种乙肝疫苗，医生可根据患者的具体情况决定是否接种疫苗。HIV 感染、血液透析和免疫缺陷的患者，初种后获得的抗－HBs 滴度可能不高，因此，需要追加接种。

（十一）免疫效果

我国对乙肝疫苗的使用效果进行大量临床研究，目前，证实它对提高人群免疫水平和降低 HBV 感染有明显作用。

（1）阻断新生儿 HBV 母婴传播。多年来，我国一直实施对新生儿优先接种乙肝疫苗的政策，按 0 月龄、1 月龄、6 月龄方案对健康新生儿接种。首剂接种后 7 个月，超过 96% 的受种者获得血清保护水平的抗体。高危母亲所生的新生儿出生时按 0 月龄、1 月龄、6 月龄方案接种 10 μg（酵母疫苗）或 20 μg（CHO 细胞疫苗），若未同时使用乙肝免疫球蛋白，经证实，保护效果为 95%；若出生时同时使用乙肝免疫球蛋白和疫苗，保护效果可达 98%。根据 2014 年的全国人群乙肝血清流行病学调查结果，按照 WHO 分类标准，我国已从乙肝高流行区国家进入中流行区国家（2% ≤HBsAg 阳性率 <8%）。

（2）对青少年和成人的免疫效果。对青少年和成人接种 10 μg 或 20 μg 重组酵母或 CHO 乙肝疫苗，可以快速产生抗体，保护率高，超过 95% 的受种者可获保护；同时，保护力持久，减少低应答和无应答。我国实施新生儿和高危人群接种乙肝疫苗策略后，乙肝控制工作取得了明显成效。根据调查结果估算，2006 年，HBsAg 携带者比 1992 年的减少了 3 000 万人，感染 HBV 的人数减少了 2 亿人。另外，接种乙肝疫苗可使肝硬化、肝细胞癌的发生率降低。

（十二）使用中的一些问题

（1）接种乙肝疫苗后无应答和低应答的问题。接种乙肝疫苗后无应答是指受种者

血清中抗 – HBs 的含量小于 10 mIU/mL；低应答是指血清抗体滴度大于等于 10 mIU/mL 且小于等于 20 mIU/mL。原因可能为：①免疫缺陷或接种时使用免疫抑制剂；②与人 T 细胞缺陷、白细胞抗原（human leukocyte antigen，HLA）类型相关（据研究，HLA-DR7 和 DR3 者无或低应答率最高）；③接种部位的影响（臀部接种应答率低）；④接种剂次不足和针次间隔不规范；⑤与吸烟（每天吸烟 5 支以上，因烟草尼古丁致慢性血管收缩，有损机体免疫系统）等有关。排除以上因素，对无应答者可以更换接种乙肝疫苗的品种、增加接种剂量等方法，一般再接种 1 剂疫苗，大部分均可产生具有保护水平的免疫应答。若按第 0 个月、第 1 个月、第 6 个月免疫程序再接种 3 剂乙肝疫苗后，采取敏感方法检测仍无抗体产生，就不需要再接种，因为这些无应答者可能已发生 HBV 的隐匿性感染，或与个人遗传基因、乙肝疫苗的免疫逃逸株相关。

（2）是否需要加强免疫的问题。接种乙肝疫苗成功者的免疫持久性较好，并存在免疫记忆。目前，一般认为无须对健康人进行加强免疫。但血液透析或免疫缺陷患者等在接种乙肝疫苗后，每年需要进行检测，当抗 – HBs 的含量小于 10 mIU/mL 时，应进行加强免疫。

（3）接种乙肝疫苗前是否需要筛查的问题。大量资料证实，接种乙肝疫苗前不需要进行筛查，即使对已感染 HBV 者接种乙肝疫苗也不存在安全性问题。

九、暴露后处理

建议乙肝疫苗作为治疗的一部分，用于预防暴露于 HBV 后发生的乙肝感染。根据暴露情况，开始接种乙肝疫苗时，也可与乙肝免疫球蛋白同时使用。

乙肝免疫球蛋白是将供血者的高浓度抗 – HBs 血浆应用低温乙醇分离获得，是一种含有高浓度抗 – HBs 的特殊蛋白。液体制剂为接近无色，可带乳光或淡黄色的澄明液体。冻干制剂为白色或灰白色的疏松体，丙种球蛋白占总蛋白质的 90% 以上，每支含抗 – HBs 效价不低于 100 IU，属被动免疫制剂。

（一）适应证

乙肝免疫球蛋白的被动免疫可用于 HBsAg 阳性的母亲及所生的婴儿、意外（经皮肤、黏膜途径）暴露、与 HBsAg 阳性者的性接触或 12 个月以下婴儿与患急性乙肝的主要看护者的家庭内接触。大多数乙肝免疫球蛋白的接种对象属于高危人群，故需要同时考虑疫苗接种。

（二）用法和剂量

1. 用法

乙肝疫苗只限于肌内注射，不得用于静脉输注。冻干制剂用灭菌注射用水溶解成 100 MIU/mL 溶液。

2. 用量

（1）乙肝预防。一次肌内注射量：儿童的为 100 IU，成人的为 200 IU，必要时可间隔 3～4 周再注射 1 次。婴儿出生 24 h 内需要注射 100 IU。注射乙肝疫苗的剂量及时间见乙肝疫苗说明书或按医生推荐的其他适宜的免疫方案。

（2）母婴阻断。HBsAg 阳性的孕妇从产前 3 个月起，每月注射 1 次，每次剂量为

200～400 IU；HBsAg 阳性的母亲所生的婴儿在出生 24 h 内注射本品 100 IU，注射乙肝疫苗的剂量及时间见乙肝疫苗说明书或按医生推荐的其他适宜的免疫方案。

（3）意外感染者。对于意外感染者，应立即（最迟不超过 7 天）按体重注射 8～10 IU/kg，隔月再注射 1 次。

（三）不良反应

一般不会出现不良反应，少数人有红肿及疼痛感，无须特殊处理，可自行恢复。

（四）禁忌证

对人免疫球蛋白过敏或有其他严重过敏史者、有选择性 IgA 缺乏症者禁止接种乙肝疫苗。

（五）注意事项

安瓿破裂，瓶签不清楚或过期者不可使用；安瓿开启后，制品应一次性注射完毕，不可分次使用。

（六）保存

液体制剂保存于 2～8 ℃的暗处，冻干制剂保存于 10 ℃以下的干燥处。

（沈纪川）

第五节　甲型肝炎及其免疫预防

甲肝是由甲型肝炎病毒（hepatitis A virus，HAV）引起的常见传染病。2004 年，《中华人民共和国传染病防治法》将甲肝列为我国乙类法定传染病，并开始实施网络直报。20 世纪八九十年代，我国是甲肝病毒流行的高发区。1992 年，随着国产甲肝减毒活疫苗上市，并在全国广泛推广使用，甲肝的发病率呈明显下降趋势。

一、病原学

甲肝由感染 HAV 引起。1973 年，学者通过免疫电镜方法在急性肝炎患者的粪便中发现 HAV。该病毒属无包膜的 RNA 病毒，属于微小核糖核酸病毒。人是唯一的自然宿主。HAV 对外界抵抗力较强，耐酸碱，在室温条件下可生存 1 周，在自然环境下可存活数月。在高温（如 85 ℃）条件下，应用甲醛溶液、含氯消毒液可灭活病毒。

二、发病机制

HAV 通过粪—口途径经口传播，由肠道进入血液，引起短暂的病毒血症。HAV 进入肝细胞内复制，2 周后，经胆汁被排出体外。感染 10～12 天后，血液和粪便中均可检出病毒。出现症状后 3 周，仍可排出病毒。儿童排出病毒的持续时间比成人的长。

三、临床特征

HAV 的潜伏期约为 28 天（即 15～50 天）。急性甲肝的临床过程与其他急性病毒性肝炎的很难区别，症状主要表现为突然发热、全身不适、乏力、纳差、恶心、呕吐，或腹胀、便秘等消化道症状；出现茶色尿、黄疸；肝脏肿大，伴有触痛或叩痛。除急性重症肝炎外，一般愈后良好。

四、实验室诊断

实验室诊断结果如下。

（1）血清谷丙转氨酸明显升高。

（2）血清总胆红素（total bilirubin，TBIL）大于正常上限数值1倍以上，和（或）尿胆红素阳性。

（3）血清学检测结果显示，抗－HAV IgM呈阳性，或抗－HAV IgG双份血清呈4倍及以上的升高。

五、流行病学

（一）传染源

人类是HAV的唯一宿主，无昆虫和动物媒介宿主。传染源主要是甲肝患者与亚临床感染者。HAV在肝细胞内复制后通过胆汁从粪便排出。研究表明，黄疸出现前的14～21天及黄疸出现后的1～8天的感染者具有传染性。

（二）传播途径

（1）粪—口传播。①日常生活接触（常见）；②经水、食物传播，水生贝类是暴发流行的主要传播方式；③使用未经无害化处理的粪便作为农作物的肥料是传播的最大隐患；④从事饮食服务业的隐性感染者或潜伏期患者可通过污染食物而传播；⑤同性恋活动也可发生传播。

（2）经血传播。过去曾经认为经血传播的意义不大，因为病毒血症期短。然而，病毒血症可能贯穿整个潜伏期。输血传播已被证实。

（三）易感人群

未获得有效免疫的人群对HAV都具有易感性。人一旦得病，便可获得终生免疫。

（四）流行特征

甲肝是一个在全球所有国家和地区均有病例的传染病，流行水平与各地区的卫生状况有密切关系。近年来，我国的甲肝发病率呈逐年下降趋势。

（1）地区分布。甲肝分布于全球，根据人群感染率调查，世界各地可分高、中、低流行区。大多数发达国家的卫生水平较高，人群的HAV感染率很低，是甲肝的低度流行区；发展中国家和发达国家的部分地区为中度流行地区。我国属于高度流行区，特别是经济不发达，生活、卫生状况差的农村地区为高度流行区。1988年，上海有31万人因食用被污染的含HAV的毛蚶而发生迄今全球最大规模、最严重的一次甲肝暴发流行，罹患率达4 082.6人/10万人，为常年的12倍，8 647人入院治疗，47人病死，造成工厂停产、学校停课，直接经济损失5.08亿元，间接经济损失5.57亿元，给人民群众的健康和国家经济造成极大的危害与损失。

（2）人群分布。HAV 感染大多发生在年幼儿童，人群感染率高。感染形式主要是隐性感染。

（3）时间分布。无明显季节性变化。

六、甲型肝炎病毒致病的危险因素

HAV 致病的危险因素如下。

（1）甲肝的高危人群包括国际旅行者、男男同性恋者、经静脉注射毒品者。

（2）食品从业人员虽然不是甲肝的高危人群，但其职业的重要性值得关注，因其在同源性食源性 HAV 传播方面起重要作用。

（3）学校不是甲肝病毒传播的常见场所，多数是散发病例。但儿童在 HAV 传播中起重要作用。儿童一般无症状或疾病未被识别，因此，可作为传染源，尤其是家庭或密切接触者的传染源。

七、免疫预防策略

（一）甲型肝炎疫苗免疫策略

（1）常规免疫。我国已将甲肝疫苗纳入儿童国家免疫规划疫苗，18 月龄儿童常规接种 1 剂甲肝减毒活疫苗，或分别于 18 月龄、24 月龄各接种 1 剂甲肝灭活疫苗。接种前不需要进行血清学筛查。

（2）对高危人群进行甲肝疫苗接种，有效保护该人群的发病率。

（3）应急接种。在发生甲肝暴发疫情后，使用甲肝减毒活疫苗进行应急接种是控制暴发疫情的最佳策略。

（二）甲型肝炎疫苗的种类

甲肝疫苗分为 3 种：甲肝减毒活疫苗、甲肝灭活纯化疫苗、甲乙肝联合疫苗。

1. 甲肝减毒活疫苗

我国研制甲肝减毒活疫苗水平处于国际领先地位，于 20 世纪 80 年代中期自行培育了甲肝野毒株减毒株，获得 2 种活疫苗株（即 H2、LA），并于 1992 年在全国广泛使用。它是通过人工方法，进行组织培养，达到减毒目的，并保持免疫原性。

（1）组成和性状。我国 H2 株、LA 株的 HAV 均是从甲肝患者的粪便中分离，用原代猴肾细胞于 37 ℃条件下培养、分离获得的 HAV 野毒株。其减毒过程是先通过多次传代增殖，然后，转移至人胚肺二倍体细胞经过连续传代增殖而获得减毒株，再将其制成冻干疫苗。于 2～8 ℃条件下避光保存和运输，有效期为 18 个月。

（2）规格。国产冻干减毒活疫苗分为 2 种，复溶后西林瓶 1.0 毫升/瓶和 0.5 毫升/瓶，每次人用剂量为 1.0 mL 或 0.5 mL，甲型肝炎活病毒的含量大于 6.50 Ig CCID$_{50}$。

（3）贮藏及有效期。贮藏于 2～8 ℃条件下，避光保存和运输。根据品种，有效期为 18 个月或 24 个月。

（4）接种程序与接种方法。①接种对象及剂次：18 月龄以上易感者，接种 1 剂次。②接种部位和途径：上臂外侧三角肌下缘，皮下注射。③接种剂量：1.0 mL 或 0.5 mL，按疫苗说明书使用。

2008年9月1日，广东省扩大免疫规划将甲肝减毒活疫苗列入国家免疫规划疫苗，免费提供1剂给18月龄至14岁的儿童接种。

（5）不良反应。除疫苗的一般不良反应（见本书第二章第一节相关内容）外，无其他特殊反应。

（6）禁忌证。除疫苗的一般禁忌证（见本书第二章第一节相关内容）外，孕妇和免疫缺陷、免疫功能低下或正在接受免疫抑制剂治疗者禁用。

（7）注意事项。除疫苗的一般注意事项（见本书第二章第一节相关内容）外，注射甲肝减毒活疫苗与注射人免疫球蛋白至少间隔3个月，使用其他减毒活疫苗与接种甲肝减毒活疫苗至少间隔1个月，以免影响免疫效果。育龄妇女注射甲肝减毒活疫苗后应至少避孕3个月。

（8）补种原则。扩大免疫规划后出生的、14岁及以下的未接种甲肝疫苗的适龄儿童，若使用甲肝减毒活疫苗进行补种，则补种1剂。

（9）免疫学效果。滴度大于6.50 Ig $CCID_{50}$减毒活疫苗接种人体后1个月，抗体阳转率大于80%；接种后3～6个月，抗体滴度达高峰，抗体阳转率大于90%。接种疫苗后3年，抗体阳性率仍达80%。

临床观察与试验表明，甲肝灭活疫苗远期保护效果优于减毒活疫苗。

2. 甲肝灭活纯化疫苗

甲肝灭活纯化疫苗是一种经高度纯化和灭活的全病毒疫苗，来源于生长在人类二倍体纤维细胞培养基中的HAV：通过原始的病毒减毒株进行一系列培养产生的灭活病毒株，结合高效液相色谱技术，培养、收获和进行纯化，经福尔马林灭活，被吸附到氢氧化铝上。

（1）剂型及规格。①成人剂型为1.0 mL，剂量中含HAV抗原500 U。②儿童青少年剂型为0.5 mL，剂量中含HAV抗原250 U。

（2）接种对象、剂量和程序。①国产疫苗。接种年龄为1～15岁，首剂接种0.5 mL；6个月后，再给予1剂0.5 mL的加强剂量。16岁或以上，首剂接种1.0 mL；6个月后，再给予1剂1.0 mL的加强剂量。②进口疫苗。接种年龄为1～17岁，首剂接种0.5 mL；6个月后，再给予1剂0.5 mL的加强剂量。18岁或以上，首剂接种1.0 mL；6个月后，再给予1剂1.0 mL的加强剂量。

（3）接种部位。接种部位在上臂三角肌接种，行肌内注射。

（4）不良反应。不良反应参照甲肝减毒活疫苗。

（5）禁忌证。除疫苗的一般禁忌证（见本书第二章第一节相关内容）外，无其他特殊反应。

（6）注意事项。除疫苗的一般注意事项（见本书第二章第一节相关内容）外，注射免疫球蛋白者应至少间隔1个月再接种甲肝灭活纯化疫苗，以免影响免疫效果。

（7）接种反应。注射后，一般反应轻微，且大多于注射后24 h消失。

（8）贮藏和有效期。贮藏于2～8 ℃条件下，避光保存和运输，有效期为2年，严禁冻结。

（9）免疫原性和免疫效果。甲肝灭活纯化疫苗具有免疫原性，95%的成人接种任一种单剂后的 4 周内可产生保护性抗体；接种 2 剂后，血清实现 100% 阳转。对于儿童和青少年，接种首剂后 1 个月内，血清阳转率达 97%。在临床试验中，受种者接种 2 剂后，均产生保护性抗体。

3. 甲型肝炎乙型肝炎联合疫苗

（1）成分和性状。甲乙肝联合疫苗是用甲肝病毒抗原经铝剂吸附后，与经铝剂吸附后的重组酿酒酵母表达的乙肝病毒表面抗原按比例混合制成。性状为冻干粉剂。复溶后为乳白色混悬液体。

（2）规格。成人的规格为 1.0 mL，儿童的规格为 0.5 mL。

（3）贮藏和有效期。在 2 ～ 8 ℃ 条件下避光保存、运输。有效期为 36 个月。

（4）接种对象和剂量。①国产疫苗。1 ～ 15 岁的婴幼儿和青少年，每剂接种 0.5 mL，不得用于新生儿母婴阻断接种；16 岁或以上的成人，每剂接种 1 mL。②进口疫苗。进口疫苗只接种于 16 岁以上及成人，每剂接种 1 mL。

接种部位为上臂三角肌，行肌内注射。

免疫程序为：按第 0 个月、第 1 个月、第 6 个月接种（与乙肝免疫程序相同）。

（5）禁忌证。除疫苗的一般禁忌证（见本书第二章第一节相关内容）外，无其他特殊的禁忌证。

（6）不良反应。除疫苗的一般不良反应（见本书第二章第一节相关内容）外，无其他特殊反应。

（7）注意事项。除疫苗的一般注意事项（见本书第二章第一节相关内容）外，注射人免疫球蛋白者应至少间隔 1 个月再接种本疫苗，以免影响免疫效果。

（8）免疫效果。经临床比较试验，100% 的联合疫苗受种者在接种二剂次后产生的抗体已达到保护性抗体水平。

（秦小洁　许晓茵　张春焕）

第六节　流行性乙型脑炎及其免疫预防

流行性乙型脑炎（乙脑，又被称为日本乙型脑炎，Japanese encephalitis）是由乙脑病毒感染引起、以脑实质炎症为主要病变的中枢神经系统急性传染病，属于人畜共患的自然疫源性传染病。病死率较高，达 10%，约 30% 的患者会留下不同程度的神经系统或精神疾病后遗症；若在妊娠早期和中期感染乙脑病毒，还可导致宫内感染和流产，是严重威胁人体健康，特别是儿童健康的急性传染病。

一、病原学

乙脑病毒属虫媒病毒乙组的黄病毒科，直径为 40 ～ 50 nm，呈球形，由脂质包膜包被，核衣壳蛋白包绕含 10 976 个碱基对的单股正链 RNA 组成的病毒颗粒。包膜中镶嵌有糖基化蛋白（即 E 蛋白）和非糖基化蛋白（即 M 蛋白）。其中，E 蛋白是病毒的主要抗原成分，具有血凝性和中和活性。乙脑病毒的抗原性稳定，较少变异。人与动物感染乙脑病毒后，可产生补体结合抗体、中和抗体及血凝抑制抗体。乙脑病毒只有 1 个血清型，但具有 5 种基因型。目前，我国有 I 型和 III 型的乙脑病毒流行。乙脑病毒为嗜神经病毒，在细胞质内繁殖，能在乳鼠脑组织内传代，亦能在鸡胚、猴肾细胞和子宫癌细胞系细胞中生长繁殖。在蚊体内繁殖的适宜温度为 25 ～ 30 ℃。

乙脑病毒对外界的抵抗力较弱，耐冷不耐热，在 56 ℃条件下持续 30 min、37 ℃下持续 48 h、100 ℃条件下持续 2 min 均可使其灭活；对低温和干燥的抵抗力较强，用冰冻干燥法在 4 ℃冰箱内可保存数年。常用的消毒剂，如 5% 的来苏儿或 5% 的苯酚溶液，持续使用 1 ～ 2 min 均可将病毒灭活。

二、流行病学

1. 传染源

人与许多动物（包括的家畜如猪、牛、羊、马等，禽类如鸭、鹅、鸡等）受感染后出现病毒血症，是本病的传染源。但人感染后病毒期短（一般少于 5 天），且血中病毒数量较少，故乙脑患者和隐性感染者不是本病的主要传染源，而猪（主要是幼猪）是主要传染源。猪感染后，病毒血症期维持时间长，血液中病毒滴度较高。尤其是幼猪，受带毒蚊子叮咬后几乎 100% 的幼猪受感染，且受感染时间比人的早 2 ～ 4 周，感染通常在猪—蚊—猪等动物间循环。

2. 传播途径

本病通过蚊虫叮咬而传播，传播的蚊种有库蚊、伊蚊和按蚊中的某些种，以三带喙库蚊为主要传播媒介。蚊感染乙脑病毒后并不发病，但呈终身感染状态，且病毒可经卵传代，使其成为乙脑病毒的长期储存宿主。此外，被感染的候鸟、蠛蠓、蝙蝠也是乙脑病毒的越冬宿主。

3. 人群易感性

人群普遍易感，多数为隐性感染。显性与隐性感染之比约为 1：300。感染后，可获得较持久的免疫力。发病的主要是 10 岁以下儿童，以 2—6 岁组的发病率最高。大多数成人因隐性感染而获得免疫力，婴儿可从母体获得具有保护作用的抗体。近年来，由于在儿童和青少年身上广泛接种疫苗，成人和老年人的发病率相对增加。

4. 流行地区

乙脑具有严格的地区性，主要在温带、亚热带及热带地区。凡天气闷热、潮湿，有利于媒介蚊虫滋生繁殖的地理、气象都有利于乙脑的流行。

5. 流行季节

在温带地区，乙脑传播一般发生在 5—9 月。在亚热带地区，流行季节较长，可在 3—10 月。在亚洲热带地区，全年可发生传播，无明显的季节性流行。我国的夏秋季为发病高峰季节，华南地区早于华北地区（广州地区的流行季节为 6—8 月）。

6. 流行特征

东南亚和西太平洋地区是乙脑的主要流行区。某些国家（如日本等）的乙脑流行正在被消除。我国除青海外，均有本病流行，农村的高于城市的，感染状态呈高度散发性。同一家庭中同时有 2 个患者的情况罕见，但在 20 世纪 60 年代和 20 世纪 70 年代初期，全国曾发生大流行。20 世纪 70 年代以后，随着连续多年推行并扩大乙脑疫苗预防接种，我国的乙脑发病率大幅度下降。近年来，我国的乙脑发病率维持在相对较低的发病水平。据文献报道，全国 2004—2010 年乙脑发病数为 2 738 ～ 8 016 例，呈现逐年下降趋势，病死率平均为 3.8%。广东省曾是乙脑高发区，但经高水平的疫苗接种率及爱国卫生运动的开展，2009—2015 年，发病率在（0.0270 ～ 0.0849）例/10 万例（每年波动在 0 ～5 例），呈逐年下降趋势，病死率平均为 4.07%。

三、发病机制

蚊虫叮咬后，病毒进入人体内，先在身体局部部位和局部淋巴结内的单核 - 吞噬细胞系统内复制繁殖，随后，病毒颗粒散布到其他部位，进入血液循环，形成病毒血症。感染病毒后是否发病及引起疾病的严重程度，一方面取决于感染病毒的数量及毒力，另一方面，更重要的，则是取决于人体的免疫力。当被感染者机体免疫力强时，只形成短暂的病毒血症，病毒很快被清除，不侵入中枢神经系统，临床上表现为隐性感染或轻型病例，并可获得终身免疫力。若被感染者的免疫力弱，被感染者感染的病毒数量大、毒力强，则病毒可侵入中枢神经系统，引起脑实质病变。脑寄生虫病、癫痫、高血压、脑血管病和脑外伤等可使血 - 脑脊液屏障功能降低，使病毒更易侵入中枢神经系统。

病理异常情况主要发生在中枢神经系统，但是心肌、肺的炎症变化，脾、肝及淋巴结网状内皮细胞增生也有报道。行脑部病理检查，可见脑水肿和脑膜肿胀充血、出血，可累及整个中枢神经系统灰质，以大脑皮层及基底核、视丘最为严重。

四、临床表现

潜伏期为 4 ～ 21 天，一般为 10 ～ 14 天。起病急，有高热、头痛、喷射性呕吐、嗜睡、意识障碍或烦躁、惊厥或抽搐、呼吸衰竭等，巴宾斯基征呈阳性，出现颈部强直等脑膜刺激征。实验室检查结果：白细胞总数增加，中性粒细胞占 80% 以上，有核左移现象。临床分型有轻型、普通型、重型和极重型。重型和极重型均有可能愈后留有后遗症，极重型病死率高。

五、诊断

（一）疑似病例

居住在乙脑地区且在蚊虫滋生季节发病，或发病前 25 天内在蚊虫滋生季节曾到过乙脑流行地区；急性起病；出现发热、头痛、喷射性呕吐、嗜睡，颈抵抗、抽搐等；外周血白细胞总数多在（10 ～ 20）× 10^9 个/升，中性粒细胞达 80% 以上的病例为疑似病例。

（二）临床诊断病例

疑似病例，同时实验室的脑脊液检测结果呈非化脓性炎症改变，颅内压增高，脑脊液外观清亮，白细胞增高，多为（50 ～ 500）× 10^6 个/升，早期以多核细胞增高为主，后期以单核细胞增高为主，蛋白质轻度增高，糖与氯化物正常，为临床诊断病例。

（三）确诊病例

临床诊断病例，且病原学及血清学检测结果符合下述任一项者，为确认病例。

（1）在1个月内未接种过乙脑疫苗者，血或脑脊液中的乙脑病毒IgM抗体呈阳性。

（2）在恢复期血清中抗乙脑病毒IgG抗体阳转和乙脑病毒中和抗体滴度比急性期有4倍及以上的升高者；或急性期抗乙脑病毒IgG抗体阴性，恢复期阳性。

（3）在血液、组织或其他体液中通过直接免疫荧光或PCR技术检测到乙脑病毒抗原或特异性核酸。

（4）在早期感染者的脑脊液或其血清中分离出乙脑病毒。

（四）排除病例

脑脊液呈非病毒性脑炎表现，或血清学实验结果呈阴性，或能够证实为其他疾病的疑似病例应排除乙脑诊断。

六、乙型脑炎疫苗

（一）乙型脑炎减毒活疫苗

（1）组成和性状。本品是用流行性乙脑SA14-14-2减毒株病毒或其他经批准的减毒株，接种于原代地鼠肾单层细胞，经培养后收获病毒液，加入适宜稳定剂冻干制成，为淡黄色疏松体，按标示量加入所附疫苗稀释剂，复溶后，为橘红色或淡粉红色澄明液体，无异物。辅料有明胶、蔗糖、人血白蛋白等，残留物为硫酸庆大霉素。

（2）规格。按标示量复溶后，每瓶分别为0.5 mL、1.5 mL、2.5 mL。每次人用剂量为0.5 mL，含活病毒量应不低于5.4 lgPFU。

（3）接种对象。8月龄以上健康儿童及由非疫区进入疫区的儿童和成人。

（4）免疫程序和剂量。于上臂外侧三角肌下缘附着处皮肤行皮下注射。8月龄儿童，首次注射1次，于2岁时再注射1次，每次注射0.5 mL。疫苗补种按儿童国家规划疫苗免疫程序进行乙脑疫苗补种。

（5）免疫作用及接种效果。本疫苗免疫接种后，可刺激机体产生抗乙脑病毒的免疫力，用于预防流行性乙脑。

SA14-14-2减毒株活疫苗稳定性较好。经非流行区的人群注射观察，证明疫苗安全性和免疫应答均较好，不仅能产生体液免疫，而且还具有细胞免疫作用；其抗体保护水平可维持1～6个月。1针基础免疫后，中和抗体阳转率在80%；次年，加强中和抗体阳转率可达90%以上。疫苗大面积人群的保护效果，在国内外经过多次观察，结果均表明大面积接种对降低乙脑发病率有显著的作用，免疫效果的持久时间初步观察可达5～11年。

（6）注意事项。除疫苗的一般注意事项（见本书第二章第一节相关内容）外，家族和个人有惊厥史、癫痫史者，以及哺乳期妇女慎用。注射免疫球蛋白者应至少间隔3个月再接种本品，以免影响免疫效果。使用其他减毒活疫苗与接种本疫苗，至少间隔1个月。育龄妇女注射本疫苗后，应至少3个月内避免怀孕。

（7）禁忌证。除疫苗的一般禁忌证（见本书第二章第一节相关内容）外，孕妇、免疫缺陷、免疫功能低下或正在接受免疫抑制剂治疗者禁用。

（8）不良反应。主要是疫苗的一般不良反应（见本书第二章第一节相关内容），无其他特殊反应。

（二）乙型脑炎灭活疫苗（Vero 细胞）

（1）成分和性状。本品是用乙脑病毒（P$_3$株）接种 Vero 细胞，经培养、收获、灭活病毒、浓缩、纯化后，加入适宜稳定剂（和加冻干）制成。分为 2 种剂型：冻干粉针剂型和注射液剂型。冻干粉针剂型为白疏松体，复溶后为澄明液体；注射液剂型为无色澄明液体。有效成分为灭活的乙脑病毒 P$_3$株，用于预防流行性乙脑。辅料有人血白蛋白、磷酸氢二钠、磷酸二氢钠和氯化钠。

（2）规格。本品（或核武器复溶后）每瓶为 0.5 mL。每次人用剂量为 0.5 mL。

（3）接种对象。接种对象为 6 月龄至 10 周岁儿童、由非疫区进入疫区的儿童和成人。

（4）免疫程序和剂量。于上臂外侧三角肌下缘附着皮肤行皮下注射。按照国家免疫规划疫苗免疫程序，8 月龄时行基础免疫 2 针，间隔 7 ~ 10 天；2 岁时，加强 1 针。每次注射 0.5 mL。

（5）免疫作用及接种效果。行 2 针基础免疫后，中和抗体阳转率在 93.3% 以上，其阳转率比原代地鼠肾细胞（primary hamster kidney cell，PHK cell）乙脑灭活疫苗和乙脑减毒活疫苗的高；次年加强中和抗体阳转率也可高达 96% 以上，甚至达到 100%。

（6）注意事项。除疫苗的一般注意事项（见本书第二章第一节相关内容）外，家族和个人有惊厥史、癫痫史者慎用。注射免疫球蛋白者应至少间隔 1 个月以上再接种本品，以免影响免疫效果。

（7）禁忌证。除疫苗的一般禁忌证（见本书第二章第一节相关内容）外，孕妇禁用。

（8）不良反应。不良反应同乙脑减毒活疫苗。

（刘小敏）

第七节　水痘及其免疫预防

水痘（varicella）是由水痘－带状疱疹病毒（varicella-zoster virus，VZV）初次感染引起的一种常见、多发、有高度传染性的疾病，以全身性丘疹、水疱、结痂为特征。部分患者可出现皮肤感染、水痘病毒性肺炎、脑炎等并发症。潜伏在神经中的病毒再次发作，会出现沿神经分布的带状皮疹，称为带状疱疹（herpes zoster，HZ，shingles）。

一、病原体

VZV 属于疱疹病毒科，是双链 DNA 病毒，为 α 疱疹病毒亚科的一员，人类是其唯一的传染宿主，仅有 1 个血清型。病毒可存在患者皮疹的疱液、血液、呼吸道的分泌物中。病毒可短暂存活在环境中。患者首次感染 VZV 后，可发生水痘，带状疱疹是感染复发的结果。

二、发病机制

水痘是一种高度传染性疾病，在疾病早期传染病性最强。VZV 通过呼吸道与眼结膜侵入人体，在局部淋巴结复制数天，导致低强度的初次病毒血症，从而将病毒传递至内脏，并在内脏进一步复制。随后，出现较高强度的二次病毒血症，出现皮肤的病毒感染。皮肤组织中感染、增殖的 VZV 会沿神经系统的轴突逆行至神经元的细胞体内，并在此形成潜伏感染；当宿主高龄和（或）免疫力低时，病毒会再次被激活，沿神经走行至相应支配的皮肤，引起带状疱疹。

三、临床特征

（一）原发性感染（水痘）

水痘潜伏期为 14 ～ 16 天（或 10 ～ 21 天）。起病较急，年长儿童和成人在皮疹出现前可有发热、头痛、全身倦怠、恶心、呕吐、腹痛等前驱症状，小儿则表现为皮疹和全身症状同时出现。皮疹呈全身性并有瘙痒，从斑疹、丘疹快速进展到水疱样皮损，最后形成痂皮。皮疹通常先出现在头部，然后，发展到躯干，最后，到达四肢；皮损最多集中于躯干，呈向心性分布。皮损直径一般为 1 ～ 4 mm。疱疹表浅、易破并含有清晰的液体，基底发红。疱疹在干燥和结痂前可能破裂或化脓。

患儿的临床过程一般较轻，伴有全身乏力、皮肤瘙痒和体温升高（高达38.9 ℃），并持续 2 ～ 3 天。成人病情可能更为严重，并发症发生率更高。

（二）复发性疾病（带状疱疹）

患者原发感染 VZV 发生水痘后，病毒潜伏在感觉神经节。随着年龄增长，免疫力出现衰减，潜伏的 VZV 再次被激活后，临床上表现为带状疱疹，能感染所有年龄段，尤其是年纪较大者：约20% 的人群将会经历 1 次发作。以感觉神经分布的皮肤区出现水疱疹、受累部位伴有明显的感觉异常和严重的神经痛为特征。

四、临床诊断

（一）疑似病例

皮肤、黏膜上分批出现斑疹、丘疹、疱疹和痂疹，可伴有较轻的发热、头痛或咽痛等全身症状者，为疑似病例。

（二）临床诊断病例

疑似病例和发病前 2 ～ 3 周与水痘患者有接触史或当地有本病流行者，为临床诊断病例。

（三）确诊病例

疑似病例或临床诊断病例同时伴有下述特征中的 1 项或以上者，为确认病例。

（1）1 个月内未接种过水痘疫苗，水痘－带状疱疹病毒 IgM 抗体呈阳性。

（2）分离到水痘－带状疱疹病毒，或者经直接免疫荧光抗体法（direct immunofluo-rescence antibody method，DFA）或 PCR 技术检测到水痘－带状疱疹病毒抗原。

（3）双份血清（间隔 2～4 周），水痘－带状疱疹病毒 IgG 抗体效价呈 4 倍或 4 倍以上增高。

五、流行病学

（一）传染源

患者是唯一的传染源。病毒存在于患者上呼吸道和疱疹液中，患者从发病前 1～2 天至皮疹结痂为止都有传染性。天然水痘的传染病性很强，易感者接触患者后约有 90% 的人群发病，俗称"见面传"。带状疱疹的传染性较小。

（二）传播途径

水痘经呼吸道飞沫传播，或通过直接接触，或吸入来自疱疹皮损的病毒的气溶胶而传播，亦可通过接触被污染的物品传播。

（三）易感人群

人群对水痘普遍易感，病愈后通常可获得终生免疫。但体内的抗体不能消除脊髓背根神经节内的水痘－带状疱疹病毒，部分患者多年后会以带状疱疹的形式再次患病。

（四）流行特征

（1）地区分布。为全球性分布。2017 年，广州市水痘发病率为 190.29 人/10 万人。

（2）时间分布。水痘在全年均可发生，在冬春季高发；而带状疱疹则无明显的季节性。

（3）人群和年龄分布。水痘发病儿童和青少年占 95%，病毒一旦传入托幼园所和小学，传播迅速，可造成局部暴发，甚至易感者全部感染；而带状疱疹多发生于成年人。

六、含水痘病毒疫苗

（一）种类

目前，获批使用的含水痘病毒组分的疫苗有 3 种：水痘疫苗（varivax），麻疹、腮腺炎、风疹和水痘（measles，mumps，rubella and varicella combined vaccine，MMRV）联合疫苗，带状疱疹疫苗（zostavax）。水痘疫苗用于 1 岁以上人群，MMRV 联合疫苗用于 1～12 岁儿童，带状疱疹疫苗用于 60 岁及以上人群。

（二）机制

（1）水痘疫苗。水痘疫苗是一种病毒减毒活疫苗，由水痘－带状疱疹病毒 Oka 株制备而成。20 世纪 70 年代，Takahashi 从一个携带水痘病毒儿童的水疱液中分离培养出水痘病毒。1988 年，水痘疫苗在日本和韩国普遍使用。1995 年，其才在美国使用此疫苗。我国在 1997 年开始使用。目前，在全球范围内仅使用 1 种减毒的水痘－带状疱疹病毒 Oka 株以生产单一抗原及联合疫苗，Oka 株是目前可用的唯一疫苗株，通过 MRC-5 人二倍体细胞培养，经 31 次传代减毒而成。进口疫苗的病毒滴度保持在 10 000 PFU

（空斑形成单位），国产疫苗的病毒滴度在 2 000 PFU。每剂 0.5 mL。

（2）麻疹、腮腺炎、风疹和水痘联合疫苗。2005 年 9 月，美国 FDA 批准麻疹、腮腺炎、风疹和水痘联合减毒活疫苗用于 1～12 岁儿童。MMRV 中的麻疹、腮腺炎和风疹减毒疫苗的病毒与麻腮风疫苗是相同的，并且滴度相等。在 MMRV 疫苗中的 Oka/Merck 水痘带状疱疹病毒滴度比单抗原水痘疫苗高，最低分别为 9 772 PFU 与 1 350 PFU。每剂为 0.5 mL。

（3）带状疱疹疫苗。2006 年 5 月，美国 FDA 批准带状疱疹疫苗（默克，zostavax）用于 60 岁及以上人群。目前，欧盟、美国等 60 多个国家和地区推荐使用，我国尚未大规模地推广该疫苗。该疫苗含有与水痘和 MMRV 疫苗相同的 Oka/Merck 水痘带状疱疹病毒，但滴度较高，最低滴度为 19 400 PFU，而水痘疫苗为 1 350 PFU。每剂为 0.65 mL。

（三）免疫原性和免疫效力

接种 1 剂单抗原水痘疫苗后，97% 的 1—12 岁儿童可检出抗体滴度。90% 以上的疫苗应答者其抗体维持至少 6 年。估计疫苗预防感染的效力为 70%～90%，预防中型或重型疾病的效力为 90%～100%。

在 13 岁及以上的健康青少年和成人中，接种 1 剂疫苗后产生抗体者平均为 78%，4～8 周后接种第 2 剂产生抗体者为 99%。在首剂接种后的 4～8 周再接种第 2 剂的受种者中，有 97% 受种者的抗体水平至少维持 1 年。免疫力似乎可长期存在，大多数疫苗受种者可持续终生。可能会有 1%～4% 已免疫的儿童发生突破性水痘病例。该突破性病例的症状明显较轻，皮损较少，大多数是斑丘疹而非疱疹。大多数突破性水痘病例没有发热。

研究表明，接种 2 剂水痘疫苗可提高免疫力，并降低儿童水痘突破病例的发生率。2006 年，美国将儿童水痘疫苗接种剂次由一剂次调整为二剂次。2006—2010 年，水痘的发病率较 2000—2005 年的下降了 71.6%。北京市将 1—12 岁组儿童水痘疫苗推荐接种剂次由一剂次增加为二剂次后，暴发疫情数、疫情持续时间、发病人数均较一剂次时期有了明显的减少，对控制学校、托幼机构水痘疫情暴发起到了重要作用。广东省也于 2017 年将水痘推荐接种剂次由一剂次增加为二剂次。

水痘减毒活疫苗的不良反应报告发生情况在可预测范围内，初次免疫和再次免疫报告的不良反应程度轻微、发生率低、安全性好。

（四）免疫程序

（1）水痘疫苗。广东省建议 14 岁及以下的儿童接种二剂次。12—24 月龄者接种第 1 剂，4—6 周岁时接种第 2 剂。未按程序完成二剂次接种者，补齐二剂次，接种间隔至少 3 个月。14 岁以上的人群，接种水痘疫苗应间隔至少 4 周，若接种第 1 剂后已有 4 周以上，则可在任何时间接种第 2 剂。

按瓶签所示标示量加灭菌注射用水，待疫苗完全溶解、摇匀后使用。用酒精消毒上臂外侧三角肌下缘附着处皮肤，待干后，皮下注射 0.5 mL。

（2）MMRV 疫苗。MMRV 疫苗是预防 1—12 岁儿童麻疹、腮腺炎、风疹和水痘的疫苗。13 岁及以上者不应接种 MMRV 疫苗。若需接种，MMRV 疫苗应在 1 周岁或以上时接种，最好一旦符合免疫接种条件就立即接种。对于 13 岁以下的儿童，MMRV 疫苗可作为麻腮风疫苗的第 1 剂和第 2 剂及水痘疫苗使用。MMRV 疫苗两剂间的最短间隔为 3 个月。

（3）带状疱疹疫苗。带状疱疹疫苗用于 60 岁及以上的人群。ACIP 建议 60 岁及以上者应接种单剂带状疱疹疫苗，不管他们以前是否患过带状疱疹。

（五）免疫效果

广州市疾病预防控制中心曾进行水痘 1∶1 配对病例的对照调查，各品牌水痘疫苗的学龄前儿童保护效果平均为 88.93%。

（六）禁忌证

所有含水痘组分疫苗的禁忌证是类似的，不应接种水痘疫苗、MMRV 疫苗、水痘和带状疱疹疫苗的人群如下。

（1）对疫苗组分有严重超敏反应或以前接种疫苗后发生严重超敏反应者。

（2）免疫缺陷、免疫功能低下或正在接受免疫抑制治疗者；患先天性免疫病史或密切接触的家庭成员中有先天性免疫疾病史者。

（3）妊娠期妇女。

（4）中、重度急性疾病，严重慢性疾病，慢性疾病的急性发作期和发热者。

（5）最近用过血制品（除水痘带状疱疹疫苗外）者。

（6）患脑病、任何病因的癫痫个人史或家族（即其兄弟姐妹或父母）史和其他进行性神经系统疾病者。

（七）不良反应

接种后一般无不良反应，偶有轻微的局部反应，如疼痛、红斑和肿胀。罕见轻中度发热、水痘样皮疹，一般不超过 3 天。

（八）保存、运输及有效期

所有含水痘组分的疫苗在使用前应储存于制造商建议的冷冻温度，置于持续冷冻状态。疫苗应在 2～8 ℃条件下贮存和运输，置于 2～8 ℃条件下的有效期为 2 年。疫苗长期储存在 -50～-15 ℃条件下。

七、人群效应、疾病控制策略、经济学评价

我国人群 VZV 感染率高达 70%～80%，学校暴发疫情较多。目前，控制 VZV 传播最有效的手段是接种水痘疫苗。

美国于 1996 年开展常规接种以来，水痘发病率、住院率及死亡率均明显下降。在美国推广水痘疫苗之前，每年约发生 400 万例水痘病例，有 1.11 万～1.35 万例水痘相关住院病例和 100～150 例水痘相关死亡病例。2 个开展水痘主动监测区域的数据提示，在开展水痘疫苗接种的 10 年间，水痘的发病率下降了 90%，且各年龄组的发病率都有所下降。从美国的发病率来看，水痘相关的死亡、住院、就诊和卫生相关开支明显降低。对儿童、青少年、成人、育龄期妇女和免疫功能抑制患者分别进行的经济学评价表明，接种水痘疫苗具有较好的成本效益。

接种一剂次水痘疫苗，水痘发病率虽然明显下降，但水痘暴发仍持续发生，单次接种水痘疫苗后保护率会逐年下降。国内多个研究数据表明，接种二剂次的水痘疫苗保护率较一剂次水痘疫苗的保护率要显著提高，这一结论与美国于2005—2014年推行二剂次水痘疫苗接种项目期间的水痘流行病学特征研究结论相一致。因此，流行病学效果最好的是二剂次常规免疫策略。2017年10月，广东省将水痘疫苗接种程序调整为自愿自费接种二剂次。二剂次的水痘疫苗可以有效预防水痘，防止突破病例的发生。这一程序的调整将显著提高水痘疫苗的保护率，减少水痘发病率。

（李宗有　王盼　徐鸿飞）

第八节　带状疱疹及其免疫预防

带状疱疹（herpes zoster，HZ）是由长期潜伏在脊髓后根神经节或颅神经节内的水痘－带状疱疹病毒（varicella-zoster virus，VZV）经再激活引起的感染性皮肤病。带状疱疹是皮肤科常见病，除皮肤损害外，常伴有神经病理性疼痛，常出现在年龄较大、免疫抑制或免疫缺陷的人群中，严重影响患者生活质量。中医学对本病早有认识，称本病为"蛇串疮"、"缠腰火丹"或"火带疮"等。

一、病原体

带状疱疹与水痘同为VZV引起，详见本书第四章第七节相关内容。

二、发病机制

带状疱疹发病机制详见本书第四章第七节相关内容。

三、临床特征

带状疱疹典型临床表现既可在发疹前有轻度乏力、低热、食欲不振等全身症状，也可无前驱症状即发疹。好发部位为肋间神经（53%）、颈神经（20%）、三叉神经（15%）及腰骶部神经（11%）。皮损沿某一周围神经区域呈带状排列，多发生在身体的一侧，一般不超过正中线。病程一般为2～3周，老年人为3～4周。

带状疱疹特殊临床类型有眼带状疱疹，多见于老年人，表现为疼痛剧烈，可累及角膜，形成溃疡性角膜炎，甚至引起全眼炎，导致失明。如果为病毒侵犯面神经及听神经，表现为外耳道疱疹及外耳道疼痛。若膝状神经节受累的同时面神经也被侵犯受累，则出现面瘫、耳痛及外耳道疱疹三联征，这被称为拉姆齐－亨特（Ramsay-Hunt）综合征。

带状疱疹常见的并发症是带状疱疹后神经痛（postherpetic neuralgia，PHN），国外最常用的定义即带状疱疹皮疹出现后至少持续3个月的疼痛。我国《带状疱疹后神经痛诊疗专家共识》明确指出，PHN是皮疹愈合后持续1个月及以上的疼痛。PHN是最常见的一种神经病理性疼痛，既可表现为持续性疼痛，也可缓解一段时间后再次出现。

四、临床诊断

根据典型临床表现即可诊断。也可通过收集疱液，用 PCR 检测法、病毒培养予以确诊。无疹性带状疱疹病例的诊断较难，须做 VZV 活化反应实验室诊断性检测。由于实验室诊断操作难度较大，目前主要依靠临床诊断。

五、流行病学

（一）流行特征

1．地区分布

全球普通人群带状疱疹的年平均发病率为 3～5 人/1 000 人，带状疱疹的复发率为 1%～6%。我国对带状疱疹的大样本流行病学研究还很缺乏，但疾病负担与世界其他地区相似。广东省疾病预防控制中心对本省 34 个区县的调查数据显示，2011—2013 年，广东省 50 岁及以上人群带状疱疹年平均发病率为 4.3 人/1 000 人。

2．人群分布

带状疱疹的发病率和严重程度随年龄增长而增长，50 岁以后尤为明显，这与年龄增长相关的细胞免疫功能衰减相关。儿童也可出现带状疱疹，但相对罕见。据估计，10%～30% 的人群在一生中会患带状疱疹。

3．时间分布

尚未发现带状疱疹发病率的季节性特点，某些研究结果提示带状疱疹的夏季发病率高，可能因为夏季紫外线辐射高，这成为带状疱疹发病的诱导因素。

（二）疾病负担

据估计，我国每年带状疱疹患者数量约为 277 万人，每年中国 50 岁及以上人群新发带状疱疹病例约 156 万人，疾病花费约 13 亿元。2010 年，我国 50 岁以上人群中，带状疱疹患者约 900 万人，经济负担超过 77 亿元。

六、治疗

抗病毒药物是带状疱疹临床治疗的常用药物，能有效缩短病程，加速皮疹愈合，减少新皮疹形成，减少病毒播散到内脏。应在发疹后 24～72 h 开始使用，以迅速达到并维持有效浓度，获得最佳治疗效果。批准使用的抗病毒药物包括阿昔洛韦、伐昔洛韦、泛昔洛韦、溴夫定和膦甲酸钠等。应咨询专业临床医生的建议来进行治疗。

七、带状疱疹疫苗

（一）种类

国外已经上市的疫苗有默克制药公司的带状疱疹减毒活疫苗和英国葛兰素史克公司的重组带状疱疹疫苗（Shingrix）。目前，减毒活疫苗已经退出美国市场。

目前，国内唯一的带状疱疹疫苗是 2019 年 5 月获批的重组带状疱疹疫苗，该疫苗用于 50 岁及以上成人预防带状疱疹。

（二）机制

重组带状疱疹疫苗包含 50 μg VZV 糖蛋白 E（gE）和 AS01B 佐剂系统。其中，gE 是 VZV 衣壳的主要成分，是激发 VZV 特异性抗体和 T 细胞应答的主要靶抗原，在中国仓鼠卵巢（CHO）细胞中转染。AS01B 佐剂可导致注射部位肌肉和引流淋巴结中先天性免疫应答的快速而短暂激活，进而使活化的抗原提呈细胞数量增加，促进产生高水平的 gE 特异性 CD4$^+$T 细胞和抗体。

（三）疫苗效力及持久性

长期随访研究结果表明，重组带状疱疹疫苗诱导的免疫原性在首次疫苗接种后至少 10 年仍高于疫苗接种前水平。10 年后体液免疫水平是接种前的 6.0 倍，细胞免疫水平是接种前的 3.5 倍。基于 10 年的观察数据建立数学模型，预测免疫原性在 20 年后仍高于接种前水平。

（四）免疫程序

接种 2 剂，第 2 剂与第 1 剂间隔 2 个月接种。若需要改变免疫程序，第 2 剂在第 1 剂后 2～6 个月接种。接种前须将抗原与佐剂复溶。

（五）接种部位、途径和剂量

首选接种部位为上臂三角肌，肌内注射，每剂 0.5 mL。

（六）接种禁忌

对疫苗中任一活性成分或辅料成分过敏者禁用。

（七）预防接种不良反应

常见的全身反应包括肌痛、疲乏、头痛、发热（不低于 37.5℃）、寒战、胃肠道症状（如恶心、呕吐、腹泻和腹痛）等；局部反应包括注射部位疼痛、发红、肿胀。大部分不良反应为轻至中度，且 1～3 天可自行缓解。

罕见不良反应包括血管性水肿、皮疹、荨麻疹等超敏反应。由于这些事件为规模不详人群的自发报告，因此，不一定能够可靠地估计其发生率或确定其与疫苗之间的因果关系。

（八）接种建议

接种对象为 50 岁及以上成人，适用于预防带状疱疹，不适用于预防原发性水痘。

（九）特定人群接种

1. 具有带状疱疹史的个体

临床数据显示，具有带状疱疹史的个体接种重组带状疱疹疫苗后能够产生并维持较高的免疫应答。二剂次疫苗接种 1 个月后有 90.2%（95% 置信区间：81.7%～95.7%）的受试者产生免疫应答。

2. 免疫功能低下人群

免疫功能低下人群是带状疱疹的高危人群，该人群接种带状疱疹疫苗具有重要意义。临床试验结果显示，受试者在自体造血干细胞移植后 50～70 天接种 RZV 可以产生 68.2%（95% 置信区间：55.6% ～ 77.5%）的保护效力；肾移植后 4 ～ 18 个月、血液系统恶性肿瘤正在接受或已经完成免疫抑制治疗、有实体瘤正在接受或准备接受免疫抑制治疗和 HIV 感染的受试者接种重组带状疱疹疫苗后均达到主要免疫原性目标。

3. 妊娠期和哺乳期妇女

不能确定妊娠期和哺乳期接种 RZV 存在的相关风险，因此，妊娠期和哺乳期妇女应避免接种。

（十）与其他疫苗联合接种

临床研究结果显示，重组带状疱疹疫苗可以在不同部位与其他成人疫苗同时接种。若在实际工作中不能同时接种，可按照灭活疫苗的接种间隔原则接种。

（徐国鹏）

第九节　狂犬病及其免疫预防

狂犬病是由狂犬病病毒感染引起的一种动物源性传染病，其临床表现分为躁狂型和麻痹型，前者的典型临床表现是极度恐惧、恐水、怕风、咽肌痉挛、呼吸困难、排尿排便困难及多汗流涎等，后者以肢体软瘫最为多见。狂犬病潜伏期通常为 1 ～ 3 个月，1 周以内发病或者 1 年以上发病的情况均极为罕见，患者一旦发病后，病死率几乎为 100%。

一、病原学

狂犬病病毒（rabies virus，RABV）属于单负病毒目（Mononegavirales）弹状病毒科（Rhabdoviridae）狂犬病毒属（*Lyssavirus*）。狂犬病病毒颗粒呈子弹状，长 100 ～ 300 nm，直径约 75 nm。病毒基因组长约 12 kb，为不分节段的单股负链 RNA，从 3′ 到 5′ 端依次编码 5 种结构蛋白，分别为核蛋白（nucleoprotein，N）、磷蛋白（phosphoprotein，P）、基质蛋白（matrix protein，M）、糖蛋白（glycoprotein，G）和依赖 RNA 的 RNA 多聚酶（RNA dependent RNA polymerase or largeprotein，L）。

狂犬病病毒不耐高温，悬液中的病毒经 56 ℃、30 ～ 60 min，或 100 ℃、2 min 即失去感染力；在 pH 为 7.2 ～ 8.0 时较为稳定，pH 超过 8.0 时则易被灭活；对脂溶剂（如肥皂水、氯仿、丙酮等）、乙醇、过氧化氢、高锰酸钾、碘制剂，以及季铵类化合物（如苯扎溴铵）等敏感。1∶500 稀释的季胺类消毒剂、45% ～ 70% 的乙醇溶液、1% 的肥皂水和 5% ～ 7% 的碘溶液均可在 1 min 内灭活病毒。但该病毒不易被来苏水溶液灭活。

不同型别狂犬病病毒的致病性不同。在犬、猫等哺乳动物中传播，被称为"街毒"的狂犬病病毒毒力很强，人感染后一旦出现临床症状，病死率几乎为 100%，该病是世界上病死率最高的传染病；而在蝙蝠中传播的狂犬病病毒，其毒力相对较弱。

狂犬病相关病毒具有复杂性和多样性的特点。为了更好地对日益增多的狂犬病相关病毒进行归类，国际病毒分类委员会（international committee on taxonomy of viruses，IC-TV）主持设立了狂犬病病毒属，将现存的基因型作为狂犬病病毒分类的基础，并结合系统发生进化树的拓扑结构、单克隆抗体反应谱，以及生态、宿主、地理范围等特征确立了病毒种类。2014 年，ICTV 最新分类结果明确了 14 种狂犬病病毒。

二、流行病学特征

（一）传染源

携带狂犬病病毒的动物是本病的传染源，狂犬病在自然界的储存宿主动物包括食肉目动物和翼手目动物，如狐、狼、豺、鼬獾、貉、臭鼬、浣熊、猫鼬和蝙蝠等，它们均可因感染狂犬病病毒而成为传染源，进而感染猪、牛、羊和马等家畜。

我国狂犬病的主要传染源是病犬，其次为猫；犬狂犬病疫情控制较好的欧洲、北美、澳大利亚及部分拉丁美洲国家的传染源为蝙蝠、狐、豺、狒猴、猫鼬和浣熊等野生动物。

一般而言，狂犬病患者不是传染源，不形成人与人之间的传染，因其唾液中所含的病毒量较少。一些看似健康的犬或其他动物的唾液也可携带病毒，也能传播狂犬病。啮齿类动物不是狂犬病病毒的贮存宿主，也未发现其导致人患狂犬病的证据。

（二）传播途径

病毒主要通过咬伤传播，也可由带病毒动物的唾液，经各种伤口和抓伤、舔伤的黏膜及皮肤入侵而传染。少数可在宰杀病犬、剥皮、切割等过程中被感染。蝙蝠群居洞穴中的病毒气溶胶也可经呼吸道传播。还有器官移植也可传播狂犬病的报道。

（三）人群易感性

人群普遍易感，兽医与动物饲养员尤其易感。

（四）流行特征

（1）于夏秋季高发，高峰一般在 8 月。不同地区的季节性特征存在差异，纬度越高，季节性越明显，病例发病的时间相对集中。

（2）病例呈现"三多"的特征：①农村地区病例较多，农民一般占病例总数的 65% 以上；②男性病例数约为女性的 2 倍；③15 岁以下的儿童和 50 岁以上的人群发病较多。

三、发病机制

（一）特点

狂犬病病毒具有嗜神经性，病毒的复制几乎只限于神经元内。

（二）致病过程

致病过程：①病毒进入伤口，在被咬伤的肌肉组织中复制，通过运动神经元的终板和轴突侵入外周神经系统（病毒侵入神经系统之前可被抗体清除）。②以运输小泡为载体，沿轴突以逆轴浆运动的方向向中枢神经系统向心性移行。在此期间，不发生病毒增殖，移行速度取决于转运方式。③病毒到达背根神经节后，即在其内大量增殖。然后，侵入脊髓和整个中枢神经系统。脑干最先受累，也是感染最重的区域。④病毒在中枢神经系统中增殖后，从中枢神经向周围神经扩展，侵入各器官组织，以唾液腺、舌部味蕾、嗅神经上皮等处的病毒量较多。⑤随着病毒在中枢神经系统的扩散，出现进行性脑炎、脊髓炎、脊神经根炎等受损的临床表现，最终导致死亡。

四、临床表现

狂犬病在临床上可表现为狂躁型或麻痹型。由犬传播的狂犬病一般表现为狂躁型，而吸血蝙蝠传播的狂犬病一般表现为麻痹型。根据病程，临床表现可分为潜伏期、前驱期、急性神经症状期（即兴奋期）、麻痹期、昏迷和死亡几个阶段。

（一）潜伏期

从暴露到发病前无任何症状的时期，一般为 1～3 个月，极少数短至 2 周以内或长至 1 年以上。潜伏期长短与病毒的毒力、侵入部位的神经分布等因素相关。病毒数量越多、毒力越强、侵入部位神经越丰富、越靠近中枢神经系统，潜伏期就越短。在此时期内无任何诊断方法。

（二）前驱期

患者出现临床症状的早期，通常以不适、厌食、疲劳、头痛和发热等不典型症状开始，50%～80% 的患者会在原暴露部位出现特异性神经性疼痛或感觉异常（如痒、麻及蚁行感等），可能是病毒在背根神经节复制或出现神经节炎所致。在此时期还可能出现恐惧、焦虑、激动、易怒、神经过敏（指神经系统的感觉机能异常锐敏）、失眠、抑郁等症状。前驱期一般为 2～10 天（通常为 2～4 天）。

（三）急性神经症状期

根据患者出现的典型狂犬病临床症状，可将患者分为 2 种，即狂躁型（约 2/3 的病例）与麻痹型。

（1）狂躁型。狂躁型患者以意识模糊、恐惧痉挛，以及自主神经功能障碍（如瞳孔散大和唾液分泌过多等）为主要特点。突出表现为极度恐惧、恐水、怕风、发作性咽肌痉挛、呼吸困难、排尿排便困难及多汗、流涎等。恐水、怕风是本病的特殊症状。本期一般持续 1～3 天。

（2）麻痹型。麻痹型患者意识清楚，无典型的兴奋期及恐水现象，而以高热、头痛、呕吐、咬伤处疼痛开始，继而出现肢体软弱、腹胀、共济失调、肌肉瘫痪、大小便失禁等，呈现横断性脊髓炎或上升性脊髓麻痹等类似吉兰－巴雷综合征（Guillani-Barré syndrome）的表现。与吉兰－巴雷综合征不同的是，狂犬病患者一般伴有高热、肌群水肿（通常在胸部、三角肌和大腿）和尿失禁，而不伴有感觉功能受损。

（四）麻痹期

患者在急性神经症状期过后，痉挛停止，渐趋安静，出现松弛性瘫痪，以肢体软瘫最为多见。麻痹可能是对称性或非对称性的，以被咬肢体侧更为严重；或者呈上升性，类似吉兰－巴雷综合征。眼肌、颜面部肌肉及咀嚼肌也可受累，表现为斜视、眼球运动失调、下颌下坠、口不能闭、面部缺少表情等。进而患者的呼吸渐趋微弱或不规则，并可出现潮式呼吸；脉搏细数、血压下降、反射消失、瞳孔散大。临终前，患者多进入昏迷状态，呼吸骤停一般在昏迷后不久即发生。本期持续 6 ～ 18 h。

狂犬病的整个自然病程一般不超过 5 天。死因通常为咽肌痉挛而窒息或呼吸循环衰竭。

五、狂犬病的预防

（一）管理传染源

狂犬病的预防以犬的管理为主，如捕杀野犬，管理和免疫家犬，并实行进出口动物检疫等。对已患狂犬病和带毒的犬应立即杀灭，对病死或被杀灭的动物应予焚毁或深埋处理。

（二）切断传播途径和健康教育

主动减少接触犬的机会；教育养犬人管理好犬，避免咬伤他人等。

（三）狂犬病暴露后预防

1. 狂犬病暴露的定义

狂犬病暴露是指被狂犬、疑似狂犬，或者不能确定是否患有狂犬病的宿主动物咬伤、抓伤、舔舐黏膜或破损皮肤处；或者开放性伤口、黏膜直接接触可能含有狂犬病病毒的唾液或者组织。此外，在罕见情况下，可以通过器官移植或吸入气溶胶而感染狂犬病病毒。

2. 狂犬病暴露分级

Ⅰ级暴露：接触或喂养动物，完好的皮肤被舔，完好的皮肤接触狂犬病动物或人狂犬病病例的分泌物或排泄物。

Ⅱ级暴露：裸露的皮肤被轻咬，无出血的轻微抓伤或擦伤。

Ⅲ级暴露：①单处或多处贯穿皮肤的咬伤或抓伤（"贯穿"表示至少已伤及真皮层和血管，临床表现为肉眼可见出血或皮下组织）；②破损皮肤被舔舐（应注意皮肤皲裂、抓挠等各种原因导致的微小皮肤破损）；③黏膜被动物唾液污染（如被舔舐）；④暴露于蝙蝠（当人与蝙蝠之间发生接触时，应考虑进行暴露后预防，除非暴露者排除咬伤、抓伤或黏膜的暴露）。

狂犬病暴露后免疫预防处理见表 4 - 4。

表 4 - 4　狂犬病暴露后免疫预防处置

暴露类型	接触方式	暴露程度	暴露后免疫预防处置
Ⅰ	符合以下情况之一者： （1）接触或喂养动物。 （2）完整皮肤被舔舐。 （3）完好的皮肤接触狂犬病动物或人狂犬病病例的分泌物、排泄物	无	确认接触方式可靠则不需要处置

续表 4 – 4

暴露类型	接触方式	暴露程度	暴露后免疫预防处置
Ⅱ	符合以下情况之一者： （1）裸露的皮肤被轻咬。 （2）无出血的轻微抓伤或擦伤	轻度	（1）处理伤口。 （2）接种狂犬病疫苗
Ⅲ	符合以下情况之一者： （1）单处或多处贯穿皮肤的咬伤或抓伤。 （2）破损的皮肤被舔舐。 （3）开放性伤口或黏膜被唾液污染（如被舔舐）。 （4）暴露于蝙蝠	严重	（1）处理伤口。 （2）注射狂犬病被动免疫制剂（抗狂犬病血清/狂犬患者免疫球蛋白）。 （3）注射狂犬病疫苗

表 4 – 4 中，注意事项如下。

（1）暴露于啮齿类动物、家兔或野兔时通常无须接受狂犬病暴露后免疫预防。

（2）禽类、鱼类、昆虫、蜥蜴、龟和蛇不会感染和传播狂犬病。美国疾病预防控制中心明确指出：所有的哺乳动物都可患狂犬病。禽类、鱼类、昆虫、蜥蜴、龟和蛇不属于哺乳动物，不会感染和传播狂犬病。

（3）发生在头、面、颈部、手部和外生殖器的咬伤属于Ⅲ级暴露。WHO 推荐：由于头、面、颈、手和外生殖器部位神经丰富，建议这些部位的暴露属于Ⅲ级暴露。

（4）暴露于蝙蝠者属于Ⅲ级暴露。

（5）暴露后预防处置应立即开始。

3. 暴露后伤口处理

（1）伤口冲洗。用肥皂水（或其他弱碱性清洗剂）和一定压力的流动清水交替清洗咬伤和抓伤的每处伤口至少 15 min。如条件允许，建议使用狂犬病专业清洗设备和专用清洗剂对伤口内部进行冲洗。最后，用生理盐水冲洗伤口，以避免肥皂液或其他清洗剂残留。

（2）消毒处理。彻底冲洗后用稀碘附（浓度为 0.025% ~ 0.050%）、苯扎氯铵（浓度为 0.005% ~ 0.010%），或其他具有病毒灭活效力的皮肤黏膜消毒剂来涂擦或消毒伤口内部。若清洗或消毒时疼痛剧烈，可先给予局部麻醉。

（3）外科处置。在伤口清洗、消毒，并根据需要使用狂犬病被动免疫制剂至少 2 h 后，综合考虑致伤动物种类、部位、伤口类型、伤者基础健康状况等因素后，进行外科处置。

A. 动物致伤伤口具有病情复杂、软组织损伤严重、合并症多、细菌感染率高等特点，尚无统一的外科处置规范；严重、复杂的动物咬伤伤口的后续外科处置，最好在专科医生或在专科医生的协助下完成。

B. 外科清创术。所有严重的咬伤伤口（如撕裂伤、贯通伤、穿刺伤等）均须进行彻底的外科清创术。术前要根据伤口部位、手术大小及方式等选择合适的麻醉方式进行手术，按照标准的外伤清创术原则进行。

C. 组织修复。咬伤所导致的重要器官、组织（如神经、肌腱、骨、关节、血管等）损伤，应根据受损器官组织的具体情况（如受损程度、感染可能性、修复难度等）、相应专科的处置原则，选择进行Ⅰ期修复、Ⅱ期修复或延期修复。

D. 伤口关闭及抗生素使用。若伤口情况允许，应尽量避免缝合。伤口是否进行Ⅰ期闭合，以及是否预防性使用抗生素，要考虑众多因素，如就诊时间、伤口严重程度、伤口部位、致伤动物、伤口类型、伤者基础健康状况（如年龄和基础疾病：糖尿病、免疫功能受损、长期使用免疫抑制剂和激素等），以及医生对动物咬伤伤口处置的经验等。

（A）感染低风险因素者。暴露于犬、啮齿类动物，以及位于头面部、口腔黏膜的浅表、清洁、新鲜伤口，属于感染低风险因素者。伤口轻微时，可不缝合，也不包扎，但可用透气性敷料覆盖创面。

（B）感染高风险因素者。①暴露于猫、灵长类、猪等动物；②位于手、足、胫前、关节部位的穿刺伤、贯通伤、大面积撕裂伤、大面积皮肤软组织缺损伤口；③老年患者或合并糖尿病、外周血管病、应用激素及免疫抑制剂、免疫性疾病、营养不良、放化疗等基础疾病等均属继发细菌感染的高危因素。

避免Ⅰ期缝合，伤口内应放置引流条或引流管，以利于伤口污染物及分泌物的排出。当伤口较大时，为避免继发感染，可用透气性敷料覆盖创面。若必须缝合，应采取松散稀疏的缝合方式，以便于继续引流。如果就诊时伤口已缝合，原则上不主张拆除。若缝合前未浸润注射被动免疫制剂，仍应在伤口周围浸润注射被动免疫制剂。根据伤口状况、伤者基础免疫情况（如破伤风类毒素接种史）、距离最后接种时间等，酌情进行抗破伤风免疫预防处置。

（C）不推荐对所有的Ⅲ级咬伤病例预防性使用抗生素，对存在感染高危因素或已出现伤口感染的病例可预防性或治疗性地使用抗生素。

4. 暴露后免疫

（1）疫苗接种。

A. 适用对象：Ⅱ级和Ⅲ级暴露者。

B. 免疫程序。①五针法程序：在第0天、第3天、第7天、第14天和第28天各接种1剂，共接种5剂。②"2-1-1"程序：第0天，接种2剂（在左右上臂三角肌各接种1剂）；第7天和第21天，各接种1剂，共接种4剂（此程序只适用于我国已批准可以使用"2-1-1"程序的狂犬病疫苗产品）。

C. 接种途径、部位和剂量：2岁及以上的儿童和成人，在上臂三角肌行肌内注射；2岁以下的儿童可在大腿前外侧肌行肌内注射。每剂接种0.5 mL或1.0 mL（具体参照产品规格或产品说明书）。

D. 使用禁忌。狂犬病为致死性疾病，暴露后，狂犬病疫苗使用无任何禁忌，但接种前应充分询问受种者个体基本情况（如有无严重过敏史、其他严重疾病等）。即使存在不适合接种疫苗的情况，也应在严密监护下接种疫苗。若受种者对某一品牌疫苗的成分有明确过敏史，应更换无该成分的疫苗品种。

E. 接种延迟。狂犬病疫苗接种应当按时完成全程免疫。按照程序正确接种对机体产生抗狂犬病的免疫力非常关键，若某一针次延迟 1 天或数天注射，其后续针次接种时间按原免疫程序的时间间隔相应顺延。

F. 疫苗品牌更换。尽量使用同一品牌狂犬病疫苗完成全程接种。若无法实现，可使用不同品牌的合格狂犬病疫苗，继续按原程序完成全程接种。

（2）被动免疫制剂的使用。

A. 狂犬病被动免疫制剂的作用机理是在主动免疫诱导的保护力空白区，通过在暴露部位即刻提供所需的中和抗体，中和伤口处理时残留在伤口内部的病毒，发挥快速保护效果。

B. 所有首次暴露的Ⅲ级暴露者，以及患有严重免疫缺陷、长期大量使用免疫抑制剂、头面部暴露的Ⅱ级暴露者均应使用狂犬病被动免疫制剂。

C. 被动免疫制剂应尽早使用，最好在伤口清洗完成后立刻开始。若未能及时注射，在第 1 剂狂犬病疫苗接种后的 7 天内均可使用。7 天后，疫苗引起的主动免疫应答反应已经出现，此时，再使用被动免疫制剂的意义不大。

D. 狂犬病被动免疫制剂应严格按照体重计算剂量，一次性足量使用。狂犬病患者按照每千克体重接种 20 IU 免疫球蛋白（human rabies immune globulin，HRIG），按照每千克体重接种 40 IU 抗狂犬病血清（equine rabies antiserum，ERA）计算。若所用总剂量不足以浸润注射全部伤口，可用生理盐水来适当稀释。

E. 如果解剖结构允许，应当按照计算剂量，仔细地将狂犬病被动免疫制剂全部浸润注射到伤口周围，所有伤口无论大小均应进行浸润注射。若全部伤口进行浸润注射后该制剂尚有剩余，应将其注射到远离疫苗注射部位的肌肉（建议腰部以上的伤口，注射到伤口同侧的后背肌群；腰部以下的伤口，注射到伤口同侧的大腿中段外侧肌群）。

F. 不得把狂犬病被动免疫制剂和狂犬病疫苗注射在同一部位。

G. 禁止用同一注射器注射狂犬病疫苗和狂犬病被动免疫制剂。

（四）狂犬病再次暴露后的预防

1. 伤口处理

任何一次暴露后，均应及时进行规范的伤口处理［见本书第四章第九节相关内容］。

2. 疫苗接种

（1）《狂犬病预防控制技术指南（2016 年版）》建议：①对于曾经接受过疫苗全程接种者，若 3 个月内再次暴露，致伤动物健康且已被免疫，并能进行 10 天观察，则在确保给予正确伤口处理的前提下，可推迟加强免疫；②超过 3 个月以上再次暴露者，需要在第 0 天和第 3 天各接种 1 剂疫苗；③使用了效力不确定的疫苗、之前未全程接种或暴露严重的Ⅲ级暴露者，在再次暴露后需要进行全程疫苗接种。

（2）《狂犬病暴露预防处置工作规范（2009 年版）》建议：①若再次暴露发生在免疫接种过程中，则继续按照原有程序完成全程接种，不需要加大剂量；②全程免疫后半年内再次暴露者，一般不需要再次免疫；③全程免疫后半年到 1 年内再次暴露者，应当于第 0 天和第 3 天各接种 1 剂疫苗；④在 1～3 年再次暴露者，应于第 0 天、第 3 天、第 7 天各接种 1 剂疫苗；⑤超过 3 年者，应当全程接种疫苗。

（3）被动免疫制剂。按暴露前或暴露后程序完成全程狂犬病疫苗接种者，以后均无须使用被动免疫制剂。

（五）狂犬病暴露前预防

1．基础免疫

（1）适用对象。所有持续、频繁暴露于狂犬病病毒危险环境下的个体均推荐进行暴露前预防性狂犬病疫苗接种，如接触狂犬病病毒的实验室工作人员、可能涉及狂犬病患者管理的医护人员、狂犬病患者的密切接触者、兽医、动物驯养师，以及经常接触动物的农学院学生等。此外，建议到高危地区旅游的游客、居住在狂犬病流行地区的儿童或到狂犬病高发地区旅游的儿童进行暴露前免疫。

（2）免疫程序。在第0天、第7天和第21天（或第28天）分别接种1剂，共接种3剂。

（3）接种途径、部位和剂量。2岁及以上的儿童和成人，于上臂三角肌行肌内注射；2岁以下的儿童，于大腿前外侧肌行肌内注射。禁止在臀部行肌内注射。

（4）每剂为0.5 mL或1.0 mL（具体参照产品规格或产品说明书）。

2．加强免疫

（1）适用对象。若出于暴露前预防的目的，则已接受全程基础免疫者无须定期进行加强免疫。定期加强免疫仅推荐用于因职业而存在持续、频繁或较高的狂犬病病毒暴露风险者（如接触狂犬病病毒的实验室工作人员和兽医）。

（2）免疫程序。接触狂犬病病毒的实验室人员每6个月监测1次血清中和抗体水平；兽医、动物疫控部门人员等每2年监测1次血清中和抗体水平。当血清中和抗体水平小于0.5 IU/mL时，须加强接种1剂。持续暴露于狂犬病风险者，完成全程暴露前基础免疫后，也可在没有动物致伤的情况下，在1年后加强1针，以后每隔3～5年加强1针。

3．接种途径、部位和剂量

2岁及以上的儿童和成人，于上臂三角肌行肌内注射；2岁以下的儿童，可在大腿前外侧肌行肌内注射。每剂为0.5 mL或1.0 mL（具体参照产品规格或产品说明书）。

4．其他事项

（1）对于暴露前预防，对疫苗中任何成分曾有严重过敏史者，应视为接种同种疫苗的禁忌证。

（2）妊娠、患急性发热性疾病、急性疾病、慢性疾病的活动期、使用类固醇和免疫抑制剂者，可酌情推迟暴露前免疫。

（3）免疫缺陷者，不建议进行暴露前免疫。若处在狂犬病高暴露风险中，亦可进行暴露前免疫，但完成免疫接种程序后需要进行中和抗体检测。对一种品牌疫苗过敏者，可更换另一种品牌疫苗继续原有的免疫程序。

七、WHO 关于狂犬病预防的最新内容

WHO于2018年发布了第3版《世卫组织狂犬病专家咨询》，对狂犬病的预防提出了新的建议，在此列出与之前版本不一样的几条供参考（在我国不可将下列各条作为工

作依据）。

（1）之前有过二剂次狂犬疫苗免疫史的，怀疑狂犬病毒暴露时可以不使用狂犬病被动免疫制剂。

（2）暴露前狂犬病疫苗免疫程序改为二剂次：于第 0 个月、第 7 个月各免疫 1 剂。但对于免疫缺陷或免疫功能低下者，仍需要按三剂次免疫：在第 0 个月、第 7 个月、第 21 个月各免疫 1 剂。

（3）对于可疑的狂犬病毒暴露者，只要没有超过 1 年，均需要进行免疫处理。对于确定的狂犬病毒暴露者，不管隔多久均需要进行免疫处理。

（4）注射狂犬病被动免疫制剂者，当全部伤口进行浸润注射后尚有剩余时，再将其注射到远离疫苗注射部位的肌肉（腰部以上的伤口，注射到伤口同侧的后背肌群；腰部以下的伤口，注射到伤口同侧的大腿中段外侧肌群）可能是无意义的。

（王军　华丽）

第十节　流行性出血热及其免疫预防

流行性出血热是由布尼亚病毒科汉坦病毒属的各型病毒引起以鼠类为主要传染源的自然疫源性疾病，也是以发热、低血压性休克、出血倾向及肾脏损害为主要临床特征的急性病毒性传染病。1982 年，WHO 统一将其定名为肾综合征出血热（hemorrhagic fever with renal syndrome，HFRS）。目前，我国仍沿用流行性出血热的病名。

一、病原学

汉坦病毒是一种负性单链 RNA 病毒，属于布尼亚病毒科汉坦病毒属。病毒颗粒为圆形或卵圆形中等大小的颗粒，平均直径约为 122 nm（即 75 ～ 210 nm），有双层包膜，表面有微突，分大（L）、中（M）、小（S）为等 3 个不同片段。病毒蛋白由 4 个结构蛋白组成，即 G1、G2 为包膜糖蛋白，NP 为核蛋白，L 蛋白可能为多聚酶。G1、G2 蛋白上存在中和抗原和血凝素抗原，并能诱导中和抗体。汉坦病毒至少有 20 个血清型，其中，汉坦病毒（Ⅰ型）、汉城病毒（Ⅱ型）、普马拉病毒（Ⅲ型）、希望山病毒（Ⅳ型）已被 WHO 认定，此外，包括辛诺柏病毒、多布拉伐、贝尔格莱德病毒等多种不同的基因型。在我国流行的汉坦病毒主要有 2 种类型，即汉坦病毒（引起姬鼠型出血热）和汉城病毒（引起家鼠型出血热）。

汉坦病毒不耐热，不耐酸，对一般有机溶剂和消毒剂敏感，丙酮、氯仿、去氧胆酸盐、β 丙内酯、乙醚、酸（pH 小于 3.00）、苯酚等均很容易将其灭活。此外，在 56 ℃条件下持续 30 min，或在 100 ℃条件下持续 1 min，或用 γ 射线及紫外线照射也可将其灭活。一般消毒剂（如乙醇溶液、碘酒、福尔马林等）均可将病毒杀灭。

二、发病机制

受益于病原学、免疫学、免疫病理研究的进展，学者认为病毒感染是引起发病的始动环节。主要理由：①病毒可直接损害毛细血管内皮细胞，造成广泛性的小血管和毛细血管的损伤，进而导致各脏器的病理损害和功能障碍。②病毒在体内复制，病毒抗原刺激机体免疫系统，引起免疫损伤。③由于多器官的病理损害和功能障碍又可相互影响、相互促进，因此，本病的病理过程更加复杂化。

本病的发病机理尚未明确，例如，病毒直接作用与免疫病理损伤在不同病程所处的地位、病毒感染与免疫调节机制失衡的因果关系、病毒作用与免疫病理损伤之间的关系等，都有待于进一步深入研究。

三、流行病学

（一）宿主动物和传染源

我国已查出 53 种以上的动物可自然携带本病毒，主要是小型啮齿动物，包括姬鼠属（主要为野栖型黑线姬鼠）、大鼠属（以家栖为主的褐家鼠）、仓鼠属（主要为黑线仓鼠）和小鼠属（小家鼠）等。在我国，黑线姬鼠为野鼠型出血热的主要宿主和传染源，褐家鼠为我国家鼠型出血热的主要传染源，大林姬鼠是我国林区出血热的主要传染源。

（二）传播途径

动物为主要传染源。病毒能通过宿主动物的血及唾液、尿、便排出，鼠向人的直接传播是人类感染的重要途径。目前的观点认为，其感染方式是多途径的。

（1）接触感染。带毒动物咬伤或感染性的鼠排泄物直接接触皮肤伤口和黏膜而感染。

（2）呼吸道传播。吸入鼠排泄物形成的气溶胶后感染。

（3）消化道感染。食用受染鼠排泄物污染的食物后感染。

（4）螨媒传播。螨类叮咬人体也可传播出血热。

（5）垂直传播。孕妇可通过胎盘垂直传播。

（三）人群易感性

一般认为，人群普遍易感，隐性感染率较低，在野鼠型流行区多为 3% 以下；但家鼠型流行区的隐性感染率较高，有报告为 15% 以上，一般是青壮年发病率高，但二次感染发病罕见。病后，在发热期即可检出血清特异性抗体，在 1～2 周可达很高水平，抗体持续时间长。

（四）流行特征

（1）地区分布。本病主要分布在亚洲的东部、北部和中部地区。我国疫情最重。近年来，伴随家鼠型的出现，流行区也迅速蔓延，并向大中城市、沿海港口扩散。

（2）季节性。全年散发，野鼠型发病高峰多在秋季，从 10 月到次年 1 月，少数地区春夏间（5—7 月）有 1 个发病小高峰。家鼠型主要发生在春季和夏初，为 4—6 月。其季节性表现与鼠类繁殖、活动，以及与人的活动接触相关。

（3）流行类型和流行周期性。我国根据疫区分布、宿主动物不同可分为 3 种类型。

A. 姬鼠型。主要分布在农作物区和林区，传染源以黑线姬鼠为主。一般相隔几年即有 1 次较大的流行。临床病情较重，病程较为典型。

B. 家鼠型。主要分布于城镇、市郊，以褐家鼠为优势鼠种，周期性尚不明确，可呈暴发流行，流行强度明显大于野鼠型。感染者的性别、年龄差别小，临床病情一般较轻。

C. 混合型。同地区、同一时间可有上述两型出血热的流行。

（4）人群分布。以男性青壮年农民和工人发病较高，发病多少与接触传染源概率相关。

四、临床表现

流行性出血热潜伏期为 5～46 天，一般为 1～2 周，以 2 周多见。本病典型表现以发热、低血压性休克、充血出血及肾脏损害为主要症状，以发热、低血压休克、少尿、多尿与恢复期为五期典型病程。多数病例临床表现并不典型，或某期表现突出，或某期不明显而呈"越期"现象，或前两三期重叠。有段通俗顺口溜可以概括本病临床表现——寒热脸红酒醉貌，头痛乏力像感冒；皮肤黏膜出血点，呕吐腹泻蛋白尿。

（1）发热期。主要表现为感染性病毒血症和全身毛细血管损害引起的症状。起病急，有发热（39～40 ℃），"三痛"（即头痛、眼眶痛、腰痛），以及恶心、呕吐、胸闷、腹痛、腹泻、关节痛等全身中毒症状，皮肤黏膜"三红"（即颜面、颈和胸部发红），眼结膜充血，重者似酒醉貌。口腔黏膜、胸背、腋下出现大小不等的出血点或瘀斑，或呈条索状、抓痕样的出血点。体温下降后，全身中毒症状并未减轻，或反而加重，这是不同于其他热性病的临床特点。

（2）低血压休克期。多在发热的第4—第6天，迟者可于第9病日左右出现，少数在热退后发生休克，这是与细菌性感染的不同之处。多数患者在发热末期或热退的同时出现血压下降。主要为失血性低血容量休克的表现。患者出现低血压，重者发生休克。

（3）少尿期。少尿期一般发生于第5—第8病日，持续时间短者 1 天，长者 10 余天，一般为 2～5 天。多数患者继低血压休克期而出现，部分患者临床上没有明显低血压休克期，由发热期直接进入少尿期。尿中有膜状物排出者为重症。少尿期的临床表现为尿毒症，酸中毒和水、电解质紊乱。严重患者可出现高血容量综合征和肺水肿。亦有少尿期与低血压休克期重叠者，此时，应和肾前性少尿相鉴别。

（4）多尿期。多数患者少尿期后进入此期，少数患者可由发热期或低血压期转入此期。多尿期一般出现在病程第9～14 天，持续时间短者 1 天，长者可达数月之久。此期，新生的肾小管重吸收功能尚未完善，加以尿素氮等潴留物质引起高渗性利尿作用，使尿量明显增加。尿量每天为 4 000～8 000 mL，极易造成脱水及电解质紊乱。

（5）恢复期。随着肾功能的逐渐恢复，当尿量减至 2 000 mL 以下时，即进入恢复期。尿量、症状逐渐恢复正常，复原需要数月。

五、诊断

根据流行病学史、临床表现和实验室检查等可进行诊断。本病应与发热性疾病、出血性疾病、导致休克的疾病、肾脏损害的疾病等相鉴别。

六、治疗

本病治疗以综合疗法为主，在早期应用抗病毒治疗，在中晚期应对症治疗。预防低血容量休克、疏通微循环、保护肾脏、改善肾血流量、促进利尿，对降低病死率具有重要意义。抓好"三早一就"（即早发现、早休息、早治疗，就近治疗），把好"三关"（即休克、少尿及出血关）对减轻病情、缩短病程和降低病死率具有重要意义。

七、预防

采取灭鼠防鼠为主的综合性措施，对高发病区的多发人群和其他疫区的人群进行疫苗接种。

八、流行性出血热疫苗

（一）疫苗研制史

我国于1981年分离出汉坦病毒后，即开始研制流行性出血热灭活疫苗，该项目被列为国家"八五"和"九五"科技攻关项目。1993—1994年，先后研制出沙鼠肾细胞Ⅰ型灭活疫苗、乳鼠脑纯化Ⅰ型灭活疫苗、地鼠肾细胞Ⅱ型灭活疫苗。人群试验和大规模的现场应用证实，上述3种单价疫苗均具有较好的安全性、血清学和防病效果。

根据监测研究和患者的血清学结果分析，单价疫苗的使用越来越表现其局限性，我国在单价疫苗研制成功的基础上，发展双价疫苗，并继续研究双价纯化疫苗。1996年，我国研制出双价肾综合征出血热灭活疫苗（应用沙鼠肾细胞）。1998年，开始进行疫苗现场考核，在此期间，双价肾综合征出血热灭活疫苗（应用地鼠肾细胞）也研制成功并投入使用。2002年年底至2003年年初，双价肾综合征出血热灭活疫苗（应用Vero细胞）也经临床观察，达到中国生物制品的要求。

（二）双价肾综合征出血热灭活疫苗（应用地鼠肾细胞/沙鼠肾细胞/Vero细胞）介绍

（1）成分与性状。本品系用Ⅰ型和Ⅱ型肾综合征出血热病毒接种于原代地鼠肾细胞（即原代沙鼠肾细胞/Vero细胞）培养，灭活病毒后，进行超滤浓缩、柱层析纯化、加氢氧化铝制成，用于预防肾综合征出血热。本品为白色微浑浊液体，久放后，形成可摇散的沉淀；含硫柳汞防腐剂（视不同厂家、不同品种成分与性状及生产工艺而略有不同）。其有效成分为灭活的Ⅰ型和Ⅱ型肾综合征出血热病毒。

（2）接种对象。接种对象为肾综合征出血热疫区的居民及进入该地区的人员，主要对象为16—60岁的高危人群。

（3）作用与用途。接种本疫苗后，可刺激机体产生抗Ⅰ型和Ⅱ型肾综合征出血热病毒的免疫力，用于预防Ⅰ型和Ⅱ型肾综合征出血热。

（4）规格。每瓶为1.0 mL。每次人用剂量为1.0 mL。

（5）免疫程序和剂量。①于上臂外侧三角肌行肌内注射。②基础免疫为二剂次（或者三剂次），分别于0天（即第1天，当天）、14天（第15天）注射1剂疫苗（三剂次的第3剂为第28天或第29天）；基础免疫后1年（或半年），加强免疫1剂。视不同厂家、不同产品来采取二剂次或者三剂次，且加强免疫时间也有不同，以产品说明书为准。

（6）不良反应。除疫苗的一般不良反应（见本书第二章第一节相关内容）外，无其他特殊反应。

（7）禁忌证。除疫苗的一般禁忌证（见本书第二章第一节相关内容）外，孕妇和哺乳期妇女禁用。

（8）注意事项。除疫苗的一般注意事项（见本书第二章第一节相关内容）外，注射免疫球蛋白者应至少间隔1个月再接种本品，以免影响免疫效果。

（李莊　张志忠）

第十一节　流行性感冒及其免疫预防

流行性感冒（流感）是由流感病毒引起的对人类健康危害较重的呼吸道传染病，其抗原性易变，传播迅速，每年可引起季节性流行，在学校、托幼机构和养老院等人群聚集的场所可发生暴发疫情。对孕妇、婴幼儿、老人和慢性病患者等高危人群的危害尤为严重。接种流感疫苗是预防流感的最有效手段。

一、病原学

流感病毒属于正黏病毒科，是单股、负链、分节段的 RNA 病毒。常为球形囊膜病毒，直径为 80～120 nm。根据病毒核蛋白和基质蛋白，分为 a、b、c、d（或甲、乙、丙、丁）4 型。a 型流感病毒根据病毒表面的血凝素（hemagglutinin，HA）和神经氨酸酶（neuraminidase，NA）的蛋白结构和基因特性，可分为多种亚型。目前，发现的 HA 和 NA 分别有 18 个（为 H1～H18）和 11 个（为 N1～N11）亚型。a 型流感病毒除感染人外，在动物中也广泛存在，如禽类、猪、马、海豹、鲸鱼和水貂等。b 型流感分为 Victoria 系和 Yamagata 系，可在人群中循环。C 型流感病毒感染人、狗和猪，但仅导致上呼吸道感染的散发病例。d 型流感病毒，主要感染猪、牛等，尚未发现感染人。目前，引起流感季节性流行的病毒是甲型中的 H1N1、H3N2 亚型及乙型病毒的 Victoria 系和 Yamagata 系。

流感病毒由于基因组分节段，故易产生同型不同株间基因重配。此外，流感病毒的 RNA 在复制过程中不具有校正功能，发生突变的频率高于其他病毒。流感病毒的变异，主要是指人 a 型和 b 型流感病毒表面 HA 和 NA 的抗原性变异。它有两种形式，一种为所有流感病毒共有的抗原性漂移，另一种为 a 型流感病毒特有的抗原性转变。抗原漂移是指甲型流感病毒亚型内部经常发生的小变异，是量变过程，这种漂移是不定向的，而 HA 和 NA 的抗原漂移是独立进行的，结果可能导致流感流行。抗原转变是指甲型流感病毒的表面抗原 HA 和（或）NA 完全发生变异，形成新的亚型，是质变。例如，H1N1 转变成 H2N2，H2N2 再转变成 H3N2 等。这种转变常引起流感的世界性大流行。

流感病毒很容易被紫外线和加热灭活，通常在 56 ℃ 条件下持续 30 min 可被灭活。流感病毒在 pH <5 或 pH >9 的条件下，其病毒感染性很快被破坏。流感病毒是包膜病毒，对所有能影响膜的试剂都敏感，包括离子和非离子清洁剂、氯化剂及有机溶剂。

二、发病机制

病毒感染呼吸道后，吸附并穿透呼吸道的气管和支气管上皮细胞。随后，病毒复制，导致宿主细胞破坏。病毒血症很少发生。从呼吸道分泌物中排出的病毒可持续 5 ～ 10 天。流感病毒感染后，支气管的炎症反应和肺功能的异常可持续数周至数月。

三、流行病学

（一）传染源

流感患者和隐性感染者是季节性流感的主要传染源。常见潜伏期为 1 ～ 4 天（平均为 2 天），从潜伏期末到发病的急性期都有传染性。一般感染者在临床症状出现前 24 ～ 48 h 即可排出病毒，在发病后 24 h 内达到高峰。成人和较大年龄的儿童一般持续排毒 3 ～ 8 天（平均为 5 天），婴幼儿病例长期排毒很常见（为 1 ～ 3 周）。老人和 HIV 感染者等免疫功能低下或缺陷人群的排毒时间更长。

（二）传播途径

流感主要通过其呼吸道分泌物的飞沫传播，也可以通过口腔、鼻腔、眼睛等黏膜直接或间接接触传播。接触患者的呼吸道分泌物、体液和被病毒污染的物品也可能引起感染。

（三）易感人群

人群普遍易感。流感病毒常常发生变异，例如，甲型流感病毒在人群免疫压力下，每隔 2 ～ 3 年就会有流行病学上重要的抗原变异株出现，感染率最高的通常是青少年。

（四）流行特征

a 型流感病毒常以流行形式出现，能引起世界性流感大流行。b 型流感病毒常常引起局部暴发，不引起世界性流感大流行。c 型流感病毒主要以散在形式出现，主要侵袭婴幼儿，一般不引起流行。

我国 a 型流感的年度周期性流行强度随纬度增加而增强，呈现多样化及季节性特征：北方省份，呈冬季流行模式，每年 1—2 月为单一年度高峰；南方省份，每年 4—6 月为单一年度高峰；两者之间的中纬度地区，每年 1—2 月和 6—8 月为双周期高峰。b 型流感在我国大部分地区呈单一冬季高发。我国 b 型流感的流行强度低于 a 型，但部分地区和年份，b 型流感的流行强度高于 a 型，且 b 型的 Yamagata 系和 Victoria 系交替占优势，以冬春季流行为主，不同系的流行强度在各年间存在差异。

（五）疾病负担

WHO 估计，流感在全球每年可导致 300 万～ 500 万例重症病例的产生和 29 万～ 65 万例呼吸道疾病相关的患者死亡。全人群对流感普遍易感，儿童的罹患率高于成年人的。根据一项对全球 32 个流感疫苗接种随机对照队列中未接种疫苗人群的流感罹患率的统计，有流感症状的成人罹患率为 4.4%，65 岁以上人群的为 7.2%；所有流感（包括无症状感染）的成人罹患率为 10.7%。流感相关住院患者集中在 0 ～ 5 岁患儿和 65 岁以上老年患者，而超额死亡集中在 65 岁以上老年患者。每年流感流行季节，儿童流感罹患率为 20% ～ 30%；在某些高流行季节，儿童流感年平均感染率可高达 50% 左右，5 岁以下儿童感染流感后出现重症的风险较高。学校作为封闭的人群密集场所，容易造成流感病毒的传播。每年我国报告的流感暴发疫情中，90% 以上的病例出现在学校和托幼机构。与其他人群相比，学龄儿童的流感感染率最高。与同龄健康成年人相比，慢性基础疾病患者感染流感病毒后，更容易出现严重疾病或死亡，其流感相关住院率和超额死亡率更高。流感对孕妇的健康危害比较严重。由于怀孕后机体免疫和生理上的变化，孕妇感染流感病毒后的住院、严重疾病和死亡风险较未孕育龄女性的高。

研究结果显示，我国流感门诊病例的直接医疗成本为 156 ～ 595 元/人，间接成本为 198 ～ 366 元/人。流感门诊病例直接医疗费用为 195 ～ 804 元，直接非医疗费用为 46 ～ 212 元，间接费用在 139 ～ 963 元，总经济负担为 464 ～ 1 320 元；流感住院流感病例直接医疗费用为 2 625 ～ 20 712 元，直接非医疗费用为 1 200 ～ 1 809 元，间接费用为 204 ～ 2 408 元，总经济负担为 9 832 ～ 25 768 元。一项最近的研究结果显示，2019 年，全国流感相关经济负担为 263.81 亿元，约占当年国内生产总值的 0.266%，其中，住院病例、门急诊病例和早亡引起生产力损失分别占总经济负担的 86.4%、11.3% 和 2.3%。

四、临床表现与诊断

（一）临床表现

流感一般表现为急性起病、发热（部分病例出现高热，达 39 ～ 40 ℃），伴畏寒、寒战、头痛、肌肉、关节酸痛、极度乏力、食欲减退等全身症状，常有咽痛、咳嗽，可有鼻塞、流涕、胸骨后不适、颜面潮红、结膜轻度充血，也可有呕吐、腹泻等症状。轻症流感常与普通感冒的表现相似，但其发热和全身症状更明显。重症病例可出现病毒性肺炎、继发细菌性肺炎、急性呼吸窘迫综合征、休克、弥漫性血管内凝血、心血管和神经系统等肺外表现及多种并发症。流感发病的严重程度取决于人群免疫力、抗原漂移或变异的程序及防治的效果等多种因素。一般而言，仅约 50% 的感染者会发展为典型的流感临床症状。

（二）诊断

流感的症状是临床常规诊断和治疗的主要依据。但由于流感的症状、体征缺乏特异性，易与普通感冒和其他上呼吸道感染相混淆。流感确诊有赖于实验室诊断，检测方法包括病毒核酸检测、病毒分离培养、抗原检测和抗体检测。病毒分离培养为实验室检测的"金标准"；病毒的抗原和核酸检测可以用于早期诊断；抗体检测可以用于回顾性调查，但对病例的早期诊断意义不大。

1. 流行病学史

在流行季节一个单位或地区同时出现大量上呼吸道感染者，或医院门诊呼吸道感染者明显增多。

2. 临床症状

（1）出现急起畏寒、高热、头痛、头晕、全身酸痛、乏力等全身中毒症状。

（2）可伴有咽痛、干咳、流鼻涕、流泪等呼吸道症状。

（3）少数病例有食欲减退、腹痛、腹胀、呕吐、腹泻等消化道症状。

3. 实验室诊断

（1）白细胞总数不高或偏低。

（2）鼻咽分泌物分离到流感病毒。

（3）恢复期患者的血清流感抗体比急性期的升高 4 倍或 4 倍以上。

（4）急性期患者的漱口液中分离出流感病毒。

4. 确诊标准

具有临床表现，以下 1 种或 1 种以上的病原学检测结果呈阳性者，可以确诊为流感：

（1）流感病毒核酸检测结果为阳性（可采用实时荧光定量 PCR 和逆转录 PCR 方法）。

（2）流感病毒快速抗原检测结果为阳性（可采用免疫荧光法和胶体金法），需要结合流行病学史做综合判断。

（3）流感病毒分离培养结果为阳性。

（4）急性期和恢复期双份血清的流感病毒特异性 IgG 抗体水平呈 4 倍或 4 倍以上升高。

（三）鉴别诊断

1. 普通感冒

流感的临床症状无特殊性，易与普通感冒相混淆。通常，流感的全身症状比普通感冒的重；追踪流行病学史有助于鉴别；普通感冒的流感病原学检测结果为阴性，或可找到相应的感染病原证据。表 4-5 列出两者的鉴别要点。

表 4-5　流行性感冒与普通感冒的主要区别与特点

类型	流感	普通感冒
致病原	流感病毒	鼻病毒、冠状病毒等
流感病原学检测	阳性	阴性
传染性	强	弱
发病的季节性	有明显季节性（我国北方为 11 月至次年 3 月多发）	季节性不明显
发热程度	多为高热（39～40℃），可伴寒战	不发热或轻、中度热，无寒战
发热持续时间	3～5 天	1～2 天
全身症状	重，头痛、全身肌肉酸痛、乏力	轻或无
病程	5～10 天	5～7 天
并发症	可合并中耳炎、肺炎、心肌炎、脑膜炎或脑炎	少见

2．其他类型上呼吸道感染

其他类型上呼吸道感染包括急性咽炎、扁桃体炎、鼻炎和鼻窦炎。感染与症状主要限于相应部位。局部分泌物的流感病原学检查结果为阴性。

3．下呼吸道感染

流感有咳嗽症状或合并气管－支气管炎时需要与急性气管－支气管炎相鉴别；合并肺炎时需要与其他肺炎、肺结核等相鉴别，应用病原学检查可确诊。

4．其他非感染性疾病

流感还应与伴有发热，特别是伴有肺部阴影的非感染性疾病相鉴别，如结缔组织病、肺栓塞、肺部肿瘤等。

五、预防治疗措施

每年接种流感疫苗是预防流感较有效的手段，可以显著降低接种者罹患流感和发生严重并发症的风险。奥司他韦、扎那米韦、帕拉米韦等神经氨酸酶抑制剂是甲型流感和乙型流感的有效治疗药物。在早期，尤其是发病 48 h 内，应用抗流感病毒药物能显著降低流感重症和死亡的发生率。抗病毒药物应在医生的指导下使用。

采取日常防护措施也可以有效地减少流感的感染和传播，包括：①保持良好的呼吸道卫生习惯，咳嗽或打喷嚏时，用纸巾、毛巾等遮住口鼻；②勤洗手，尽量避免触摸眼睛、鼻或口；③均衡饮食，适量运动，充足休息等；④避免近距离接触流感样症状患者，流感流行季节，尽量避免去人群聚集场所；⑤出现流感样症状后，患者应居家隔离观察，不带病上班、上课，接触家庭成员时戴口罩，减少疾病传播；⑥流感样症状患者去医院就诊时，患者及陪护人员要戴口罩，避免交叉感染。

六、流行性感冒疫苗

WHO 根据全球流感监测网络的运行结果，每年定期对南半球和北半球的当年流行毒株进行确定和发布。由于 WHO 每年都会例行推荐当年的流行毒株用于当年流感的预防，该流行毒株又被称为季节性流感疫苗。

（一）流感疫苗种类

全球已上市的流感疫苗分为流感灭活疫苗（inactivated influenza vaccine，IIV）、流感减毒活疫苗（live attenuated influenza vaccine，LAIV）和重组流感疫苗（recombinant influenza vaccines，RIV）。按照疫苗所含的组分，流感疫苗包括三价疫苗和四价疫苗。三价疫苗含 a（H3N2）亚型、a（H1N1）亚型和 b 型毒株的 1 个系，四价疫苗含 a（H3N2）亚型、a（H1N1）亚型和 b 型 Victoria 系、Yamagata 系。根据生产工艺，流感疫苗又可分为基于鸡胚、基于细胞培养和重组流感疫苗。国外还上市了针对特定人群的高抗原含量灭活流感疫苗、佐剂疫苗和皮内接种疫苗等。

我国现已批准上市的流感疫苗有三价灭活流感疫苗（如 IIV3）、四价灭活流感疫苗（如 IIV4）和三价减毒活疫苗（如 LAIV3）。IIV3 包括裂解疫苗和亚单位疫苗，IIV4 为裂解疫苗，LAIV3 为减毒疫苗。2021—2022 年，10 家厂商可供应流感疫苗。除个别地区外，流感疫苗在我国大多数地区属于非免疫规划类疫苗，实行自愿、自费接种。

1. 流行性感冒灭活疫苗

通常使用的季节性流感疫苗为灭活疫苗，常用的种类如下。

（1）流感全病毒灭活疫苗。将流感病毒接种于9—10日龄鸡胚尿囊腔中。1～2天后，在冷胚收获尿囊液，用甲醛溶液处理，采用超速离心或柱层析方法进行浓缩和纯化，得到病毒原液，获得流感全病毒灭活疫苗。

（2）流感裂解灭活疫苗。流感裂解灭活疫苗是建立在流感全病毒灭活疫苗的基础上，通过选择适当的裂解剂和裂解条件裂解流感病毒，去除病毒核酸和大分子蛋白，保留抗原有效成分HA和NA，以及部分M蛋白和NP蛋白，经过不同的生产工艺去除裂解剂和纯化有效抗原成分制备而成。

（3）流感亚单位灭活疫苗。流感亚单位灭活疫苗是通过选择合适的裂解剂和裂解条件，将流感病毒膜蛋内HA和NA裂解下来，选用适当的纯化方法得到纯化的HA和NA蛋白，制备成的具有高纯度抗原组分的疫苗。

（4）其他疫苗。其他疫苗包括加佐剂的灭活流感疫苗、流感基因工程亚单位疫苗、流感核酸疫苗和流感通用疫苗等。

2. 流行性感冒毒活疫苗

流感减毒活疫苗包括流感全病毒活疫苗和基因工程活疫苗等。

（1）流感全病毒活疫苗。流感全病毒活疫苗可有效诱导细胞免疫、体液免疫、黏膜免疫，但因疫苗效果严重受人群免疫状态的制约，目前，仅适用于5—49岁的健康人群。

（2）基因工程活疫苗。基因工程活疫苗可分为基因缺失疫苗和载体疫苗。

各类流感疫苗比较见表4-6。

表4-6　不同种类流行性感冒疫苗特点的比较

种类	灭活裂解	亚单位	灭活全病毒
成分	有表面抗原	有表面抗原	有表面抗原
	有内部抗原	无内部抗原	有内部抗原
	无反应原类脂质	无反应原类脂质	有反应原类脂质
免疫原性	好	一般	好
副反应	低	低	高
世界上销量	最大	小	小

（二）免疫效果、安全性和成本效益

临床试验的证据提示，接种IIV对抗原类似毒株的保护作用可维持6～8个月。此外，不管前一季节是否接种流感疫苗，仍建议在当年流感季节来临前接种。IIV在健康成人中免疫原性良好。在妊娠期接种IIV，既可保护孕妇，也可通过胎传抗体保护其新生儿免于罹患流感。6月龄以上的儿童按推荐的免疫程序接种IIV3后可产生对流感病毒感染的保护作用。

接种流感疫苗是安全的，但也可能会出现不良反应。流感疫苗常见的不良反应主要

表现为局部反应（如接种部位出现红晕、肿胀、硬结、疼痛、烧灼感等）和全身反应（如发热、头痛、头晕、嗜睡、乏力、肌痛、周身不适、恶心、呕吐、腹痛、腹泻等）。流感疫苗的不良反应通常是轻微的，并在几天内自行消失，极少出现重度反应。2011—2014 年，我国 AEFI 信息管理系统的监测数据分析结果显示，我国流感疫苗相关的严重 AEFI 的发生率很低（为 1.9 例/100 万剂次～3.3 例/100 万剂次），非严重 AEFI 的发生率为 159 例/100 万剂次 ～172 例/100 万剂次。

接种流感疫苗能有效减少流感相关门急诊、住院和死亡人数，继而降低治疗费用，产生明显的经济效益。尽管流感在中国造成巨大的疾病负担，然而由于中国人口基数庞大，流感治疗费用较高，因此流感疫苗未列入国家计划免疫规划，其接种主要基于自愿自费原则。而且目前的流感疫苗需要每年接种，这在很大程度上影响疫苗接种率。据报道，2004—2014 年，全国疫苗接种覆盖率仅为 1.5%～2.2%，60 岁以上城市居民的接种率为 4.3%，远低于世界卫生组织大会（World Health Assembly，WHA）设定的老年人群接种率为 75% 的目标。

（三）疫苗相互作用

1. 与除新型冠状病毒疫苗外其他疫苗的使用

目前，我国对流感疫苗与其他疫苗联合接种的免疫原性和安全性影响的研究相对较少。国外的研究结果提示，成人同时接种十三价肺炎球菌结合疫苗、破伤风疫苗或百日咳疫苗、灭活流感疫苗，可观察到疫苗反应性降低，但无明确临床意义。50 岁及以上人群中的接种研究结果提示，IIV 与带状疱疹减毒活疫苗同时接种与间隔 4 周接种相比，产生的抗体反应基本相同。65 岁及以上人群的接种研究结果提示，同时接种四价灭活流感疫苗和二十三价肺炎球菌多糖疫苗与间隔 2 周接种相比，同时接种组 4～6 周后对 b 亚型流感抗原的血清保护率较低；但在接种 6 个月后，4 种流感抗原的血清保护率没有差异。此外，IIV 与带状疱疹减毒活疫苗、十三价肺炎球菌多糖结合疫苗、二十三价肺炎球菌多糖疫苗、破伤风类毒素或百日咳疫苗分别同时接种于成年人，具有可靠的安全性。一些研究者指出，6—23 月龄儿童中 IIV 与十三价肺炎球菌结合疫苗联合接种会导致接种后 0～1 天发热风险增加，IIV 与七价肺炎球菌结合疫苗、十三价肺炎球菌结合疫苗、破伤风疫苗及百日咳疫苗联合使用会导致接种后 0～1 天热性惊厥风险增加，但大多数此类发热反应发作短暂且预后良好。

研究结果显示，儿童同时接种 LAIV、麻腮风疫苗及水痘疫苗，与单独接种相比不会降低任何一种成分的免疫原性。但另一项研究结果显示，儿童同时接种 LAIV 和麻腮风疫苗，会降低风疹疫苗的免疫应答水平。

综上所述，现有的研究结果均提示，尚未发现影响灭活流感疫苗和联合接种疫苗的免疫原性和安全性的明确证据。虽然目前 LAIV 与其他疫苗联合接种研究相对有限，但均未出现安全性问题。美国疾病预防控制中心也在其流感疫苗预防接种技术指南中推荐流感灭活疫苗可以与其他灭活疫苗、减毒活疫苗同时或依次接种，而接种流感减毒活疫苗后则需要间隔一定时间才能接种其他减毒活疫苗。

2. 与新型冠状病毒疫苗的使用

尚缺乏流感疫苗与新冠疫苗同时接种的免疫原性和安全性影响的研究证据，因此，参照我国卫生健康委员会于 2021 年 3 月 29 日发布的《新冠病毒疫苗接种技术指南（第一版）》的建议，流感疫苗与新冠疫苗的接种间隔应大于 14 天。即可在接种流感疫苗 14 天以后接种新冠疫苗；或者在完成新冠疫苗全程接种程序 14 天后接种流感疫苗；或者在两剂新冠疫苗之间接种流感疫苗，即在接种第 1 剂次新冠疫苗 14 天后接种流感疫苗，再间隔 14 天后接种第 2 剂次新冠疫苗。值得注意的是，选择两剂新冠疫苗之间接种流感疫苗须同时遵循新冠疫苗接种剂次和间隔的要求。

（四）建议优先接种人群

流感疫苗安全、有效。原则上，接种单位应为 6 月龄及以上所有愿意接种疫苗且无禁忌证的人提供免疫接种服务。新冠病毒疫情的全球大流行还未结束，结合 2021 年新冠病毒疫情形势，为了尽可能地降低流感的危害和对新冠病毒疫情防控的影响，《中国流感疫苗预防接种技术指南（2021—2022）》（中国疾病预防控制中心发布，2020 年）推荐按照优先顺序对重点和高风险人群进行接种。具体建议如下：

1. **医务人员**

医务人员包括临床救治人员、公共卫生人员、卫生检疫人员等。新冠病毒疫情大流行期间的流感疫苗使用，应优先考虑保护医务人员。医务人员接种流感疫苗既可预防个人因感染流感导致工作效率降低或缺勤而影响医疗机构运转，又可有效避免传染流感病毒给同事或患者，保障和维持医疗机构的正常接诊与救治能力。

2. **大型活动参加人员和保障人员**

全国和地方"两会"等重大活动、2022 年北京冬季奥运会等体育赛事，其人员密度高，容易发生聚集性疫情。建议要求所有的活动参加人员（包括代表、委员、参赛人员、列席人员、工作人员、服务人员、保障人员等）至少提前 2 周接种流感疫苗。对于活动保障人员，无禁忌证者建议全员接种。

3. **养老机构、长期护理机构、福利院等人群聚集场所的脆弱人群及员工**

对以上人员接种流感疫苗，可降低此类集体场所聚集性疫情发生的风险，减少新冠病毒疫情的排查难度和工作量，同时降低老年人群罹患流感及感染后发生严重临床结局的风险。

4. **重点场所人群**

托幼机构、中小学校的教师和学生，监所机构的在押人员及工作人员等是容易发生流感和新冠病毒暴发疫情的重点场所。对此类场所人群接种流感疫苗，可降低人群罹患流感风险和流感聚集性疫情的发生，减少新冠病毒疫情排查难度和工作量。

5. **其他流感高风险人群**

其他流感高风险人群包括 60 岁及以上的居家老年人、6 月龄至 5 岁儿童、特定慢性病患者、6 月龄以下婴儿的家庭成员和看护人员及孕妇或准备在流感季节怀孕的女性。降低此类高危人群罹患流感及感染后发生严重临床结局的风险。

（1）60 岁及以上的居家老年人。此类人群患流感后死亡风险最高，也是感染新冠病毒后重症和病死的高危人群，是流感疫苗接种的重要目标人群。虽然较多证据表明，现有的流感疫苗在老年人中的效果不如年轻成年人，但疫苗接种仍是目前降低老年人罹患流感的有效手段。

（2）6—23月龄的婴幼儿。此类人群患流感后出现重症的风险高，流感住院负担重，应优先接种流感疫苗。疫苗在该年龄组的效果受疫苗株与循环毒株匹配程度影响较大。

（3）2—5岁儿童。此类人群的流感疾病负担也较高，但低于2岁以下儿童的。该年龄组儿童接种流感疫苗后的免疫应答反应通常优于2岁以下儿童的。

（4）慢性病患者。心血管疾病（单纯高血压除外）、慢性呼吸系统疾病、肝肾功能不全、血液病、神经系统疾病、神经肌肉功能障碍、代谢性疾病（包括糖尿病）等慢性病患者，患有免疫抑制疾病或免疫功能低下者，患流感后出现重症的风险很高，应优先接种流感疫苗。

（5）6月龄以下婴儿的家庭成员和看护人员。由于现有流感疫苗不可以直接给6月龄以下婴儿接种，该人群可通过母亲孕期接种和对婴儿的家庭成员及看护人员接种流感疫苗，来预防流感。

（6）孕妇或准备在流感季节怀孕的女性。国内外大量研究结果证实，孕妇罹患流感后发生重症、死亡和不良妊娠结局的风险更高。国外对孕妇在孕期任何阶段接种流感疫苗的安全性进行研究，证据充分，同时接种疫苗对预防孕妇罹患流感及通过胎传抗体保护6月龄以内婴儿的效果明确。但由于国内缺乏孕妇接种流感疫苗的安全性评价数据，我国上市的部分流感疫苗产品说明书仍将孕妇列为禁忌。鉴于2020—2021年流行季未出现流感流行，孕妇在本年度接种流感疫苗尤为重要。为降低我国孕妇罹患流感及严重并发症风险，《中国流感疫苗预防接种技术指南（2021—2022）》（中国疾病预防控制中心发布，2020年）建议孕妇或准备在流感季节怀孕的女性接种流感疫苗，孕妇可在妊娠任何阶段接种。

（五）接种剂次

1. 6月龄至8岁儿童

首次接种或既往接种二剂次以下流感疫苗的6月龄至8岁儿童应接种2剂，间隔不少于4周，对灭活流感疫苗或LAIV均建议上述原则；对于2020—2021年或以前接种过2剂或以上流感疫苗的儿童，则建议接种1剂流感疫苗。

2. 9岁及以上儿童和成人

9岁及以上儿童和成人仅需要接种1剂流感疫苗。

（六）接种时机

通常接种流感疫苗2～4周后，机体可产生具有保护水平的抗体；6～8个月后抗体滴度开始衰减。我国各地每年流感活动高峰出现的时间和持续时间不同。为保证受种者在流感高发季节前获得免疫保护，建议各地在疫苗可尽快安排接种工作，最好在10月底前完成免疫接种；对10月底前未接种的对象，整个流行季节都可以为其提供免疫服务。同一流感流行季节，已按照接种程序完成全程接种的人员，无须重复接种。

孕妇在孕期的任一阶段均可接种流感疫苗，建议只要本年度的流感疫苗开始供应，就宜尽早接种。

（七）接种部位及方法

IIV的接种途径为肌内注射（皮内注射制剂除外）。成人和1岁以上儿童首选在上臂三角肌接种疫苗。6 月龄至 1 岁婴幼儿的接种部位以大腿前外侧为最佳。LAIV 的接种采用鼻内喷雾法，严禁注射。

（八）疫苗储存

按照《疫苗储存和运输管理规范（2017 年版）》（国卫办疾控发〔2017〕60 号）的要求，灭活流感疫苗及 LAIV 都应在 2～8 ℃避光保存和运输，严禁冻结。

（九）禁忌证

对疫苗中所含任何成分（包括辅料、甲醛、裂解剂及抗生素）过敏者禁止接种。患伴或不伴发热症状的轻中度急性疾病者须待症状消退后再接种。上次接种流感疫苗后 6 周内出现吉兰 - 巴雷综合征，不是禁忌证，但应特别注意。

对以下人群不建议接种 LAIV：

（1）接种前 48 h 服用过流感抗病毒药物者。

（2）2—4 岁患有哮喘的儿童。

（3）因使用药物、HIV 感染等原因造成免疫功能低下者。

（4）需要与严重免疫功能低下者进行密切接触的人群。

（5）孕妇和使用阿司匹林或含有水杨酸成分药物治疗的儿童及青少年。

（6）有脑脊液渗漏（经口咽部、鼻咽部、鼻腔、耳朵等部位）风险的人群（如人工耳蜗植入史等）禁止接种 LAIV。

（7）因抗病毒药物对 LAIV 中活病毒的影响，考虑不同药物的代谢时间，在接种前 48 h 使用过奥司他韦、扎那米韦，接种前 5 天使用过帕拉米韦，接种前 17 天使用过巴洛沙韦者。

不建议鸡蛋过敏作为流感疫苗接种禁忌。《中华人民共和国药典》（2015 年版和 2020 年版）均未将对鸡蛋过敏者作为禁忌。《中华人民共和国药典》（2020 年版）规定，流感全病毒灭活疫苗中每剂卵清蛋白含量应不高于 250 ng，裂解疫苗中卵清蛋白含量应不高于 200 ng/mL，暂无减毒活疫苗说明。我国常用流感疫苗中的卵蛋白含量测量显示，其含量最高不超过 140 ng/mL。国外学者对鸡蛋过敏者接种 IIV 或 LAIV 的研究表明未见发生严重的超敏反应。美国 ACIP 自 2016 年建议对鸡蛋过敏者亦可接种流感疫苗。

（十）药物相互作用

综合考虑风险与收益，灭活流感疫苗与其他灭活疫苗、减毒活疫苗（如肺炎球菌疫苗、带状疱疹疫苗、水痘疫苗、麻腮风疫苗、百白破疫苗）可同时在不同部位接种；但在接种流感减毒活疫苗后，必须间隔 28 天以上才可接种其他减毒活疫苗。65 岁以上老年人可同时接种流感疫苗和肺炎球菌疫苗。

尚缺乏流感疫苗与新冠病毒疫苗同时接种的免疫原性和安全性影响的研究证据，因此，参照我国《新冠病毒疫苗接种技术指南（第一版）》的建议，流感疫苗与新冠病毒疫苗接种间隔应大于 14 天。

此外，接种者若正在或近期曾使用过任何其他疫苗或药物，包括非处方药，请接种前告知接种医生。免疫抑制剂（如皮质类激素、细胞毒性药物或放射治疗）的使用可能影响接种后的免疫效果。为避免可能的药物间的相互作用，接种者应咨询医生任何正在进行的治疗。服用流感抗病毒药物的预防和治疗期间，接种者也可以接种灭活流感疫苗。

（十一）接种注意事项

各接种单位要按照《预防接种工作规范（2016 年版）》（国卫办疾控发〔2016〕51 号，2016 年）的要求开展流感疫苗接种工作。接种过程除遵循"三查七对一验证"的原则外，同时要注意以下事项：

（1）疫苗瓶有裂纹、标签不清，疫苗失效，疫苗出现浑浊等外观异物者均不得使用。

（2）严格掌握疫苗剂量和适用人群的年龄范围，不能将 0.5 mL 剂型分为 2 剂（每剂 0.25 mL）给 2 名婴幼儿接种。

（3）国外同类产品的研究结果显示，哮喘患者（任何年龄）、活动性喘息或反复喘息发作的儿童（5 岁以下）接种 LAIV 后喘息发作的风险增高，而国内临床试验没有此类受试者的数据，建议慎用。

（4）LAIV 为鼻内喷雾接种，严禁注射。

（5）LAIV 与其他减毒活疫苗接种应至少间隔 4 周。

（6）接种完成后应告知接种对象留下观察至少 30 min 再离开。

（7）建议注射现场备 1∶1 000 肾上腺素等药品和其他抢救设施，以备偶有发生严重超敏反应时供急救使用。

（十二）接种记录及评估

（1）实施接种后，医疗卫生人员应当在预防接种证和预防接种信息系统登记疫苗接种的相关信息，包括疫苗的品种、上市许可持有人、最小包装单位的识别信息、有效期、接种时间、实施接种的医疗卫生人员、受种者等接种信息，确保接种信息可追溯、可查询。接种记录应当保存至疫苗有效期满后不少于 5 年备查。

（2）接种单位、乡（镇）卫生院、社区卫生服务中心、疾病预防控制机构，按照规定的报告程序和报表格式，连续、系统地收集、统计和报告辖区接种实施情况。

（3）疾病预防控制机构评价流感疫情监测及控制情况、AEFI 监测情况。

（沈纪川）

第十二节 轮状病毒及其免疫预防

轮状病毒腹泻是由轮状病毒（rotavirus）感染引起的急性胃肠炎，是一种婴幼儿常见的腹泻病，秋冬季节是其高发时间，故又被称为秋季腹泻。

据 WHO 通报，在 2016 年全球十大死因排名中，腹泻病引起的死亡排在第 9 位，在低收入国家中排在第 2 位。腹泻病也是 5 岁以下儿童的第二大死因，每年，全球共有 52.5 万名儿童死于此病。在我国，于 2014 年和 2015 年全国"其他感染性腹泻"确诊病例中，病毒性腹泻分别占 92.4% 和 91.0%，其中，轮状病毒感染所占的比例分别为 95.7%

和93.1%。由此可见，轮状病毒腹泻是婴幼儿腹泻病的主要原因之一，非常普遍。

一、病原学

轮状病毒是呼肠病毒科的一种双链 RNA 病毒。1973 年，澳大利亚科学家在急性腹泻患儿的十二指肠组织和粪便中观察到该病原体。1978 年，国际病毒分类学委员会（International Committee on Taxonomy of Viruses，ICTV）正式将其命名为轮状病毒。像很多病毒一样，轮状病毒也是一个大家族，有多个型别，按 A～J 分为 10 个组，A 组、B 组、C 组、H 组可感染人和动物，D 组～G 组、I 组、J 组可感染动物。

目前，引起全球流行的轮状病毒腹泻的主要毒株是 G1 亚型，其次是 G3、G4、G2 亚型。我国原以 G1 亚型为主，2009—2010 年，以 G3 亚型为主，2011 年以来，则以 G9 亚型和 G3 亚型为主。A 组轮状病毒是常见的血清型（占 95.1%）。研究证实，不同血清型的轮状病毒之间具有一定的交叉保护作用。

二、流行病学特征

按 WHO 统计，2015 年，全球轮状病毒感染导致约 39% 的腹泻病例住院，2 岁以下的儿童死亡病例有 19.9 万例。流行病学数据显示，轮状病毒发病率以 0～1 岁年龄组发病率最高，0 岁组在每年有夏季和冬季 2 个发病高峰；近年来，1 岁组冬季发病率高于 0 岁组。2014—2015 年，轮状病毒确诊病例年龄最小为 1 天（有 13 例），最大的为 93 岁（有 2 例）。5 岁以下的儿童占确诊病例的 92.2%，其中，1 岁及以下的婴幼儿占确诊病例的 79.8%。2003—2012 年，我国 5 岁以下的儿童因轮状病毒腹泻共死亡 40 603 例，在儿童腹泻死亡总数中占 42%。死亡病例中，农村的占 93%，城市的占 7%。

（一）传染源

轮状病毒腹泻患者、无症状者及携带病毒者均为传染源。

（二）传播途径

轮状病毒主要通过消化道传播，即粪—口途径传播。病毒随感染者的排泄物排出，污染食物或者水源等，若健康人群接触受到污染的食物、水，则会被感染。轮状病毒有非常强的抵抗力，在空气、手或玩具等物体上可存活数日至数周；还可以通过呼吸道飞沫和人与人之间密切接触而传播。

轮状病毒的理化特性稳定，有较强抵抗力。

（1）在 pH 为 3～9 的条件下，可以在持续 1 h 的 37 ℃或在持续 24 h 的 25 ℃条件下保持活性。

（2）存活时间长，在自然界及物品表面可存活较长时间。室温下可保持感染性 7 个月，在空气、手或玩具上可存活数周。

（3）传播不依赖卫生状况。

A. 卫生状况的改善并不能阻止轮状病毒传播。

B. 一般的卫生方法效果不明显。①耐受洗手皂和常用消毒剂，只有高浓度的乙醇或者游离氯抗菌剂才可将其灭活；②改善居住条件、水供应卫生条件、个人卫生、食物质量、营养和加强孕妇教育并不能降低整体的轮状病毒感染。

（三）人群易感性

一项对婴幼儿轮状病毒的免疫保护研究显示，母传抗体 IgG 在婴儿出生 4 个月后显著下降，6—8 月龄婴儿的 IgG 阳性率只有 20%～30%。因此，4—12 月龄为危险期，易于感染，且临床症状较重。轮状病毒各型有交叉保护，感染后可以有一定保护力，但不能避免再次感染。

三、临床症状

轮状病毒腹泻潜伏期一般为 1～3 天。起病急，多先吐后泻，伴轻中度发热，体温为 37.9～39 ℃的占 46%，39.0 ℃以上者占 31%。每天的腹泻次数为数次至数十次不等，大便多为水样，或呈黄绿色稀便，常伴轻或中度脱水及代谢性中毒。部分病例在出现消化道症状前有上呼吸道感染症状。病情差别较大，3—24 月龄小儿的症状重，而较大儿童或成年人的感染多为轻型或亚临床感染。本病为自限性疾病，病程约为 1 周左右，也可持续 2～3 周。大多数病例可完全恢复，但亦可发生死亡，主要发生在 1 岁及以下的儿童。少数患儿在短期内仍可发生营养吸收不良，腹泻可持续数周，个别可长达数月。严重的轮状病毒还可引起肠道外感染，如肺炎、支气管炎、心肌炎、病毒性脑膜炎及惊厥、感染性休克、病毒血症等，是导致婴幼儿死亡的主要原因。

四、诊断与治疗

确诊轮状病毒感染最常用的是用酶联免疫法检测粪便中的轮状病毒抗原。虽然在发病后 3～7 天从患者血清中也可以检出轮状病毒抗原，但目前的常规诊断方法主要是依赖粪便标本的检测。应用 PCR 来检测轮状病毒基因组的特异性也很高。

目前，尚无特效的治疗药物，主要采取对症治疗、纠正脱水、维持电解质平衡来预防并发症的发生。

五、疾病负担

中国大陆调查数据显示，我国 5 岁以下儿童轮状病毒腹泻患儿门诊平均费用为 168 元/次（92～230 元/次）。5 岁以下儿童轮状病毒腹泻患儿住院平均费用为 3 145 元/次（2 760～4 909 元/次），门诊腹泻患儿的直接费用负担约占当地人均可支配收入的 10%，住院腹泻患儿的直接费用负担约为当地人均可支配收入的 2 倍。

六、防控策略

轮状病毒腹泻作为疫苗可预防的传染病，应将轮状病毒疫苗的免疫接种作为主要预防措施进行应用推广。

在采用轮状病毒疫苗控制轮状病毒腹泻的目标上，发达国家和发展中国家使用疫苗的目的各有不同。发达国家的目标主要为预防疾病，降低发病率；而发展中国家的目标主要在于降低婴幼儿死亡率。

七、轮状病毒疫苗

目前，已上市的轮状病毒疫苗均为口服减毒活疫苗，主要分类如下。

（1）于人类而言，动物轮状病毒毒株是天然减毒株。

（2）人和动物的重组毒株。将人轮状病毒 VP7 抗原蛋白的基因与动物轮状病毒基因重组成新的毒株，在细胞中传代，为人和动物的重组毒株。

（3）由人类的轮状病毒毒株减毒而来的毒株。该毒株的制备方法有 2 种：①从腹泻婴幼儿粪便中分离毒株，经细胞传代以减毒；②在健康无症状新生儿粪便中分离的轮状病毒毒株。

（一）目前全球应用的轮状病毒疫苗

目前，全球应用的轮状病毒疫苗是可在人类肠道内繁殖的口服减毒活疫苗，主要有 5 种：①英国葛兰素史克的 Rotarix 单价疫苗（RV1）；②美国默沙东的 RotaTeq 五价疫苗（RV5）；③中国兰州生物制品研究所的羊 LLR 株轮状病毒活疫苗；④越南 POLYVAC 的 Rotavin-M1 疫苗；⑤中国兰州和印度 Bharat Biotech 的人－牛重配株 ROTAVAC 疫苗。

（二）目前国内应用的轮状病毒疫苗

截至 2018 年，国内应用的轮状病毒疫苗有 2 种。

1. 羊轮状病毒疫苗

该产品为单价轮状病毒活疫苗，采用羊轮状病毒（Lanzhou lamb rotavirus）的弱毒株接种于新生牛肾细胞，经培养、收获新毒液、加稳定剂后制成，用于预防婴幼儿 A 群轮状病毒引起的腹泻。包装剂量为 3 mL，每毫升疫苗所含的活病毒量不低于 5.5 lgC-CID$_{50}$。

接种对象为 2 月龄至 3 岁的婴幼儿。免疫程序和剂量：每人每次口服 3.0 mL，每年应服 1 次。

据袁平的 2013 年第二类疫苗接种情况监测分析，羊轮状病毒疫苗在全国第二类疫苗接种量排序中位于第 7 名；覆盖 31 个省、2 758 个县级单位，覆盖率为 71.26%；2011 年适龄儿童接种率为 23.67%，2013 年的为 21.84%。2000—2015 年，累计免疫接种的 5 岁以下的婴幼儿剂次约为 9 000 万剂次。

羊轮状病毒疫苗上市后应用效果评价如下。

（1）安全性。我国自 2005 年 6 月建立和实施的疫苗接种异常反应监测系统资料显示，研究者尚未接到接种羊轮状病毒疫苗后产生的严重不良反应和肠套叠的病例报告。江苏、广东、山东、北京等地对接种羊轮状病毒的安全性观察结果显示：发热反应是最常见的不良反应，报告发生率为 1.75%～10.64%，以低热反应为主。

（2）有效性。国内学者对儿童口服羊轮状病毒疫苗后的有效性进行观察，结果如下。

A. 白植生等在 7 000 名 6—24 月龄的婴幼儿口服 1 剂的临床研究结果显示，羊轮状病毒疫苗对轮状病毒腹泻的保护效果为 78%。

B. 广州市傅传喜等对接种羊轮状病毒疫苗进行研究，采取 1∶1 配对的病例对照设计进行评估，将 838 名儿童纳入研究，其年龄为 2 月龄至 5 岁。结果显示，其中的 90 个病例曾经接种过疫苗，发现接种一剂次的保护效果为 73.3%（95% 置信区间为

61.2%～81.6%）。

C．在成都市进行羊轮状病毒疫苗对小儿秋季腹泻影响观察，结果显示，经统计学检验，两组患儿间轮状病毒腹泻发病率、平均患病时间、严重病例比和住院病例比均有显著性差异。成都市于 2005 年开始开展羊轮状病毒疫苗的接种，轮状病毒腹泻发病率从 31.96%（为 563/1 763）下降至 16.99%（为 246/1 448）；患儿平均患病时间从（5.23 ± 1.14）天下降至（3.12 ± 1.23）天；严重病例比例从 8.70%（为 49/563）下降至 1.22%（为 3/246）；住院病例比例从 41.21%（为 232/563）下降至 13.41%（为 33/246）。

（3）接种对象及方法。

A．建议婴儿在 6 周龄后尽早接种首剂轮状病毒疫苗，并与白喉－破伤风－百白破联合疫苗（DTP）一同接种，以确保在自然感染之前获得免疫保护作用。

B．进行第 2 剂和第 3 剂免疫程序时，应在接种 DTP 第 2 剂和第 3 剂时同时口服轮状病毒疫苗。两剂之间至少间隔 4 周。

C．轮状病毒疫苗可与儿童免疫程序中的其他疫苗同时接种。

2．五价重配轮状病毒减毒活疫苗

五价重配轮状病毒减毒活疫苗已在全球 122 个国家和地区注册。国内上市时间为 2018 年。

由 5 种人－牛轮状病毒重配株的口服五价减毒活疫苗的包装剂量为 2 mL，含 G1 2.2×10^6 感染单位，G2 2.8×10^6 感染单位，G3 2.2×10^6 感染单位，G4 2.0×10^6 感染单位，P1A 2.3×10^6 感染单位。毒株型别为 G1 型、G2 型、G3 型、G4 型和 P1A 型。

接种对象为 6—32 周龄婴儿。五价减毒轮状病毒活疫苗的全程免疫共 3 剂：儿童在 6—12 周龄时开始口服第 1 剂，每剂接种间隔 4～10 周；接种第 3 剂时不应晚于 32 周龄。

（1）保护效力与安全性。

A．安全性。对 7 万多名婴幼儿进行 RotaTeq 的安全性试验的结果显示，接种疫苗未显著增加肠套叠风险。国内临床研究结果也显示，疫苗组和安慰剂组出现发热、呕吐、腹泻和肠套叠风险无显著性差异。

B．有效性。在中国进行一项随机、双盲、安慰剂对照的多期临床试验，旨在评价健康婴儿接种疫苗后的保护效力、免疫原性与安全性。研究共入组 4 040 名 6—12 周龄的健康婴儿，疫苗组和安慰剂组各 2 020 例。研究结果显示，五价减毒轮状病毒活疫苗预防 G1、G2、G3、G4 及含 P1A 的 G 血清型引起的重度轮状病毒胃肠炎的保护效力高达 95.5%（95% 置信区间为 71.9%～99.9%）；对 6—12 周龄的健康婴儿预防任何血清型轮状病毒导致的胃肠炎的保护效力达 69.3%（95% 置信区间为 54.5%～79.7%）。

（2）联合接种。

接种五价减毒轮状病毒活疫苗时联合接种脊灰减毒活疫苗/百白破疫苗的研究结果显示，五价减毒轮状病毒活疫苗可以与百白破疫苗、脊灰减毒活疫苗同时接种，且对脊灰减毒活疫苗和百白破疫苗的免疫原性无影响。

（蔡文锋）

第十三节　人乳头瘤病毒及其免疫预防

宫颈癌为妇科恶性肿瘤之一，严重威胁着妇女健康。宫颈癌发病率仅次于乳腺癌，在女性恶性肿瘤中位居第 2 位。据统计，2014 年，全球宫颈癌新发病例约为 52 万例，死亡病例约为 25 万例，85% 的新发病例发生在发展中国家。中国癌症统计报告显示，2015 年，中国宫颈癌新发病例约为 9.89 万例，死亡病例约为 3.05 万例；1995—2009 年，中国宫颈癌患者的五年生存率不超过60%。

一、人乳头瘤病毒与宫颈癌

近年来，全球研究结果证实，宫颈癌主要是由人乳头瘤病毒（human papilloma virus，HPV）感染而引起的病变，在宫颈癌病例中，约有 90% 以上的病例感染过 HPV。广州地区的南方医科大学南方医院、中山大学附属肿瘤医院、广东省第二中医院和南方医科大学珠江医院联合进行的一项研究发现，用 HPV 通用引物检测 130 例宫颈癌标本中 HPV 的 DNA，检出率为 82.3%。

目前，已知 HPV 有 100 多个亚型，但只有 30 多种 HPV 亚型与宫颈感染和病变有关。根据其致病力大小，将 HPV 分为 2 种亚型。

（一）低危型 HPV 亚型

低危型 HPV 主要由 HPV6、HPV11、HPV40、HPV42、HPV43、HPV44、HPV54、HPV61、HPV70、HPV72、HPV81、HPV108 等亚型组成，可引起生殖道肛周皮肤和阴道下部的外生性湿疣类病变、扁平湿疣类病变和低度子宫颈上皮内瘤样病变，与宫颈癌的关系并不密切。

（二）高危型 HPV 亚型

高危型 HPV 主要导致宫颈癌的发生。已知的高危型 HPV 有 20 余种。其中，HPV16 及 HPV18 两个亚型与宫颈癌关系最为密切，在宫颈癌的个案中，70% 以上者可追查到曾经感染过 HPV16、HPV18 的证据。

此外，HPV31、HPV33、HPV35、HPV39、HPV45、HPV51、HPV52、HPV56、HPV58、HPV59、HPV68、HPV73、HPV82 等亚型也与宫颈癌的发病关系密切，同属高危型 HPV。

一项基于荟萃分析的研究比较不同的因素与癌症发生的关系，得出以下结果：若以健康人群作为参考基准线，吸烟人群发生肺癌的风险是健康人的 10 倍；感染 HBV 的人群发生肝癌的风险是健康人的 100 倍；而感染高危型 HPV 的人群发生宫颈癌的风险是健康人的 500 倍。

二、流行病学特征

人群感染 HPV 十分普遍，无论是男性，还是女性，都易感 HPV。有研究报道，有性行为的男性和女性一生中感染 HPV 的概率高达 85%～90%。我国的资料显示，在细胞学检查正常的妇女中，HPV 的感染率为 10.2%～40.0%。最近北京开展的调查发现，

25—54 岁已婚妇女生殖道中高危型 HPV 的感染率为 9.9%。我国的一项多中心、基于人群的研究发现，有正常性行为的女性在一生中感染至少 1 种型别 HPV 的概率为 80%。女性 HPV 感染率按年龄呈"双峰"分布：第 1 个高峰在 17—24 岁，第 2 个高峰在 40—44 岁，年轻的性活跃女性群体的 HPV 感染率最高，感染高峰年龄在 20 岁左右。数据显示，中国宫颈癌的发病正呈现年轻化趋势，在过去的 30 年间，我国 35 岁及以上的年轻女性在宫颈癌患者中所占的比例逐年上升。

绝大多数女性的 HPV 感染为一过性，80% 的感染者可在感染后的 8 ～ 12 个月通过自身免疫机制将 HPV 清除。只有 10% ～ 15% 的患者持续感染高危型 HPV，进而可发展为宫颈癌。高危型 HPV 的持续感染是宫颈癌进展的重要原因。对宫颈癌组织标本的研究发现，90% 以上的宫颈癌有 HPV 感染，其中，HPV16 和 HPV18 型的感染率最高，占 70% 以上。

高危型 HPV 感染持续存在 1 ～ 2 年可引起轻微病变，发展到癌前病变需 9 ～ 10 年，癌前病变再发展到浸润癌需 4 ～ 5 年。因此，从感染高危型 HPV 至发展为宫颈癌的时间约为 15 年。

三、人乳头瘤病毒感染的危险因素

HPV 感染的危险因素如下。

（1）性行为。性行为是促进 HPV 感染及宫颈癌发病最重要的因素。性行为为患者提供了直接接触 HPV 的机会。高风险的性行为包括：无保护的性行为、多个性伴侣及初次性生活年龄过小。

（2）个体免疫力。个体免疫力低下是促进 HPV 感染的重要因素。机体免疫缺陷使患者不能及时清除已感染的 HPV，增加了 HPV 持久感染的可能性。

（3）年龄。年龄是促进 HPV 感染的又一个重要因素。处于结婚年龄阶段及第 1 次生育年龄阶段的女性更易感染 HPV，以 35 ～ 44 岁年龄群体的 HPV 感染者数量最多。

（4）其他性传播疾病的合并感染、吸烟等。

四、宫颈癌的预防控制策略

WHO 确认宫颈癌及其他 HPV 相关疾病在全球公共卫生问题中的重要性，推荐的宫颈癌防控策略包括 HPV 疫苗接种和宫颈癌筛查。根据中华预防医学会妇女保健分会的《子宫颈癌综合防控指南》，在宫颈癌防控的三级预防中，一级预防措施包括健康教育与接种 HPV 疫苗；二级预防是对所有适龄妇女定期开展子宫颈癌筛查，包括对已经接种 HPV 疫苗的女性、确定为子宫颈癌前病变的患者及早进行治疗；三级预防措施包括根据临床分期开展适宜的手术、放疗、化疗及姑息疗法。

我国子宫颈癌综合防控策略也从对适龄妇女定期筛查的二级预防，提前到对适龄女性进行 HPV 预防性疫苗接种的一级预防。但 WHO 同时强调，HPV 疫苗是预防性疫苗而非治疗性疫苗，而且，接种 HPV 疫苗并不能预防所有的 HPV 型别。因此，接种 HPV 疫苗不能替代宫颈癌筛查，需要将 HPV 疫苗接种与宫颈癌筛查相结合来预防宫颈癌。

（一）宫颈癌筛查

2016 年 10 月，美国妇产科医师学会（American College of Obstetricians and Gynecologists，ACOG）发布了宫颈癌的筛查和预防指南。该指南指出，宫颈癌筛查应从 21 岁开始。小于 21 岁的女性不应做筛查，不考虑其初次性生活的年龄，或有无其他行为相关的危险因素，除非她们感染 HIV，或存在免疫功能缺陷；21—29 岁的女性应每 3 年筛查 1 次；30—65 岁的女性被建议每 5 年进行 1 次联合筛查。若行单独细胞学检查，则每 3 年检查 1 次。对于既往筛查结果为阴性，且没有宫颈上皮内瘤样病变（cervical intra-epithelial neoplasia，CIN）2 级（CIN 2）或更高级别病变的患者，65 岁以后，应停止任何形式的筛查。若在筛查中检测出已经感染 HPV，则需要根据临床医生的要求，进行治疗和定期筛查。即使是全程接种了 HPV 疫苗者，也需要定期筛查。对于一过性 HPV 感染，通常不需要治疗。只有持续性 HPV 感染才考虑治疗。

（二）人乳头瘤病毒疫苗免疫

WHO 推荐接种 HPV 疫苗的主要目标年龄人群是 9—14 岁（即在进入性活跃期之前）的女孩。女孩疫苗接种率超过 80% 可以降低男孩感染 HPV 的风险；次要目标为 15 岁及以上的女性或男性。

已上市的 HPV 疫苗有 4 种。

1. 二价 HPV 疫苗

二价 HPV 疫苗有 2 种。

（1）葛兰素史克公司生产的二价 HPV 疫苗。该疫苗于 2007 年获准上市，在中国注册，适用于 9—45 岁的女性群体（详见说明书）。完成整个免疫程序共需要接种 3 剂，分别在第 0 个月、第 1 个月和第 6 个月在上臂三角肌行肌内注射 1 剂。二价 HPV 疫苗主要针对 HPV16、HPV18 两种高危型 HPV 病毒，预防由 HPV16、HPV18 感染引起的宫颈癌。

据报道，二价 HPV 疫苗采用已获得专利的 AS04 佐剂系统，与采用传统氢氧化铝佐剂的疫苗相比，诱导产生的 HPV16 和 HPV18 抗体水平更高，产生的特异性记忆 B 细胞数量更多，有助于维持高效且持久的免疫应答。随访研究显示，接种后的 9.4 年，所有接种者血清的 HPV16 和 HPV18 和抗体仍然呈阳性，HPV16 和 HPV18 抗体的几何平均滴度水平保持在自然感染后抗体水平的 10 倍以上。我国的 HPV 疫苗的临床试验数据显示，二价疫苗对 HPV16、HPV18 相关的 6 个月持续感染和（或）CIN1、CIN2 的保护率分别为 97.1% 和 87.3%。

（2）国产二价 HPV 疫苗（馨可宁）。该疫苗由厦门万泰公司生产，于 2019 年获准上市，在中国注册适用于 9—45 岁的女性群体。9—14 岁女性群体接种程序 2 针，分别在第 0 个月和第 6 个月接种。15—45 岁女性群体接种 3 针，分别在第 0 个月、第 1 个月和第 6 个月在上臂三角肌肌内注射 1 剂。这是国内唯一获批 9—14 岁两针法的 HPV 疫苗。该疫苗适用于预防因高危型 HPV16、HPV18 所致的宫颈癌。临床试验数据显示，馨可宁对 HPV16、HPV18 相关的 6 个月持续感染和 6 个月持续感染的保护率分别为 97.7% 和 95.3%，对 CIN1[+]、CIN2[+]、CIN3[+] 和 AIS 的保护率为 100%。

2. 四价 HPV 疫苗

四价 HPV 疫苗由默沙东公司生产，于 2006 年获准上市，在中国注册，适用于 20—45 岁的女性群体。完成整个免疫程序共需要接种 3 剂，分别在第 0 个月、第 2 个月和第 6 个月在上臂三角肌行肌内注射，主要针对 HPV16、HPV18 两种高危型 HPV 病毒和 HPV6、HPV11 两种低危型 HPV 病毒。除了预防由 HPV16、HPV18 感染导致的宫颈癌，还可以预防由 HPV6、HPV11 引起的男女性常见性病皮肤病。

中国的Ⅲ期临床试验数据显示，对 3 006 名 20—45 岁未感染过 HPV 的成年女性随访 6.5 年发现，四价疫苗对 HPV16、HPV18 相关的 CIN2、CIN3、原位腺癌和子宫颈癌的保护效力为 100%。国外的一项研究结果显示，预防 HPV16、HPV18、HPV6、HPV11 相关的 CIN 等 HPV 相关病变的保护效力达 66.9%（95% 置信区间为 4.3%～90.6%）。

3. 九价人乳头瘤病毒疫苗

九价 HPV 疫苗由默沙东公司生产，于 2014 年获准上市，在中国注册，适用于 16—26 岁的女性群体。完成整个免疫程序共需要接种 3 针，分别在第 0 个月、第 2 个月、第 6 个月在上臂三角肌行肌内注射。主要针对 HPV16、HPV18、HPV6、HPV11、HPV31、HPV33、HPV45、HPV52、HPV58 亚型病毒，除了可预防由感染 HPV16、HPV18、HPV31、HPV33、HPV45、HPV52、HPV58 亚型病毒引起的宫颈癌，还可以预防由 HPV6、HPV11 引起的性病皮肤病。

4. 人乳头瘤病毒疫苗的安全性

目前，已上市的 3 种 HPV 疫苗均是利用抗原（模拟 HPV 病毒颗粒）通过基因工程生产，不含任何致癌型 HPV 的 DNA，因此，无感染 HPV 的风险。综合 3 种 HPV 疫苗的国内临床试验结果，可观察到接种疫苗后的不良反应基本相同，表现如下。

（1）常见全身不良反应。疲乏、肌痛、头痛、发热（体温不低于 37 ℃）、关节痛、胃肠道症状（包括恶心、呕吐、腹泻和腹痛）、麻疹和皮疹。

（2）局部不良反应。注射部位疼痛、发红、肿胀。

以上大部分不良反应程度为轻至中度，且短期内可自行缓解。由于缺乏妊娠和哺乳期接种数据，孕妇和哺乳期妇女应慎用。

（三）人乳头瘤病毒疫苗的选择

由于宫颈癌主要由 HPV16 和 HPV18 引起，从公共卫生的角度来看，目前的证据表明，二价、四价和九价疫苗提供了预防宫颈癌相当的免疫原性。在选择 HPV 疫苗时，应基于对当地相关数据的评估结果，并考虑多种因素，包括主要的 HPV 相关公共卫生问题（如宫颈癌、其他肛门与生殖器癌或尖锐湿疣的发病率）和所批准的疫苗接种的目标人群。

3 种疫苗的大规模的随机、双盲、安慰剂对照的Ⅱ期或Ⅲ期临床试验研究数据显示，随访时间为 2.0～9.4 年，疫苗预防 6 个月、12 个月的 HPV 持续感染，有效率分别为 96.9%～100.0% 和 94.3%～100.0%，对宫颈上皮内病变有 90.4%～100.0% 的保护效果。二价 HPV 疫苗完成 3 剂接种程序后，对 HPV16、HPV18 相关感染及其所致宫颈病变的免疫原性和保护效力可分别长达 8.4 年和 9.4 年；四价 HPV 疫苗完成 3 剂接种程序后，随访 10 年，没有出现 HPV6、HPV11、HPV16、HPV18 相关的宫颈或生殖器疾病的突破病例，对宫颈癌的保护效力也是 100%；九价 HPV 疫苗完成 3 剂接种程序后，对感染及宫颈、外阴、阴道病变的保护效力已得到验证。

（王鸣）

第十四节　手足口病及其免疫预防

手足口病（hand foot and mouth disease）是由肠道病毒感染引起的一种常见的儿童传染病，又名发疹性水疱性口腔炎，于 2008 年 5 月 2 日纳入我国丙类法定传染病管理。其多发生于 5 岁以下的儿童，可引起手、足、口腔等部位的疱疹。大多数患儿的预后良好，少数患儿发病后迅速累及神经系统，表现为脑干脑炎、脑脊髓炎、脑脊髓膜炎等。发展为循环衰竭、神经源性肺水肿的患儿病死率高。

一、流行病学

（一）传染源

患儿和隐性感染者为主要传染源，手足口病的隐性感染率高。肠道病毒适合在湿热的环境下生存，可通过感染者的粪便、咽喉分泌物、唾液和疱疹液等广泛传播。

（二）传播途径

密切接触是手足口病重要的传播方式，通过接触被病毒污染的手、毛巾、手绢、牙杯、玩具、食具、奶具，以及床上用品、内衣等引起感染；还可通过呼吸道飞沫传播；饮用或食入被病毒污染的水和食物亦可引发感染。

（三）易感人群

婴幼儿和儿童普遍易感，以 5 岁以下的儿童为主。

（四）手足口病病原

目前的研究发现，可以引起手足口病的肠道病毒有 20 多种，为柯萨奇病毒 A 组的 A4、A5、A7、A9、A10、A16，B 组的 B1、B2、B3、B4、B5、B13，埃可病毒 6、7、22、27，脊灰病毒，肠道病毒 71 型（enterovirus type 71，EV71）等。其中，以 EV71 和柯萨奇 A16 型（coxsackievirus A16，CoxA16）较为常见。

2010—2017 年，我国共报告手足口病实验室诊断病例 792 731 例，占所有报告病例的 4.79%。在实验室诊断病例中，EV71、CoxA16 和其他肠道病毒在轻症病例中的构成比例依次为 34.06%、27.37% 和 38.57%；在重症病例中，分别为 69.09%、6.26% 和 24.65%；在死亡病例中，依次为 91.89%、1.97% 和 6.14%。

（五）我国手足口病流行病学特征

目前，我国手足口病的发病病例呈上升趋势，重症和死亡率呈下降趋势，发病、重症和死亡呈隔年高发特征。发病人群主要集中在 5 岁及以下的儿童，死亡主要集中在 3 岁及以下的儿童。

手足口病由肠道病毒多种血清型共同循环引起。在重症和死亡病例中，以 EV71 为优势血清型，2013 年后，重症病例中的其他肠道病毒构成有所增加。

我国的手足口病有明显的季节性。春夏季是我国手足口病的主要流行季节，部分地区在秋季还出现疫情回升。南方省份流行季节高峰时间略早于北方。

二、临床症状及治疗

（一）临床症状

大多数患儿预后良好，一般在1周内痊愈，无后遗症。少数患儿发病后迅速累及神经系统，表现为脑干脑炎、脑脊髓炎、脑脊髓膜炎等，发展为循环衰竭、神经源性肺水肿的患儿病死率高。

根据疾病的发生发展过程，手足口病分期、分型如下。

1. 第1期（出疹期）

此期的主要表现为发热，手、足、口、臀等部位出疹，可伴有咳嗽、流涕、食欲不振等症状。部分病例仅表现为皮疹或疱疹性咽峡炎，个别病例可无皮疹。典型皮疹表现为斑丘疹、丘疹、疱疹。皮疹周围有炎性红晕，疱疹内液体较少，不疼不痒，皮疹恢复时不结痂、不留疤。不典型皮疹通常小、厚、硬、少，有时可见瘀点、瘀斑。某些型别肠道病毒如CoxA6和CoxA10所致的皮损严重，皮疹可表现为大疱样改变，伴疼痛及痒感，且不限于手、足、口部位。此期属于手足口病普通型，绝大多数在此期痊愈。

2. 第2期（神经系统受累期）

此期少数病例可出现中枢神经系统损害，多发生在病程1～5天，表现为精神差、嗜睡、吸吮无力、易惊、头痛、呕吐、烦躁、肢体抖动、肌无力、颈项强直等。大多数可痊愈。

3. 第3期（心肺功能衰竭前期）

此期多发生在病程5天内，表现为心率和呼吸增快、出冷汗、四肢末梢发凉、皮肤发花、血压升高。此期属于手足口病重症病例危重型。及时识别并正确治疗，是降低病死率的关键。

4. 第4期（心肺功能衰竭期）

可在第3期的基础上迅速进入此期。临床表现为心动过速（个别患儿表现为心动过缓）、呼吸急促、口唇发绀、咳粉红色泡沫痰或血性液体、血压降低或休克。亦有病例以严重脑功能衰竭为主要表现，临床上可见抽搐、严重意识障碍等。若救治不及时，病死率较高。

5. 第5期（恢复期）

体温逐渐恢复正常，对血管活性药物的依赖逐渐减少，神经系统受累症状和心肺功能逐渐恢复，少数可遗留神经系统后遗症。部分手足口病例（多见于CoxA6、CoxA10感染者）在病后2～4周有脱甲的症状，新甲于1～2个月长出。

（二）治疗

（1）一般治疗。普通病例在门诊治疗。注意隔离，避免交叉感染；清淡饮食；做好口腔和皮肤护理；积极控制高热；保持患儿安静；惊厥病例需要及时止惊。

（2）病因治疗。尚无特效抗肠道病毒药物。研究显示，使用干扰素α进行喷雾或雾化，以利巴韦林进行静脉滴注，在早期可有一定的疗效。

（3）其他。重症病例根据其症状体征可针对性地进行液体疗法、降颅压、使用血管活性药物、静脉滴注丙种球蛋白、给予糖皮质激素、机械通气、净化血液、行体外生命支持等治疗方法。

三、预防

（一）一般性预防措施

非疫苗预防的主要措施如下。

（1）保持良好的个人卫生。

（2）用清水和皂液洗手，特别是在接触口鼻前、进食前、如厕后、当手被水疱或呼吸道分泌物污染时（如咳嗽或打喷嚏后）。

（3）打喷嚏或咳嗽时用手绢或纸巾遮住口鼻，随后，将纸巾包裹好，丢入有盖的垃圾桶内。

（4）不要共用毛巾或其他个人物品。

（5）经常清洁和消毒常接触的物品表面（如家具、玩具和共用物品），清理患者的分泌物、呕吐物或排泄物。

（6）避免与患者密切接触，如接吻、拥抱等。

（7）为防止把病毒传染给别人，患儿应该避免上学（如幼儿园）或参加集体活动。

（二）接种疫苗

目前，已有的 EV71 型灭活疫苗可用于 6 月龄至 5 岁的儿童，以预防 EV71 感染所致的手足口病。针对更多的肠道病毒（如 CoxA16、CoxA6、CoxA10 等）的疫苗尚在研发中。

四、肠道病毒 71 型疫苗使用指南

（一）肠道病毒 71 型疫苗的研发情况

目前，中国医学科学院医学生物学研究所、北京科兴生物制品有限公司、武汉生物制品研究所有限责任公司等生产的 EV71 疫苗已获国家市场监督管理总局批准上市。

（二）疫苗免疫原性和保护效力

疫苗企业的临床试验和相关研究结果显示，疫苗具有良好的免疫原性和保护效力。二剂次 EV71 疫苗接种后的第 28 天，血清抗体阳转率为 88.1% ～ 91.7%，其对 EV71 感染相关的手足口病的保护效力在 90% 以上。疫苗株对 EV71 不同基因型和亚型具有交叉保护作用，对 CoxA16 感染的手足口病和其他肠道病毒感染的手足口病无保护效力。

受样本量限制，对 EV71 感染所致重症病例的保护效力尚缺乏准确估计。EV71 疫苗在群体水平上的间接保护效果、总保护效果和综合保护效果尚需要通过进一步的研究及评估。

（三）疫苗安全性

临床研究数据显示，接种疫苗后的局部反应主要表现为接种部位红、硬结、疼痛、肿胀、瘙痒等，以轻度为主，持续时间不超过 3 天，可自行缓解。全身反应主要表现为发热、腹泻、食欲不振、恶心、呕吐、易激惹等，呈一过性。严重程度达到 3 级以上的所有症状（如发热、腹泻、恶心呕吐等）的发生率在疫苗接种组与对照组之间无显著

性差异。结果表明，EV71 疫苗具有良好的安全性。

发生情况尚需要通过上市后的安全性监测与评价获得。

（四）免疫持久性

目前，尚缺乏可靠的免疫持久性研究数据。但对Ⅲ期临床研究对象免疫后 2 年的观察结果显示，该疫苗的中和抗体水平和临床保护效力仍然维持在较高水平。

（五）疫苗接种建议

1．接种对象

EV71 母传抗体水平在出生后逐渐衰减，在婴儿 5—11 月龄时最低，而发病率最高的年龄组在 1—2 岁。因此，在 6 月龄时开始接种可及时为易感儿童提供保护。

建议 EV71 疫苗的接种对象为 6 月龄及以上的易感儿童，越早接种越好；鼓励在 12 月龄前完成接种程序，以便疫苗尽早发挥保护作用。对于 5 岁以上的儿童，不推荐接种 EV71 疫苗。

不同厂家疫苗的接种年龄范围可参照相应产品的疫苗说明书。

2．接种程序

基础免疫程序为二剂次，间隔 1 个月。是否需要加强免疫，暂未确定。

3．接种途径及剂量

在上臂三角肌行肌内注射。每次接种剂量为 0.5 mL。

4．接种禁忌和慎用情况

已知对 EV71 疫苗任何一种成分过敏者，发热、急性疾病期患者及慢性疾病急性发作患者不得接种。

若有以下情况，则应慎重考虑是否接种：

（1）患有血小板减少症或者出血性疾病者，因肌内注射本疫苗可能会引起注射部位出血。

（2）正在接受免疫抑制治疗或免疫功能缺陷的患者，接种本疫苗产生的免疫应答可能会减弱。接种应推迟到治疗结束后或确保其得到很好的保护后。但对于慢性免疫功能缺陷的患者，即使基础疾病可能会使免疫应答受限，也应推荐接种。

（3）未控制的癫痫患者和其他进行性神经系统疾病（如吉兰 – 巴雷综合征等）患者，应慎重考虑是否接种该疫苗。

其他禁忌可参考相应企业的疫苗说明书。

（六）注意事项

（1）与其他疫苗相似，接种 EV71 疫苗不一定产生 100% 的保护效果。接种前，要向接种对象监护人做出解释和说明。

（2）接种 EV71 疫苗与注射人免疫球蛋白应至少间隔 1 个月，以免影响免疫效果。

（3）EV71 疫苗应于 2～8 ℃条件下避光保存、运输，严禁冻结。

（4）疫苗开启后应立即使用。使用时应充分摇匀，若疫苗瓶有裂纹、标签不清或疫苗瓶内有异物等均不得使用。开启疫苗瓶和注射时，切勿使消毒剂接触疫苗。严禁行血管内注射。

（5）接种 EV71 疫苗时应备有肾上腺素等药物，以备偶发超敏反应时，用于急救。

（七）其他相关问题

1. 与其他疫苗同时接种

由于尚无 EV71 疫苗与其他疫苗同时接种的相关数据，具体参照各地方接种指导意见。《广东省多种疫苗同时接种指导意见（2019 年版）》（粤卫办函〔2019〕55 号）中指出，已投保基础保险的第二类疫苗在不违反国家免疫程序、疫苗说明书的前提下可与第一类疫苗、已投保基础险的其他第二类疫苗同时接种。

2. 特殊人群接种

对于接受免疫抑制药物的儿童，免疫抑制剂、化疗药物、抗代谢药物、烷化剂、细胞毒素类药物、类固醇皮质类药物等可能会降低机体对本疫苗的免疫应答。对于免疫缺陷儿童（包括 HIV 感染儿童），接种 EV71 疫苗的有效性和安全性尚无数据，可在评估儿童感染 EV71 病毒风险后再决定是否接种。

3. 不同企业疫苗的序贯接种

目前，已上市企业的 EV71 疫苗均为二剂次接种程序，尚无使用不同企业疫苗进行序贯接种的免疫原性、安全性的研究数据。现阶段，建议使用同一企业疫苗完成二剂次接种，暂不建议使用不同企业疫苗完成接种程序。

4. 未按照免疫程序完成接种的补种

可参照国家免疫规划疫苗补种通用原则（即未完成国家免疫规划规定剂次的儿童，只需要补种未完成的剂次，无须重新开始全程接种），补种第 2 剂，无须重新开始全程接种。

补种后的疫苗免疫原性和保护效率尚无研究数据支持。

已上市的 3 家企业生产的 EV71 灭活疫苗说明相关数据见表 4-7。

表 4-7 已上市的 3 家企业生产的肠道病毒 71 型灭活疫苗说明书相关数据一览

生产企业	北京科兴生物制品有限公司	武汉生物制品研究所有限责任公司	中国医学科学院医学生物学研究所
通用名	EV71 灭活疫苗（Vero 细胞）		EV71 灭活疫苗（人二倍体细胞）
商品名	益尔来福®	武生依维乐	—
选取毒株和性状	将 EV71（EV71 H07 株）接种于非洲绿猴肾细胞（Vero 细胞）而制成；为乳白色混悬体，可因沉淀而分层，易摇散	将 EV71（EV71 AHFY 087VP5 株）接种于非洲绿猴肾细胞（Vero 细胞）而制成；为乳白色混悬液体，可因沉淀而分层，易摇散	将 EV71 型（EV71 FY-23K-B 株）接种于人二倍体细胞制成；为微乳白色混悬液，可因沉淀而分层，易摇散
主要成分	灭活的 EV71		

续表 4 - 7

生产企业		北京科兴生物制品有限公司	武汉生物制品研究所有限责任公司	中国医学科学院医学生物学研究所
辅料		氢氧化铝、氯化钠、磷酸氢二钠、磷酸二氢钠、注射用水等	氢氧化铝、氯化钠、磷酸氢二钠、磷酸二氢钠、人血白蛋白	氢氧化铝、甘氨酸
接种对象		6 月龄至 3 岁的 EV71 易感者		6 月龄至 5 岁的 EV71 易感者
规格		每瓶（支）0.5 mL，每次人用剂量为 0.5 mL，EV71 灭活疫苗中和抗体效价不低于 3.0 EU（EU 为中和抗体效价单位）		
免疫程序和剂量		基础免疫程序为二剂次，间隔 1 个月。每次接种剂量为 0.5 mL。是否需要进行加强免疫暂未确定		
用法		推荐肌内注射，注射前须摇匀。在上臂三角肌行肌内注射	推荐肌内注射，注射前须摇匀。注射部位为婴儿的大腿前外侧或儿童的上臂三角肌。也可参照国家计划免疫程序的推荐意见	推荐肌内注射，注射前须摇匀。在上臂三角肌行肌内注射
不良反应	十分常见（10%及以上）	全身不良反应：发热、腹泻	全身不良反应：发热	全身不良反应：发热
	常见（1%～10%，含1%）	局部不良反应：红肿、硬结、疼痛、瘙痒。全身不良反应：食欲下降、烦躁、恶心呕吐、疲倦乏力、超敏反应	局部不良反应：硬结、红斑、触痛、肿胀、瘙痒。全身不良反应：腹泻、食欲下降、烦躁、恶心呕吐、疲倦乏力	局部反应：疼痛、发红、肿胀、硬结。全身反应：食欲不振或厌食、烦躁或易激惹、腹泻、恶心呕吐、嗜睡乏力、超敏反应
	偶见（0.1%～1.0%，含0.1%）	局部不良反应：皮疹。全身不良反应：皮疹、咳嗽、流涕、感冒或上呼吸道感染症状	全身不良反应：超敏反应	局部反应：瘙痒
禁忌		（1）已知对本疫苗任何一种成分过敏者，以及对庆大霉素过敏者。（2）发热、急性疾病期患者及慢性疾病急性发作者。（3）严重慢性疾病、过敏体质者禁用	（1）已知对本疫苗任何一种成分过敏者。（2）发热、急性疾病期患者及慢性疾病急性发作者。（3）严重慢性疾病、过敏体质者禁用	（1）对本疫苗中的活性物质、任何非活性物质或制备工艺中使用的物质，包括辅料、甲醛及硫酸卡那霉素过敏者。（2）发热、急性疾病期患者。（3）严重慢性疾病、过敏体质者禁用
有效期		36 个月	36 个月	24 个月

（张周斌）

第十五节　戊型肝炎及其免疫预防

一、戊型肝炎

病毒性肝炎是由肝炎病毒引起的以肝脏损害为主的传染性疾病。肝炎病毒有甲、乙、丙、丁、戊 5 种型别。戊型肝炎病毒（戊肝，hepatitis E virus，HEV）主要引起急性肝炎，很少引起慢性携带，主要经粪—口途径传播。

（一）病原体

1983 年，人们首次观察到 HEV。HEV 属于 α 病毒亚组，为单股正链 RNA，呈12 面对称体的无包膜圆球形颗粒。HEV 在碱性环境下稳定，但对热、氯仿、氯化铯敏感。除人外，黑猩猩、多种猴类、乳猪也对 HEV 易感。

（二）发病机制

HEV 的发病机制尚不明确。在早期可能是由于病毒通过肠道进入肝脏，在肝细胞内大量复制，引起肝细胞轻微损害。随后，诱导细胞免疫应答，激活 CD8$^+$ T 细胞以杀伤肝细胞。随着病程进展，体液免疫参与进来，免疫复合物进一步引起肝细胞破坏。这一过程与 HAV 类似。在潜伏期后半段，HEV 出现在胆汁中，并随粪便排出体外。

（三）临床特征

戊肝潜伏期为 2 ～ 9 周，平均为 6 周。在临床上以急性肝炎表现为主，不会发展为慢性肝炎。慢性 HBV 感染者或孕后期孕妇感染 HEV 后，病死率高。

（四）实验室诊断

抗 – HEV IgM 在发病初期即可出现，多在 3 个月内转阴，是近期感染 HEV 的标志。抗 – HEV IgG 呈阳性，可以诊断为 HEV 感染。少数戊肝患者不产生抗 – HEV IgM 和 IgG，2 种抗体阴性时不能完全排除 HEV 感染。在粪便和血液中检测到 HEV 的 RNA，可明确诊断。

（五）流行病学

（1）传染源。戊肝患者和隐性感染者是主要传染源。感染 HEV 的黑猩猩、多种猴类和乳猪等动物可以成为传染源，但作为传染源的意义不大。

（2）传播途径。经粪—口途径传播。

（3）人群易感性。人群普遍易感。大多数人受自然感染后不能产生持久免疫，抗 – HEV IgM 和抗 – HEV IgG 可分别在 3 个月和 12 个月内转阴，暴露 HEV 时可再次感染。

（4）流行特征。戊肝主要发生在发展中国家，北美和欧洲等发达国家很少报道。HEV 感染流行高峰在春冬季，成年人以显性感染为主。慢性 HBV 感染者或孕后期孕妇感染 HEV 后，病死率高。HEV 污染水源后容易引起暴发流行，而散发病例多由受污染的食物引起。

二、戊型肝炎疫苗

发达国家的戊肝病例少，戊肝疫苗的市场小，疫苗效果研究主要在军队和前往流行区的旅行者中进行。在这些人群的现场试验中，戊肝疫苗至少能提供 2 年的保护效果。我国夏宁邵教授团队在 2012 年研发成功的重组戊型肝炎疫苗（大肠埃希菌），是世界第一个用于预防戊肝的上市疫苗。

（一）成分和性状

戊肝疫苗由大肠埃希菌表达的 HEV 结构蛋白经纯化、复性并加入铝佐剂后制成。该疫苗为白色混悬液体，可分层，易摇散。

（二）规格

每支 0.5 mL，每次用量 0.5 mL，含戊肝抗原 30 μg。

（三）接种对象

接种对象为 16 岁及以上易感人群。推荐用于畜牧养殖者、餐饮业人员、学生、部队官兵、育龄妇女、疫区旅行者等。

（四）途径和剂量

在上臂三角肌行肌内注射。于第 0 个月、第 1 个月、第 6 个月各接种 1 剂（为0.5 mL）。

（五）免疫效果

在江苏省东台市 16 岁以上健康人群的Ⅲ期临床试验表明，98.7% 的对象出现血清抗体阳转。在接种 3 剂后的 19 个月内，对戊肝发病、HEV 急性感染和 HEV 累积感染的保护率分别为 65.4%、70.3% 和 78.3%。戊肝保护性抗体的水平和持久性尚未明确，需要继续观察。

（六）不良反应

临床试验结果显示，本疫苗接种后的不良反应情况与乙肝疫苗的类似，但发生率略高。疫苗上市后的不良反应情况有待收集和分析，尚未监测到有特殊情况。

（七）禁忌证

除疫苗的一般禁忌证（见本书第二章第一节相关内容）外，患血小板减少症或其他凝血功能障碍者、对卡那霉素或其他氨基糖苷类药物有过敏史者禁止注射本疫苗。

（八）注意事项

除疫苗的一般注意事项（见本书第二章第一节相关内容）外，注射免疫球蛋白后应至少间隔 1 个月再接种本疫苗。由于尚无孕妇和哺乳期妇女的相关数据，因此，对这些人群应权衡利弊后慎用。

（张春焕）

第十六节　黄热病及其免疫预防

一、黄热病

黄热病是由黄热病病毒感染引起的临床谱广泛，多伴有发热、黄疸、肾功能衰竭和出血等症状的全身系统性疾病。

（一）病原体

黄热病病毒属于黄病毒科（乙脑病毒和登革热病毒也属该科），是单股正链 RNA 小病毒，具有较广泛的宿主范围。在人和灵长类动物体内主要表现为嗜内脏毒性，在啮齿类动物体内主要表现为嗜神经毒性。病毒感染蚊子后，可以经卵垂直传播和通过交配在蚊间传播。

（二）发病机制

黄热病病毒感染人后的致病机制尚不明确。动物模型提示，实验动物被受感染的蚊子叮咬后，病毒在叮咬部位皮肤增殖聚集，随引流淋巴结传播到中枢淋巴结，后到内脏器官，引起靶细胞凋亡和其他损害。病毒常累及肝小叶中间带细胞，造成肝脏损害。

（三）临床特征

黄热病潜伏期为 3～6 天，急起发热，伴有头痛、寒战、畏光、腰骶部疼痛、下肢疼痛等症状。轻型者在 1～2 天后发热减退而痊愈。约有 15% 的患者会发生中度或重度黄疸，起病后的 3～6 天进入"中毒期"，表现为再次发热、相对心动过缓、恶心、黄疸、少尿和出血，继而出现多器官功能障碍。

（四）实验室诊断

实验室诊断主要是检测血液中的病毒或病毒抗原。

（五）流行病学

1. 传染源

受黄热病毒感染的人和灵长类动物是传染源。

2. 传播途径

通过蚊子叮咬传播。在丛林中主要是美洲趋血蚊和非洲伊蚊，在城市主要是埃及伊蚊。

3. 人群易感性

人群普遍易感。从非疫区到疫区旅游的旅游者是高危人群。

4. 流行特征

黄热病主要发生在热带南美洲和非洲，是 WHO 成员国义务报告的 3 种散发疾病之一（其他 2 种是鼠疫和霍乱）。在雨量大、温度高的月份高发。在流行地区，由于天然免疫持续存在，成人的发病率普遍比儿童的低。飞机旅行是黄热病病毒输入亚洲的最可能途径。

二、黄热病疫苗

黄热病病毒 17D 株是目前生产黄热病疫苗的唯一毒株。一般认为，所有 17D 疫苗的血清阳转率、免疫反应性、免疫持续性、安全性和耐受性相同或相似。我国生产的黄热病疫苗主要用于前往流行地区的国际旅行者。

（一）成分和性状

将黄热病毒 17D 减毒株接种于鸡胚，经培养、收获组织、研磨、离心，收获病毒上清液后，加入稳定剂，除菌过滤后，冻干制成。成品为白色疏松体，复溶后为微浊澄明液体。

（二）规格

复溶后为 0.5 mL，含黄热活病毒不少于 4.2 LgPFU。

（三）接种对象

接种对象为进入或经过黄热病流行地区的人员，但 6 月龄以下的儿童和老年体弱者不宜注射。

（四）途径和剂量

在上臂外侧三角肌附着处行皮下注射。注射 1 剂，每剂 0.5 mL。

（五）免疫效果

接种后超过 90% 的受种者出现抗体阳转。中和抗体在接种后 1 ～2 周出现，几乎维持终生。

（六）不良反应

除疫苗的一般反应（见本书第二章第一节相关内容）外，免疫功能低下者，可能出现黄热病症状。

（七）禁忌证

除疫苗的一般禁忌证（见本书第二章第一节相关内容）外，孕妇、对鸡蛋过敏和免疫功能低下者禁用。

（八）注意事项

除疫苗的一般注意事项（见本书第二章第一节相关内容）外，该疫苗和注射免疫球蛋白的间隔应至少为 3 个月。

（张春焕）

第十七节 森林脑炎及其免疫预防

一、森林脑炎

森林脑炎又被称为蜱传脑炎，是经蜱叮咬后感染森林脑炎病毒而造成的以中枢神经系统损害为特征的急性传染病。

（一）病原体

森林脑炎病毒为单股正链 RNA 病毒，属黄病毒科，可分为 3 个亚型：欧洲亚型、远东亚型和西伯利亚亚型。

（二）发病机制

经蜱叮咬而感染森林脑炎病毒后，病毒在局部真皮细胞内增殖，侵入局部淋巴结后，再次增殖，并随淋巴系统和血液系统播散到全身器官组织，最终通过血 - 脑屏障，侵犯中枢神经系统。

（三）临床特征

感染病毒后 2 ～ 28 天（通常为 7 ～ 14 天），出现发热、疲劳、头痛、全身不适等非特异性中毒症状，持续 1 ～ 8 天。经过 1 ～ 20 天的无症状间歇期，约 1/3 的患者会进入疾病的第 2 阶段，表现为再次出现高热，并伴脑膜炎或脑炎等中枢神经系统症状。严重脑炎病例可留下后遗症。

（四）实验室诊断

在发病初期的血液和疾病第 2 阶段的脑脊液中分离到病毒可确诊。由于森林脑炎病毒与黄病毒科中其他病毒的交叉免疫，抗体检测容易出现假阳性，一般用于辅助诊断。

（五）流行病学

（1）传染源。处于病毒血症期的人和脊椎动物是主要传染源。

（2）传播途径。主要通过携带病毒的蜱的叮咬而传播，蜱是森林脑炎病毒的主要载体和宿主。少数可通过气溶胶感染鼻黏膜神经上皮细胞，或进食病毒血症的动物奶和奶制品进行传播。经后两者传播的森林脑炎潜伏期较短。

（3）人群易感性。人群对森林脑炎病毒易感，高危人群包括流行地区的居民和到疫区旅行的旅游者。

（4）流行特征。森林脑炎几乎只出现在非热带的欧洲和亚洲的森林地带的南部地区，在我国东北地区的森林地带可出现暴发流行。在欧洲中部，可有 6—7 月和 9—10 月 2 个流行高峰，主要与蜱的季节性生活行为有关。

二、森林脑炎疫苗

我国使用的是长春生物制品研究所有限责任公司生产的森林脑炎灭活疫苗。

（1）成分和性状。森林脑炎疫苗是将森林脑炎病毒"森张"株接种于原代地鼠肾细胞，经培养、收获、灭活、纯化后制得，为乳白色混悬液体。

（2）规格。每瓶 1.0 mL。每次人用量为 1.0 mL。

（3）接种对象。有森林脑炎发生的地区和进入该地区的 8 周岁以上人员。

（4）途径和剂量。于上臂外侧三角肌行肌内注射。基础免疫为在第 0 天、第 14 天各注射 1 剂。以后在流行季节前加强注射 1 剂。

（5）免疫效果。全程接种完疫苗后，血清中和抗体阳转率高于 85%。接种疫苗后的保护持久性不佳，故建议在每次流行前均需要加强免疫。

（6）不良反应。主要是疫苗的一般不良反应（见本书第二章第一节相关内容），无特殊反应。

（7）禁忌证。除疫苗的一般禁忌证（见本书第二章第一节相关内容）外，孕妇和哺乳期妇女禁用。

（8）注意事项。除疫苗的一般注意事项（见本书第二章第一节相关内容）外，注射免疫球蛋白后至少 1 周才能接种本疫苗，以免影响效果。

（张春焕）

第十八节　天花及其免疫预防

一、天花

天花是由天花病毒引起的出疹性传染病，传播速度快，病死率高，幸存者也常会留下后遗症。随着牛痘疫苗的广泛接种，天花成为第一个被人类消灭的传染病。

（一）病原体

天花病毒属于痘病毒家族的痘病毒科，由双链 DNA 片段构成。因为不存在动物宿主，人感染天花病毒后不是死亡，就是幸存者将病毒清除，不会形成长期携带状态，所以天花病毒必须要在人和人的连续传播中生存。

（二）发病机制

天花病毒植入呼吸道黏膜后转移到局部淋巴结复制，3 天或 4 天后，出现无症状病毒血症，随后，在脾、骨髓和淋巴结中复制。8 ～ 10 天后，出现第 2 次病毒血症，并伴有高热和毒血症。病毒可累及真皮和口咽黏膜，形成具有特点的皮疹。天花病毒很少感染其他器官，死亡可能与循环免疫复合物及可溶性天花抗原相关的毒血症相关。

（三）临床特征

天花的潜伏期为 7 ～ 17 天，平均为 12 天。前驱期为 2 ～ 3 天，以高热、全身不适为主，伴头痛和背痛，随后，先在口咽部、面部和前臂出现斑丘疹，然后，扩散到腿和躯干。斑丘疹在 1 ～ 2 天变成小水疱，然后，变成脓疱。在病程 8 ～ 9 天时形成皮屑，皮屑掉落后在皮肤表面留下凹陷的瘢痕。死亡通常发生在第 2 周，可能是严重病毒血症所致。面部瘢痕、失明和肢体畸形是最常见的后遗症。

（四）实验室诊断

在水疱液、脓疱液和结痂组织中检出天花病毒 DNA。

（五）流行病学

1. 传染源

天花感染者是唯一传染源。患者从出疹期开始就有传染性，出疹后 1 周的传染性最强。

2. 传播途径

天花病毒通过空气飞沫传播。由于病毒主要通过飞沫传播，传播距离有限，加之咳嗽不是天花的典型症状，因此，天花传播并不广泛，以持续性传播为主。

3. 人群易感性

未患过天花，且未接种过天花疫苗的个体均易感。由于所有国家在 1983 年停止接种天花疫苗，因此，现在大多数成人和儿童都易感。

4. 流行特征

天花曾在世界范围内传播。由于存在持续性传播，通常表现为地方性流行，全年传播，冬春季高发。最后 1 例自然感染天花病例出现在 1977 年 10 月 26 日的索马里，2 年后的 1979 年 10 月 25 日被称为人类天花绝迹日。1980 年，WHO 正式宣布消灭天花。

二、疫苗

目前可用的天花疫苗多为 1980 年以前储备的冻干剂型，可在 –20 ℃条件下永久保存，受政府控制。

（一）成分和性状

多数疫苗是在小牛、羊或水牛的皮肤上培养，宰杀后，收获病毒，纯化，冻干而制得，为冻干剂型。

（二）接种对象

一旦出现天花病例，全人群可接种。

（三）途径和剂量

将疫苗复溶后滴 1 滴在皮肤上，划破皮肤进行接种。可有多种方法，如划痕法、多压法等。

（四）免疫效果

接种成功 2 周后，几乎所有受种者会出现中和抗体。对天花的完全保护作用可持续 5～10 年，但保护受种者免于因天花死亡的能力可持续 30 年或者更长。

（五）不良反应

1. 正常皮损表现

接种后 3～5 天，出现伴周围红斑的丘疹，随后，变成水疱、脓疱。接种后 2～3 周，脓疱结痂，脱落，留下接种瘢痕。若接种部位有绷带覆盖，皮损表现会延长。

2．再次接种的变态反应

再次接种后，会出现红斑，出现的时间与受种者的免疫力水平相关。

3．其他不良反应

最常见的不良反应是接种部位疼痛、肌肉疼痛和疲倦；接种后的发热一般不超过38.3 ℃；14%的受种者在接种部位以外出现自愈性水疱或脓疱疹；牛痘性湿疹和进行性牛痘可能会危及生命，其在 100 万接种人次中的发生率分别为10.4 次和0.9 次；其他罕见的不良反应还有脑炎、心包炎等。

（六）禁忌证

在流行地区，天花疫苗没有接种禁忌；在非流行地区，除疫苗的一般禁忌证（见本书第二章第一节相关内容）外，免疫功能低下者、皮肤病患者和孕妇禁用。

（七）注意事项

（1）接种后要用宽松的纱布绷带盖住接种部位。

（2）接种部位形成痘痂前要用单独使用的毛巾擦干接种部位。

（张春焕）

第五章 免疫规划监测

第一节 监测相关的基本概念

一、疾病监测

（一）疫情报告

1. 常规报告

根据《中华人民共和国传染病防治法》《突发公共卫生事件应急条例》和相关的法律、法规、规章的规定，疾病预防控制机构、医疗机构和采供血机构及其执行职务的人员、乡村医生和个体开业医生，在发现疫苗针对传染病病例或疑似病例、聚集性病例、暴发或突发公共卫生事件相关信息时，应当按照传染病报告属地管理的原则，在规定的时限内报告。

疾病预防控制机构通过传染病疫情网络直报系统等方式收集、分析疫苗针对传染病疫情信息，总结上报。

2. 专病报告

发现脊灰/AFP病例、麻疹/风疹病例、乙脑或流脑病例等，除按上述要求进行报告外，疾病预防控制机构还应按规定通过中国疾病预防控制信息系统专病/单病监测信息报告管理系统进行专病报告和管理。

（二）被动监测与主动监测

1. 被动监测

下级单位按照常规上报监测资料，而上级单位被动接受。

2. 主动监测

根据监测的特殊需要，上级单位专项调查或要求下级单位严格按照规定收集资料。

对于AFP和麻疹病例，实行主动监测。承担主动监测任务的疾病预防控制机构或乡（镇）卫生院、社区卫生服务中心，于每旬派人至本地区内的监测医院以进行主动监测，做好主动监测记录，留存备查。

当出现聚集性病例、暴发疫情或突发公共卫生事件时，根据控制疫情的需要，在一定范围内实施主动监测与零病例报告工作。

县级疾病预防控制机构要定期对辖区医疗机构的AFP、麻疹病例报告工作进行检查指导，市级及以上的疾病预防控制机构定期对辖区内的主动监测工作进行督导和评估。

（三）哨点监测

目前，我国的哨点监测系统是根据病毒流行特点设定在各地的医疗单位，对高危人群进行定点、定时、定量的监测。其特点是耗费低、效率好，还能达到监测的主要目的。

（四）病例调查

（1）县级疾病预防控制机构、乡（镇）卫生院、社区卫生服务中心在接到国家免疫规划疫苗针对传染病疫情报告后，应及时按照有关要求开展流行病学调查。

（2）医疗机构和疾病预防控制机构根据有关规定，采集病例的临床标本，运输至指定的实验室以进行检测，并根据实验室检测结果和流行病学调查情况对病例进行核实诊断。

（3）乡（镇）卫生院、社区卫生服务中心、县级疾病预防控制机构对规定的国家免疫规划疫苗针对传染病病例进行随访。

（4）按照有关要求，开展国家免疫规划疫苗针对传染病漏报的调查。

（5）毗邻地区应相互通报传染病动态，交换疫情资料。

（6）各级疾病预防控制机构应每日通过网络监控国家免疫规划疫苗针对传染病报告情况，及时发现可疑的暴发信息。定期统计、分析疫情动态，进行预警，并向有关部门通报。

（7）国家免疫规划疫苗针对传染病监测与控制工作要点及个案调查表，参见相应疾病的监测方案和有关技术文件。

（8）疾病预防控制机构应将病例个案调查、漏报调查、疫情分析资料及其他资料归档，根据各类资料的具体要求，按规定的时限逐级报告给上一级疾病预防控制机构，并对本辖区资料进行分析和反馈。

二、血清学和病原学监测

（1）疾病预防控制机构依据相关传染病诊断标准、监测方案和有关技术文件的要求，对国家免疫规划疫苗针对的传染病病例进行血清学、病原学诊断。

（2）疾病预防控制机构每年有计划地对相关的国家免疫规划疫苗针对传染病进行人群带菌（毒）情况、环境、宿主动物、媒介生物等病原学监测，并对监测结果进行分析评价。

（3）标本采集与检测具体方法参见有关技术方案和标准。标本运输要符合国家有关技术方案和生物安全的要求。

（4）实验检测中分离到的阳性病原标本，应按照监测方案的要求，及时送至指定的实验室。

三、实际病例与监测病例

1. 实际病例

实际病例指确实患有某种疾病的人群。在传染病诊断方法中，病原学和血清学检查是较为可靠的方法。

2. 监测病例

在大范围的疾病监测活动中，由于技术或经费方面的问题，不采用病原学诊断方法，而是采用一种较为稳定的临床诊断标准，来观察疾病的动态变化，由此确认的病例被称为监测病例。

四、直接指标与间接指标

1．直接指标

监测病例的统计数字，如在麻疹的主动监测中，病例数、死亡数、发病率、死亡率被称为监测的直接指标，分析疫情趋势时常用。

2．间接指标

当监测的直接指标不易获得时，可以采用间接指标来达到监测的目的。例如，用疫苗的使用量来推算接种率。

随着免疫规划工作的深入，疾病监测的内容也在扩展。原来所指的四大监测是 AFP 监测、麻疹监测、新生儿破伤风监测和常规免疫监测（接种率监测），目前，除新生儿破伤风监测的病例报告归属妇幼管理外，流脑、乙脑和免疫接种异常反应监测等也逐渐纳入免疫规划的工作内容。

（许建雄）

第二节　冷链系统温度监测

一、监测目的

通过定时监测、记录温度，确保疫苗储存、运输的温度要求符合规定，保证疫苗质量。

二、监测要求

疾病预防控制机构、接种单位、疫苗配送企业、疫苗仓储企业必须按照疫苗使用说明书、《预防接种工作规范（2016 年版）》和《疫苗储存和运输管理规范（2017 年版）》（国卫疾控发〔2017〕60 号）等有关疫苗储存、运输的温度要求来储存和运输疫苗。在疫苗储存、运输的全过程中按要求定时监测、记录温度。

三、监测内容

（一）疫苗储存温度监测

（1）采用自动温度记录仪对普通冷库、低温冷库进行温度监测，自动温度仪测温时的间隔及记录保存要求另行制定。同时，在每天上午和下午各测温 1 次（间隔不少于 6 h），至少查阅 1 次温度监测记录，填写表 2－5。发现异常温度记录要及时评估，根据评估结果采取相应措施。

（2）采用温度计对冰箱（包括普通冰箱或冰衬冰箱、低温冰箱）进行温度监测。温度计应分别放置在普通冰箱冷藏室及冷冻室的中间位置、冰衬冰箱的底部及接近顶盖处或低温冰箱的中间位置。在每天上午和下午各测温 1 次（间隔不少于 6 h），并填写表 2－5，每次应测量冰箱内存放疫苗的各室温度，冰箱温度应控制在规定范围（冷藏室的为 2～8 ℃，冷冻室的低于 – 15 ℃）。有条件的单位可应用自动温度监测设备连续、动态监测冰箱温度。

（3）当冷链设备温度超过疫苗储存要求的温度时，应及时将可以使用的疫苗转移到其他设备中。对于不能使用的疫苗，按照有关规定进行处置。当冷链设备出现异常时，应及时报告、维修、更换，并做好设备维修记录。

（二）疫苗运输温度监测

（1）疾病预防控制机构对疫苗运输过程进行温度监测并记录。

（2）记录内容包括疫苗名称、生产企业、供货（发送）单位、数量、批号及有效期、启运和到达时间、启运和到达时的疫苗储存温度及环境温度、运输工具名称和接送疫苗人员签名，并填写表 5 – 1。

表 5 – 1　疫苗运输温度记录

疫苗运输温度记录表

出/入库日期：＿＿年＿月＿日　　　　　出/入库单号：＿＿＿＿＿＿＿＿＿＿

疫苗运输工具：①冷藏车；②疫苗运输车；③其他＿＿＿＿＿＿＿＿＿＿

疫苗冷藏方式：①冷藏车；②车载冷藏箱；③其他＿＿＿＿＿＿＿＿＿＿

运输疫苗情况：

疫苗名称	生产企业	规格（剂/支或粒）	批号	有效日期	数量（支或粒）	用途

运输温度记录：

	日期/时间	疫苗储存温度	冰排状态	环境温度
启运	＿＿年＿月＿日＿时＿分	＿＿＿＿＿℃		＿＿＿＿＿℃
途中	＿＿年＿月＿日＿时＿分 ＿＿年＿月＿日＿时＿分 ＿＿年＿月＿日＿时＿分	＿＿＿＿℃ ＿＿＿＿℃ ＿＿＿＿℃		＿＿＿＿℃ ＿＿＿＿℃ ＿＿＿＿℃
到达	＿＿年＿月＿日＿时＿分	＿＿＿＿℃		＿＿＿＿℃

启运至返回时行驶千米数：＿＿＿＿＿＿＿＿＿＿＿＿＿＿＿

送货单位：＿＿＿＿＿＿＿＿＿＿＿＿＿　　　送货人签名：＿＿＿＿＿＿＿＿＿＿

收货单位：＿＿＿＿＿＿＿＿＿＿＿＿＿　　　收货人签名：＿＿＿＿＿＿＿＿＿＿

　　填写说明：①本表供各级发放或购进疫苗运输时填写；②出入库单号为单位编码＋具体日期（年月日）＋2 位流水号；③若运输超过 6 h，需要记录途中温度，每天记录 2 次，间隔不少于 6 h；④当使用无自动温度显示的冰排保冷设备时，只在启运和到达时填写冰排状态（如冻结、冰水混合物、完全融化）；⑤疫苗用途为常规接种、群体性接种和应急接种

（三）监控与评价

疾病预防控制机构定期采用温度测量器材，如疫苗瓶温度标签（vaccine vial monitor，VVM）、疫苗防冻指示卡、自动温度记录仪等，查阅冷链使用记录、维护保养记录，对辖区储存、运输和使用环节的冷链设备的性能与运行状况进行监控及评价。

（许建雄）

第三节　接种率监测

接种率监测包括预防接种情况报告和接种率调查、评价。

一、预防接种情况报告

预防接种情况报告是指以动态监测预防接种率变化趋势为目的，由接种单位和报告单位，通过国家免疫规划信息管理系统，按照规定的报告程序和报表格式，连续、系统地汇总预防接种实施情况进行的报告。

（一）报告内容

（1）按照表5-2，分疫苗、分剂次地报告国家免疫规划疫苗应种和实种数据。

表5-2　国家免疫规划疫苗常规接种情况报表模板（各级通用）

国家免疫规划疫苗常规接种情况报表（各级通用）

_____省_____市_____县_____乡（镇、街道）_____村（居委会）

_____年___月___日　统计对象类型：①本地；②流动；③合计

疫苗		应种人数	实种人数
乙肝疫苗	1		
	1（及时）		
	2		
	3		
卡介苗			
脊灰疫苗	1		
	2		
	3		
	4		

续表 5 - 2

疫苗		应种人数	实种人数
百白破疫苗	1		
	2		
	3		
	4		
白破疫苗			
麻风疫苗	1		
	2		
麻腮风疫苗	1		
	2		
麻腮疫苗	1		
	2		
麻疹疫苗	1		
	2		
A 群流脑多糖疫苗	1		
	2		
A 群 C 群流脑多糖疫苗	1		
	2		
乙脑减毒活疫苗	1		
	2		
乙脑灭活疫苗	1		
	2		
	3		
	4		
甲肝减毒活疫苗			
甲肝灭活疫苗	1		
	2		

填写说明：接种单位在每月完成预防接种后 5 天内填写此表，上报至乡（镇）卫生院、社区卫生服务中心；乡（镇）卫生院、社区卫生服务中心于每月 5 日前收集辖区内接种单位上一月报表，汇总后，通过"中国免疫规划信息管理系统"进行网络报告。

填报日期：_____年___月___日　填报单位（盖章）：_____　填报人：_____

（2）按照表5-3，分疫苗、分剂次地报告非免疫规划疫苗接种情况。

表5-3 非免疫规划疫苗预防接种情况报表模板（各级通用）

_____年___月非免疫规划疫苗预防接种情况报表（各级通用）

_____省_____市_____县_____乡（镇、街道）_____村（居委会）

疫苗	接种剂次数	疫苗	接种剂次数
乙肝疫苗		流感疫苗	
白破疫苗		二十三价肺炎多糖疫苗	
百白破疫苗		肺炎结合疫苗	
麻腮疫苗		出血热疫苗	
麻腮风疫苗		钩体疫苗	
风疹疫苗		炭疽疫苗	
腮腺炎疫苗		狂犬病疫苗	
乙脑减毒活疫苗		伤寒疫苗	
乙脑灭活疫苗		布病疫苗	
A群C群流脑多糖疫苗		鼠疫疫苗	
A群C群流脑结合疫苗		霍乱疫苗	
ACYW135群流脑疫苗		森林脑炎疫苗	
甲肝减毒活疫苗		脊灰灭活疫苗	
甲肝灭活疫苗		戊肝疫苗	
甲乙肝疫苗		百白破脊灰灭活疫苗和b型流感嗜血杆菌五联疫苗	
b型流感嗜血杆菌疫苗		百白破b型流感嗜血杆菌四联疫苗	
水痘疫苗		流脑b型流感嗜血杆菌联合疫苗	
轮状病毒疫苗		EV71疫苗	

填写说明：本表用于全人群非免疫规划疫苗预防接种情况报告（含应急接种疫苗和免疫规划疫苗的替代疫苗）；乡（镇）卫生院、社区卫生服务中心于每月5日前汇总、上报县级疾病预防控制机构，县级疾病预防控制机构于每月10日前录入、上报国家信息管理平台。

填报日期：_____年___月___日　填报单位（盖章）：_____　填报人：_____

（二）报告程序与时限

（1）接种单位在每月完成预防接种后5天内将表5-2和表5-3汇总（以报表或电子表格的形式），上报至乡（镇）卫生院、社区卫生服务中心。

（2）乡（镇）卫生院、社区卫生服务中心于每月5日前收集辖区内接种单位上一月报表（表 5 - 2、表 5 - 3），汇总后，通过中国免疫规划信息管理系统进行网络报告。

（3）县级疾病预防控制机构于每月 10 日前通过中国免疫规划信息管理系统，审核辖区内乡（镇）卫生院、社区卫生服务中心报告数据（表 5 - 3、表 5 - 4），当发现问题时，应及时督促乡（镇）卫生院、社区卫生服务中心更正报告。

（4）市级疾病预防控制机构于每月 15 日前通过中国免疫规划信息管理系统，审核辖区内国家免疫规划疫苗常规接种和非免疫规划疫苗接种报告数据。

（5）省级疾病预防控制机构于每月 20 日前通过中国免疫规划信息管理系统，审核辖区内国家免疫规划疫苗常规接种和非免疫规划疫苗接种报告数据。

（三）接种率统计

1. 报告对象

报告对象为预防接种单位在报告月管理的所有 0—6 岁适龄儿童。

2. 实种算法

实种指在报告月常规接种中，某疫苗（某剂次）应种人数中的实际受种人数。

（1）预防接种单位在报告月所接种的符合免疫规划程序的疫苗剂次数。

（2）实种剂次数包括免疫规划疫苗剂次和含免疫规划疫苗成分的非免疫规划疫苗剂次。

（3）符合常规免疫程序的查漏补种疫苗剂次数，作为常规接种实种剂次数统计报告。

（4）产科预防接种单位接种的卡介苗和首剂乙肝疫苗，由管理儿童的预防接种单位在新生儿建立预防接种卡后统计报告。首剂乙肝疫苗及时接种判断标准为接种日期不超过出生日期 + 1 天。

（5）当 7 岁及以上的儿童补种常规免疫疫苗时，按照疫苗（剂次）数"应种 + 1，实种 + 1"进行实种统计报告。

（6）临时管理儿童接种疫苗后，按照疫苗（剂次）数"应种 + 1，实种 + 1"进行实种统计报告。

3. 应种算法

次预防接种时，在接种单位辖区范围内，达到免疫程序规定应接受某疫苗（剂次）预防接种的适龄儿童人数，加上次预防接种时该疫苗（剂次）应种儿童中的漏种者，为应种人数。

（1）0—6 岁适龄儿童，在达到按免疫程序接受某疫苗（剂次）起始月/年龄后，即纳入当月某疫苗（剂次）应种对象报告管理。

（2）患禁忌证适龄儿童一律纳入应种统计报告。

（3）如某 0—6 岁适龄儿童，记入某疫苗（剂次）应种满 12 个月后仍未接种该疫苗（剂次），则从第 13 个月起，不再纳入应种统计报告。不再纳入应种统计报告不影响该儿童补种该疫苗（剂次）。

（4）报告月临时接种疫苗儿童、7 岁及以上的儿童补种常规免疫疫苗，按照疫苗（剂次）数"应种 + 1，实种 + 1"进行应种统计报告。

4. 接种率计算

$$某疫苗（某剂次）接种率 = \frac{某疫苗（某剂次）实际受种人数}{该疫苗（该剂次）应种人数} \times 100\% \quad (5-1)$$

5. 累计接种率计算

$$某疫苗（某剂次）累计接种率 = \frac{某疫苗（某剂次）累计实种人数}{该疫苗（该剂次）累计应种人数} \times 100\%$$

$$(5-2)$$

累计应种人数指本年度某疫苗（某剂次）上次累计实种人数与本年度最后一次该疫苗（该剂次）的应种人数之和。累计实种人数指某疫苗（某剂次）的各次实种人数之和。

（四）报告接种率的评价

1. 常规免疫报告接种率的及时率、完整率和正确率

（1）及时率：在规定时限内报告单位数占应报告单位数的比例。

（2）完整率：在规定时限内实际报告及无漏项报告单位数占应报告单位数的比例。

（3）正确率：报表中无逻辑性、技术性错误的单位数占应报告单位数的比例。

2. 常规免疫报告接种率的可靠性评价

（1）差值（D 值）评价法：比较报告接种率与估计接种率之间的差值。

（2）比值（R 值）评价法：比较各种疫苗的应种人数，以判断报告接种率有无逻辑错误。

（3）比较法：将常规免疫报告接种率与调查接种率、疫苗使用量等进行比较，分析一致或不一致的原因。

二、群体性预防接种、应急接种和补充免疫接种情况报告

群体性预防接种、应急接种、补充免疫接种情况和接种率的报告按照相应的实施方案要求进行。

三、接种率调查

县级及以上疾病预防控制机构应当定期或根据实际工作需要对辖区内儿童国家免疫规划疫苗的接种率进行抽样调查。

（一）调查内容

（1）适龄儿童建卡率、建证率及预防接种卡、证填写符合率。

（2）国家免疫规划疫苗的接种率。

（3）未接种的原因。

（二）调查方法

（1）评价县级及以上单位接种率：标准组群抽样法（按容量比例概率抽样法）。

（2）评价乡级接种率：批质量保证抽样法。

（许建雄）

第四节　疑似预防接种异常反应监测

一、监测目的

规范 AEFI 监测工作，调查核实 AEFI 发生情况和原因，为改进疫苗质量和提高预防接种服务质量提供依据。

二、监测病例定义

AEFI 是指在预防接种后发生的怀疑与预防接种相关的反应或事件。

三、监测的具体内容

（一）报　告

1．报告范围

AEFI 报告范围按照发生时限分为以下情形。

（1）24 h 内。报告范围为过敏性休克、不伴休克的超敏反应（如麻疹、斑丘疹、喉头水肿等）、中毒性休克综合征、晕厥、癔症等。

（2）5 天内。报告范围为发热（腋温大于等于 38.6 ℃）、血管性水肿、全身化脓性感染（如毒血症、败血症、脓毒血症）、接种部位发生的红肿（直径大于 2.5 cm）、硬结（直径大于 2.5 cm）、局部化脓性感染（如局部脓肿、淋巴管炎和淋巴结炎、蜂窝组织炎）等。

（3）15 天内。报告范围为麻疹样或猩红热样皮疹、过敏性紫癜、实验性局部超敏反应、热性惊厥、癫痫、多发性神经炎、脑病、脑炎和脑膜炎等。

（4）6 周内。报告范围为血小板减少性紫癜、吉兰－巴雷综合征、疫苗相关麻痹型脊灰等。

（5）3 个月内。报告范围为臂丛神经炎、接种部位发生的无菌性脓肿等。

（6）接种卡介苗后 1 ～ 12 个月。报告范围为淋巴结炎或淋巴管炎、骨髓炎、全身播散性卡介苗感染等。

（7）其他。怀疑与预防接种有关的其他 AEFI 病例均须报告。

2．报告单位和报告人

医疗机构、接种单位、疾病预防控制机构、药品不良反应监测机构、疫苗生产企业、疫苗批发企业及其执行职务的人员为 AEFI 的责任报告单位和报告人。

3．报告程序

AEFI 报告实行属地化管理。责任报告单位和报告人在发现属于报告范围的 AEFI（包括接到受种者或其监护人的报告）后，应当及时向受种者所在地的县级卫生行政部门、药品监督管理部门报告。当发现怀疑与预防接种有关的死亡、严重残疾、群体性 AEFI、对社会有重大影响的 AEFI 时，责任报告单位和报告人应当在发现后 2 h 内向所在地县级卫生行政部门、药品监督管理部门报告；县级卫生行政部门和药品监督管理部门在 2 h 内逐级向上一级卫生行政部门、药品监督管理部门报告。

责任报告单位和报告人应当在发现 AEFI 后 48 h 内填写表 5-4，向受种者所在地的县级疾病预防控制机构报告；当发现怀疑与预防接种有关的死亡、严重残疾、群体性 AEFI、对社会有重大影响的 AEFI 时，责任报告单位和报告人在 2 h 内填写表 5-5，以电话等最快方式向受种者所在地的县级疾病预防控制机构报告。县级疾病预防控制机构经核实后立即通过全国预防接种信息管理系统进行网络直报。各级疾病预防控制机构和药品不良反应监测机构应当通过全国预防接种信息管理系统实时监测 AEFI 报告信息。

表 5-4　疑似预防接种异常反应监测个案报告卡

1. 编码*：_____　□□□□□□□□□□□□□□□□□
2. 姓名*：_____
3. 性别*：　①男；②女　□
4. 出生日期*：_____年_____月_____日　□□□□/□□/□□
5. 职业：_____　□□
6. 现住址：_____
7. 联系电话：_____
8. 监护人：_____
9. 可疑疫苗接种情况（按最可疑的疫苗顺序填写）：

	疫苗名称*	规格（剂/支或粒）*	生产企业*	疫苗批号*	接种日期*	接种组织形式*	接种剂次*	接种剂量（mL或粒）*	接种途径*	接种部位*
1										
2										
3										

10. 反应发生日期*：_____年_____月_____日　□□□□/□□/□□
11. 发现/就诊日期*：_____年_____月_____日　□□□□/□□/□□
12. 就诊单位：_____
13. 主要临床经过*：_____
　　发热（腋温/℃）*：　①37.1～37.5；②37.6～38.5；③≥38.6；④无　□
　　局部红肿（直径/cm）*：①≤2.5；②2.6～5.0；③>5.0；④无　□
　　局部硬结（直径/cm）*：①≤2.5；②2.6～5.0；③>5.0；④无　□
14. 初步临床诊断：_____　□
15. 是否住院*：　①是；②否　□
16. 患者转归*：　①痊愈；②好转；③后遗症；④死亡；⑤不详　□
17. 初步分类*：　①一般反应；②待定　□
18. 反应获得方式：①被动监测；②主动监测　□
19. 报告日期*：_____年_____月_____日　□□□□/□□/□□
20. 报告单位*：_____
21. 报告人：_____
22. 联系电话：_____

　　说明：*为关键项目

对于死亡或群体性 AEFI，还应当按照《突发公共卫生事件应急条例》（国务院令第 588 号，2011 年）的有关规定进行报告。

表5-5　群体性疑似预防接种异常反应登记

群体性疑似预防接种异常反应编码：县国标编码□□□□□□－首例发生年份□□□□－编号□□

发生地区：＿＿＿

疫苗名称*：＿＿＿　规格（剂/支或粒）：＿＿＿　接种单位：＿＿＿

生产企业*：＿＿＿　报告单位*：＿＿＿　联系电话：＿＿＿

接种人数*：＿＿＿　反应发生人数*：＿＿＿　报告人：＿＿＿

有无批签发合格证：＿＿＿

编码	姓名*	性别*	出生日期	疫苗批号*	接种日期*	接种组织形式*	接种剂次*	接种剂量	接种途径*	接种部位*	反应发生日期*	发现/就诊日期*	是否住院*	病人转归*	反应获得方式	报告日期*	调查日期*	发热（腋温/℃）*	局部红肿（直径/cm）*	局部硬结（直径/cm）*	做出结论的组织*	组织级别*	反应分类*	最终临床诊断*

*为关键项目。

（二）调查诊断

1．核实报告

县级疾病预防控制机构在接到 AEFI 报告后，应当核实 AEFI 的基本情况、发生时间和人数、主要临床表现、初步临床诊断、疫苗接种等，完善相关资料，做好深入调查的准备工作。

2．开展调查诊断

除明确诊断的一般反应（如单纯发热、接种部位的红肿、硬结等）外的 AEFI 均需要开展调查。对需要进行调查诊断的，交由县级疾病预防控制机构组织专家进行调查诊断。死亡、严重残疾、群体性 AEFI、对社会有重大影响的 AEFI，由市级或省级疾病预防控制机构组织预防接种异常反应调查诊断专家组进行调查诊断。

3．调查报告

对死亡、严重残疾、群体性 AEFI、对社会有重大影响的 AEFI，疾病预防控制机构应当在调查开始后 7 天内完成初步调查报告，及时将调查报告向同级卫生行政部门、上一级疾病预防控制机构报告，向同级药品不良反应监测机构通报。药品不良反应监测机构向同级药品监督管理部门、上一级药品不良反应监测机构报告。县级疾病预防控制机构应当及时通过全国预防接种信息管理系统上报初步调查报告。

（三）分析评价与信息交流

以省（区、市）为单位，每年达到下列 AEFI 监测指标要求。

（1）AEFI 在发现后 48 h 内报告率不低于 90%。

（2）需要调查的 AEFI（表 5–4）在报告后 48 h 内调查率不低于 90%。

（3）死亡、严重残疾、群体性 AEFI、对社会有重大影响的 AEFI 在调查后 7 天内完成的初步调查报告率不低于 90%。

（4）AEFI 表 2–9 在调查后 3 天内报告率不低于 90%。

（5）表 2–9 关键项目填写完整率达到 100%。

（6）AEFI 分类率不低于 90%。

（7）AEFI 报告县覆盖率达到 100%。

（许建雄）

第五节　急性松弛性瘫痪病例监测

一、监测的目的

（1）及时发现输入性 WPV 病毒，采取措施防止病毒传播，保持无脊灰状态。

（2）及时发现 VDPV 及其循环，采取措施控制病毒进一步传播。

（3）评价免疫工作质量，发现薄弱环节。

（4）监测脊灰病毒变异情况，为调整疫苗免疫策略提供依据。

二、病例定义及分类标准

(一) 监测病例定义

1. 急性松弛性瘫痪病例

所有 15 岁以下出现 AFP 症状的病例,以及任何年龄临床诊断为脊灰的病例均作为 AFP 病例。

AFP 病例的诊断要点:急性起病、肌张力减弱、肌力下降、腱反射减弱或消失。

常见的 AFP 病例包括以下疾病:①脊灰;②吉兰－巴雷综合征(为感染性多发性神经根神经炎);③横贯性脊髓炎、脊髓炎、脑脊髓炎、急性神经根脊髓炎;④多神经病(药物性多神经病、有毒物质引起的多神经病、原因不明性多神经病);⑤神经根炎;⑥外伤性神经炎(包括臀肌药物注射后引发的神经炎);⑦单神经炎;⑧神经丛炎;⑨周期性瘫痪(包括低钾性麻痹、高钾性麻痹、正常钾性麻痹);⑩肌病(包括全身型重症肌无力,中毒性、原因不明性肌病);⑪急性多发性肌炎;⑫肉毒毒素中毒;⑬四肢瘫、截瘫和单瘫(原因不明);⑭短暂性肢体麻痹。

2. 高危急性松弛性瘫痪病例

年龄小于 5 岁、接种脊灰疫苗少于 3 次或接种史不详、未采集或未采集到合格大便标本的 AFP 病例,或临床上怀疑为脊灰的病例。

3. 聚集性临床符合病例

同一县(区)或相邻县(区)发现 2 例或 2 例以上的临床符合病例,发病时间间隔 2 个月以内。

4. 脊髓灰质炎衍生病毒病例

AFP 病例大便标本分离到 VDPV。该病毒与原始疫苗株病毒相比,VP1 区全基因序列变异率为 1%～15%。若发生 2 例或 2 例以上相关的 VDPV 病例,则视为 VDPV 循环(cVDPVs)。

(二) 病例分类标准

参照 WHO 推荐的病毒学分类标准对 AFP 病例进行分类。省级专家诊断小组根据脊灰实验室检测结果,结合流行病学、临床等资料对 AFP 病例进行诊断分类。

1. 野生脊髓灰质炎病毒确诊病例

凡检测为阳性的 AFP 病例为脊灰野病毒确诊病例。

2. 脊髓灰质炎衍生病毒病例

从大便标本中分离出 VDPV,经省级专家诊断小组审查,临床上不能排除脊灰诊断的病例。

3. 脊髓灰质炎排除病例

具备下列条件之一者为脊灰排除病例。

(1) 凡是采集到合格大便标本,未检测到 WPV 和 VDPV 的病例。

(2) 无标本或无合格标本,未检测到 WPV 和 VDPV,无论 60 天随访时有无残留麻痹或死亡、失访,经省级专家诊断小组审查,临床排除脊灰诊断的病例。

4．脊髓灰质炎临床符合病例

无标本或无合格标本，未检测到 WPV 和 VDPV，无论 60 天随访时有无残留麻痹或死亡、失访，经省级专家诊断小组审查，临床不能排除脊灰诊断的病例。

三、监测内容

（一）急性松弛性瘫痪病例报告

各级各类医疗卫生机构和人员在发现 AFP 病例后，于 24 h 内以最快的方式报告到当地县级疾病预防控制机构。报告内容包括发病地点、家长姓名、患者姓名、性别、出生日期、麻痹日期、临床初步诊断等。县级疾病预防控制机构应建立 AFP 病例专报记录本，登记接到报告时间、报告人、报告单位、报告内容、记录人等内容。

（二）主动监测

1．急性松弛性瘫痪主动监测医院

所有县级以上综合性医院、神经专科医院、儿童医院、传染病医院、综合性中医医院等均为 AFP 主动监测医院，每旬开展 AFP 病例主动搜索工作。

人口集中的街（镇）级医院每旬开展 AFP 病例主动搜索工作（表 5-6），交通不便及边远的乡级医院也应定期开展 AFP 病例主动搜索工作。各省可根据实际情况适当扩大主动监测医院的范围。

表 5-6　急性松弛性瘫痪病例旬报（监测医院用）

报告单位（盖章）：_____　　　　　_____年____月____旬

病例姓名	监护人姓名	性别	出生年月日	家庭住址	麻痹日期	报告日期	调查日期	免疫接种情况	大便标本采集日期	
									（1）	（2）

说明：若本旬未发现 AFP 病例，应在表中填写"本单位本旬未发现 AFP 病例"。

2．主动监测工作的内容

（1）AFP 主动监测医院每旬开展本院的 AFP 病例的主动搜索，县级疾病预防控制机构应每旬对辖区内 AFP 主动监测医院开展主动搜索。

（2）在开展主动监测时，监测人员应到监测医院的儿科、神经内科（或内科）、传染科的门诊和病房、病案室等，查阅门诊日志、出入院记录或病案，并与医务人员交谈，主动搜索 AFP 病例，并记录监测结果（表 5-7）。若发现漏报的 AFP 病例，应按要求开展调查和报告。

表5-7　急性松弛性瘫痪病例主动监测记录

填报单位：_____　　　　　　　_____年____月

旬	访视时间	查阅病例数	发现 AFP 病例数	已报告 AFP 病例数	漏报 AFP 病例数	被访视医生	被访视单位负责人签字	访视人
上								
中								
下								

　　AFP 主动监测医院应于次旬 2 日前、以报表形式（表5-6）向辖区县级疾病预防控制机构报告；AFP 主动监测医院，若经过核实未发现就诊 AFP 病例，应进行"零"病例报告。县、市级疾病预防控制机构分别于次旬 3 日、6 日前以网络数据库形式逐级上报"AFP 监测医院旬报汇总表"。

　　县级疾病预防控制机构对监测医院进行 AFP 病例主动监测时应填写表5-7，并于次月 3 日前将上月主动监测结果录入数据库，形成汇总数据，通过网络逐级上报。

（三）病例调查

1. 个案调查

　　接到 AFP 病例报告后，县级疾病预防控制机构应在 48 h 内派专业人员对病例开展个案调查，在临床医生配合下，详细填写表5-8。

表5-8　急性松弛性瘫痪病例个案调查

省级疾病预防控制机构收到本表的时间：_____年____月____日　T0□□/□□/□□
1. 编号：
a. 病例编号：　　　　　　_____　　　　　T1A□□□□□□□□□□
b. 调查日期：　　　　　　_____年____月____日　T1B□□/□□/□□
c. 调查单位：　　　　　　①县级疾病预防控制机构；
②地级疾病预防控制机构；
③省级疾病预防控制机构　T1C□
d. 调查人：　　　　　　_____
2. 基本情况
a. 患者姓名：　　　　　　_____
b. 性别：　　　　　　　　①男；②女　　　　　　　T2B□
c. 民族：　　　　　　　　_____　　　　T2C□□
d. 出生日期（公历）：　　_____年____月____日　T2D□□/□□/□□
e. 如无出生日期，年龄：　_____岁_____月
f. 居住状况：　　　　　　①散住；②集体（托幼机构、学校）；
③流动人口；④其他（请注明）_____；
⑨不详　　　　　　　　　T2H□
g. 患者详细地址：　　　　_____

续表 5 – 8

h.	家长姓名：	_____	
i.	家长工作单位：	_____	
j.	家长电话号码：	_____	
k.	病例报告单位级别：	①村级；②乡级；③县级； ④地级；⑤省级	T2M□
l.	病例报告单位名称：	_____	
m.	病例报告日期：	____年___月___日 T2O□□/□□/□□	

3. 临床症状和体征
   麻痹出现前症状： _____

a.	发热：	①有；②无；⑨不知道	T3A□
b.	腹泻：	①有；②无；⑨不知道	T3D□
c.	颈项强直：	①有；②无；⑨不知道	T3E□
d.	肌肉疼痛：	①有；②无；⑨不知道	T3F□
e.	3天内注射史：	①有；②无	T3N1□
f.	麻痹出现日期：	____年___月___日 T3R□□/□□/□□	

麻痹部位及程度： _____

g.	左上肢：	⓪不能运动；①轻微运动； ②能水平运动；③能垂直运动； ④能抵抗外力运动；⑤正常运动； ⑨不详	T3G□
h.	右上肢：	⓪、①、②、③、④、⑤、⑨ （与3.g.左上肢编码相同）	T3H□
i.	左下肢：	⓪、①、②、③、④、⑤、⑨ （与3.g.左上肢编码相同）	T3I□
j.	右下肢：	⓪、①、②、③、④、⑤、⑨ （与3.g.左上肢编码相同）	T3J□
k.	呼吸困难：	①严重；②中等；③轻微； ④正常	T3K□
l.	肢体感觉障碍：	①有；②无；⑨不详	T3N2□
m.	大小便失禁：	①有；②无	T3N3□
n.	巴宾斯基氏反射；	①有；②无；⑨不能判断	T3P□
o.	踝阵挛：	①有；②无；⑨不能判断	T3N4□
p.	深部腱反射：	①消失；②减弱；③正常 ④亢进；⑨不能判断	T3Q□
q.	最初麻痹时伴发热（体温>37℃）：	①有；②无；⑨不详	T3S□

4. 麻痹后就诊情况（含本次就诊）

a.	就诊次数：	①1次；②2次；③3次；④超过3次	T4N1□
b.	本次就诊日期；	____年___月___日 T4N2□□/□□/□□	

续表 5-8

c. 本次就诊的诊断结果：　　　　　①AFP；②非 AFP；

　　　　　　　　　　　　　　　　⑨无临床诊断　　　　　T4N3☐

d. 麻痹后第 1 次就诊：

　　（a）就诊单位：　　　　　　①村级卫生所；②乡级医院；

　　　　　　　　　　　　　　　③县级医院；④地区级医院；

　　　　　　　　　　　　　　　⑤省级医院　　　　　　T4A1☐

　　（b）就诊日期：　　　　　＿＿＿＿年＿＿月＿＿日　T4A2☐☐/☐☐/☐☐

　　（c）诊断结果：　　　　　①AFP；②非 AFP；⑨不详　T4A3☐

　　（d）是否报告：　　　　　①是；②否　　　　　　　T4N4☐

e. 麻痹后第 1 次到县及县级以上医院就诊情况：

　　（a）就诊日期：　　　　　＿＿＿＿年＿＿月＿＿日　T4N5☐☐/☐☐/☐☐

　　（b）诊断结果：　　　　　①AFP；②非 AFP；⑨不详　T4N6☐

　　（c）是否报告：　　　　　①是；②否　　　　　　　T4N7☐

f. 若住院治疗：

　　（a）医院类别：　　　　　①村级卫生所；②乡级医院；

　　　　　　　　　　　　　　③县级医院；④地区级医院；

　　　　　　　　　　　　　　⑤省级医院　　　　　　　T4E1☐

　　（b）医院名称：　　　　　＿＿＿＿＿＿＿＿＿＿＿＿

　　（c）病案编号：　　　　　＿＿＿＿＿＿＿＿＿＿＿＿

5. 初步调查结果

a. 是否为 AFP 病例　　　　　①是；②否　　　　　　　T5A☐

　　（a）若是：　　　　　　　①脊灰；②吉兰-巴雷综合征；

　　　　　　　　　　　　　　③横贯性脊髓炎；④创伤性神经炎；

　　　　　　　　　　　　　　⑤其他（请注明）：＿＿＿＿；

　　　　　　　　　　　　　　⑨待查：＿＿＿＿　　　　T5B☐

　　（b）若否：　　　　　　　①外伤；②肌肉疼痛不能行走；

　　　　　　　　　　　　　　③痉挛性麻痹；④骨关节病；

　　　　　　　　　　　　　　⑤其他（请注明）：＿＿＿＿　T5C☐

6. 免疫史

a. 累计接种脊灰疫苗次数：　　①次；⑨不详　　　　　　T7A

b. 服苗依据：　　　　　　　　①接种证；②接种卡；③询问　T7N1☐

c. 麻痹前最近一次服苗

　　（a）日期：　　　　　　　＿＿＿＿年＿＿月＿＿日　T7N2☐☐/☐☐/☐☐

　　（b）服苗形式：　　　　　①常规免疫；②强化免疫；

　　　　　　　　　　　　　　③其他（请注明）＿＿＿＿；

　　　　　　　　　　　　　　⑨不详　　　　　　　　　T7N3☐

d. 采便前最近一次服苗日期：　＿＿＿＿年＿＿月＿＿日　T7N4☐☐/☐☐/☐☐

e. 未全程免疫主要原因：　　　①未接到通知；②生病不能接种；

　　　　　　　　　　　　　　③无接种人员；④家长拒绝

续表 5 - 8

⑤其他（请注明）：_____；

⑥未满周岁：_____；⑨不详 T71□

7. 实验室资料

a. 第 1 份粪便标本：

 （a）采集日期：   _____年____月____日 T9A1□□/□□/□□

 （b）采集人姓名： _____

 （c）采集人单位： _____

 （d）省级实验室收到： _____

  粪便采集日期： _____年____月____日 T9AN1□□/□□/□□

 （e）标本是否带冰运送： ①是；②否   T9AN2□

 （f）标本状态：   ①好；②差   T9AN3□

 （g）标本量：   约_____g；⑨不详 T9AN4□□

 （h）是否进行病毒分离： ①是；②否   T9AN5□

 （i）标本接种日期： _____年____月____日 T9AN6□□/□□/□□

 （j）是否进行脊灰病毒分型：①是；②否   T9AN7□

 （k）Ⅰ型病毒：   ①是；②否   T9A4□

 （l）Ⅱ型病毒：   ①是；②否   T9A5□

 （m）Ⅲ型病毒：   ①是；②否   T9A6□

 （n）其他肠道病毒： ①是；②否   T9A7□

 （o）检验结果报告日期： _____年___月___日 T9AN8□□/□□/□□

 （p）国家级实验室收到分离物日期：

       _____年____月____日 T9AN9□□/□□/□□

 （q）收到国家级实验室结果日期：_____年___月___日 T9AN10□□/□□/□□

b. 第 2 份粪便标本：

 （a）采集日期：   _____年____月____日 T9B1□□/□□/□□

 （b）采集人姓名： _____

 （c）采集人单位： _____

 （d）省级实验室收到粪便日期：_____年____月____日 T9BN1□□/□□/□□

 （e）标本是否带冰运送： ①是；②否   T9BN2□

 （f）标本状态：   ①好；②差   T9BN3□

 （g）标本量：   约_____g，⑨不详 T9BN4□

 （h）是否进行病毒分离： ①是；②否   T9BN5□

 （i）标本接种日期： _____年____月____日 T9BN6□□/□□/□□

 （j）是否进行脊灰病毒分型：①是；②否   T9BN7□

 （k）Ⅰ型病毒：   ①是；②否   T9B4□

 （l）Ⅱ型病毒：   ①是；②否   T9B5□

 （m）Ⅲ型病毒：   ①是；②否   T9B6□

 （n）其他肠道病毒： ①是；②否   T9B7□

 （o）检验结果报告日期： _____年____月____日 T9BN8□□/□□/□□

续表 5 - 8

（p）国家级实验室收到分离物日期：

_____年____月____日　　　T9BN9□□/□□/□□

（q）收到国家级实验室结果日期：_____年____月____日　　T9BN10□□/□□/□□

c. 国家级实验室鉴定结果

（a）毒株性质：

Ⅰ型 WPV：　　　　　　　　①是；②否　　　　　T9CN1□

Ⅱ型 WPV：　　　　　　　　①是；②否　　　　　T9CN2□

Ⅲ型 WPV：　　　　　　　　①是；②否　　　　　T9CN3□

Ⅰ型脊灰疫苗病毒：　　　　①是；②否　　　　　T9CN4□

Ⅱ型脊灰疫苗病毒：　　　　①是；②否　　　　　T9CN5□

Ⅲ型脊灰疫苗病毒：　　　　①是；②否　　　　　T9CN6□

Ⅰ型 VDPV：　　　　　　　　①是；②否　　　　　T9CN10□

Ⅱ型 VDPV：　　　　　　　　①是；②否　　　　　T9CN11□

Ⅲ型 VDPV：　　　　　　　　①是；②否　　　　　T9CN12□

其他肠道病毒：　　　　　　①是；②否　　　　　T9CN7□

待定：　　　　　　　　　　①是；②否　　　　　T9CN8□

（b）国家级实验室：

鉴定报告日期：_____年____月____日　　T9CN9□□/□□/□□

8. 最后诊断及分类（省填写）

①脊灰确诊病例；②脊灰排除病例；

③临床符合病例；④待定；

⑤VDPV 病例　　　　　T11A□

a. 若为临床符合病例，依据：

（a）无合格粪便标本或无标本：①是；②否　　T11N1□

（b）发病60天后残留麻痹：　①是；②否　　T11B5□

（c）病例失访：　　　　　　①是；②否　　T11B6□

（d）病例死亡：　　　　　　①是；②否　　T11B7□

（e）省级专家诊断小组认定：①是；②否　　T11N2□

b. 若为脊灰排除病例，依据：①临床不怀疑为脊灰（专家小组认定）；

②合格粪便标本，WPV 分离阴性；

③合格粪便标本，WPV 和疫苗病毒分离均为阴性

c. 如为脊灰确诊病例，依据：①本土野毒病例；②输入野毒病例；

③输入野毒再传病例；④待定 T11N3□

9. 脊灰排除病例临床诊断　①吉兰－巴雷综合征；②非脊灰肠道病毒感染；

③横贯性脊髓炎；④创伤性神经炎；

⑤其他（请注明）：_____　　T11N4□

调查按以下步骤进行：①了解发病过程。应了解麻痹发生时间，是否有发热或腹泻，麻痹部位是否对称，是否疼痛，有无外伤或注射史，就诊过程，脊灰疫苗接种史

等；②进行神经学检查。重点检查肌力、肌张力、腱反射、肌萎缩和肢体活动情况；③填写表 5－10，要求完整、准确填写，避免缺项和漏项。若有调查表中未包括的症状或体征可用文字说明，调查时力求明确临床诊断。

2．高危急性松弛性瘫痪病例和聚集性临床符合病例的调查

高危 AFP 病例和聚集性临床符合病例的调查应按照《高危 AFP 病例和聚集性临床符合病例调查指南》（卫疾病预防控制免疫〔1999〕第 63 号）进行。

3．脊髓灰质炎衍生病毒病例、输入性脊骨灰质炎野病毒病例等的调查

对于 VDPV 病例、VDPV 循环病例和输入性 WPV 病例，除进行个案调查外，还应到病例居住地进行现场调查，了解当地脊灰疫苗接种情况，并结合其年龄、临床表现等特征，判定其危险性，决定其后续关注程度。调查内容按照中国疾病预防控制中心《关于印发脊髓灰质炎野病毒输入性疫情和疫苗衍生病毒相关事件应急处置技术方案（试行）的通知》（中疾病预防控制疫发〔2012〕208 号）。

（四）急性松弛性瘫痪病例随访

（1）在麻痹发生 60 天后，要对所报告的 AFP 病例进行随访。随访由县或市级疾病预防控制机构完成，随访必须要见到病例本人，建议随访者为对该病例进行过调查的人员。

（2）随访时要填写"AFP 病例麻痹随访表"，随访表填写完成后要及时（发生麻痹75 天内）上报市级、省级疾病预防控制机构。

（3）在病例首次进行个案调查时没有明确临床诊断的病例，力求在随访时能够得出明确诊断，以补充个案资料。

（五）实验室监测

1．急性松弛性瘫痪病例标本的采集

对所有 AFP 病例应采集双份大便标本用于病毒分离。标本的采集要求：在麻痹出现后 14 天内采集，2 份标本采集时间至少间隔 24 h，每份标本重量不少于 5 g（约为成人的大拇指末节大小）。

2．接触者标本的采集

（1）AFP 病例接触者。以下情况应采集 AFP 病例的 5 名接触者（原则上 5 岁以下）大便标本。①每年 AFP 病例大便标本数不足 150 份的省；②未采集到合格大便标本的AFP 病例；③根据临床或流行病学资料高度怀疑为脊灰的 AFP 病例；④死亡的 AFP 病例。

（2）VDPV 病例、输入性 WPV 病例接触者。对于 VDPV 病例、VDPV 循环病例和输入性 WPV 病例，其接触者标本的采集要求见输入性 WPV 病例和 VDPV 循环病例应急处置预案。

3．原始标本运送

（1）标本采集后要在 7 天内送达省级脊灰实验室。标本应冷藏运送，在送达省级脊灰实验室时带冰且包装完整。标本的运送要符合国家对标本运送的有关要求。

（2）采集的标本应有完整的登记资料，一并送达省级脊灰实验室。标本标签登记要清楚，标本送检表项目要填写完整（表 5－9）。

表 5 – 9 急性松弛性瘫痪病例标本送检

患者姓名：_____

地址：_____省（市）_____市（地）_____县（区）_____乡（镇/街道）_____村（居）

IDNo.：_____ 性别：___ 出生日期：_____年___月___日

AFP 病例编号（T1A）：①AFP 病例；AFP 便标本份数（1，2）；

②接触者；或接触者编号（1～5）

接触日期（只限接触者）：_____年___月___日

病例出现麻痹日期：_____年___月___日

已服苗次数：_____

麻痹前最后一次服苗日期：_____年___月___日

采便前最后一次服苗日期：_____年___月___日

收集便标本单位：①乡级；②县级；③地级；④省级

收集标本人姓名：_____

采便日期：①_____年___月___日；②_____年___月___日

送检标本保存状态：①冰冻保存；②4～8 ℃保存；③未冷藏

标本送出日期：_____年___月___日 送标本者姓名：_____

（以上各项由省级以下送检单位填写）

- -

（以下各项仅由省级填写）

省级实验室收到标本日期：_____年___月___日 收到标本者姓名：_____

粪便标本运送情况：①冰未融化；②冰已融化或未加冰

标本重量：①约____（g）；②约____（g）

4．省级及国家级实验室检测

（1）省级脊灰实验室进行病毒分离及型别鉴定。

（2）国家级实验室对送检标本进行脊灰病毒型内鉴定，异常的毒株进行 VP1 区核苷酸序列测定和分析。

（六）疫情处理

当发生高变异株 AFP 病例、VDPV 病例、VDPV 循环病例或输入性脊灰野病毒病例时，应按照输入性脊灰野病毒病例和 VDPV 循环病例应急处置预案的要求进行处理。

（七）AFP 监测评价指标及资料分析

1．监测系统评价指标

（1）监测的敏感性。15 岁以下的儿童非脊灰 AFP 病例报告发病率不低于 1 人/10 万人。

（2）监测的及时性。①AFP 病例监测报告（包括"零"病例报告）及时率不低于80％；②AFP 病例报告后 48 h 内调查及时率不低于80％；③AFP 病例 14 天内双份合格大便标本采集率不低于80％；④AFP 病例大便标本 7 天内送达省级脊灰实验室的及时率不低于80％；⑤AFP 病例麻痹 75 天内随访及时率不低于80％。

(3) 监测的完整性。

$$旬报完整性 = \frac{实际监测报告数}{应监测报告数} \times 100\% \qquad (5-3)$$

式中，应监测报告数 = 报告点数 × 报告频率。

$$主动监测报表完整性 = \frac{实际监测报告数}{应监测报告数} \times 100\% \qquad (5-4)$$

式中，应监测报告数 = 报告点数 × 报告频率。

2．监测系统资料分析

（1）AFP 病例流行病学分布。以县、市为单位绘制病例散点图；以区（县级市）为单位统计 AFP 发病率。对 15 岁以下人口已达 10 万人而 AFP 报告发病率不足 1 人/10 万人的地区，分析寻找原因。也可对 15 岁以下累计、已达 10 万人而没有 AFP 病例报告（或报告敏感性较低）的县级单位进行分析，寻找原因。分析病例的年龄构成和时间分布。

（2）AFP 病例免疫史。计算 AFP 病例脊灰疫苗"零"剂次免疫、未全程免疫、全程免疫和不详所占比例，分析儿童未全程免疫原因，重点分析"零"剂次免疫儿童。

（3）AFP 病例大便标本采集及检测结果。计算未采集和采集单份、双份标本病例所占的比例，脊灰病毒阳性率、各型别分离数，非脊灰肠道病毒分离率等。

（4）分析 AFP 监测系统及时性、完整性。计算相关的监测指标，评价监测系统运转质量，分析存在的问题。

3．工作质量评价

（1）评价表 5-8、表 5-9 填写的真实性和完整性（如有无缺项、有无逻辑错误，与实际情况是否相符等）。

（2）是否定期对基层的 AFP 病例监测工作进行检查、督导。

（八）资料管理与信息反馈

1．资料管理

各级疾病预防控制机构要将所有的 AFP 监测资料（如电话报告记录、旬报、主动监测报表、个案调查表、随访表、AFP 病例专家诊断资料、高危 AFP 病例、聚集性临床符合病例等调查资料、AFP 病例标本送检表、AFP 病例标本实验室检测记录、AFP 病例标本实验室检测结果报告单等）至少每年度整理 1 次，归档保存。同时，做好 AFP 监测网络数据库的备份和保存。相关资料至少保存至全球证实消灭脊灰后。

2．信息反馈与交流

（1）国家和省级会定期分析监测数据，并将监测结果反馈到下级疾病预防控制机构。反馈可采用简报、通报等方式。内容应包括各项监测指标完成情况、存在问题和建议等。

（2）各级对 AFP 监测问题应随时进行信息交流和沟通。

（九）异地急性松弛性瘫痪病例监测管理

（1）异地 AFP 病例是指非本地户籍的 AFP 病例。若病例麻痹前在本地居住 35 天以上，则不属于异地 AFP 病例。异地 AFP 病例归属原居住地县级以上的疾病预防控制机构管理。异地病例可分为跨省异地 AFP 病例和本省异地 AFP 病例（可跨县或跨市）。

（2）异地 AFP 病例的报告、调查、采样送检、随访等各项监测工作，由病例暂住地的县级以上疾病预防控制机构负责完成。病例标本检测由采样送检单位所在的省级脊灰实验室负责。

（3）省级疾病预防控制机构在收到报告的异地 AFP 病例后，会及时将病例资料（如个案调查表等）传真并邮寄报告病例归属地省级（针对跨省异地 AFP 病例）或市级（针对本省异地 AFP 病例）疾病预防控制机构。异地 AFP 病例的实验室结果，由省级脊灰实验室传真并邮寄报告病例归属地省级（针对跨省异地 AFP 病例）或市级（针对本省异地 AFP 病例）疾病预防控制机构。

（4）病例归属地疾病预防控制机构在接到异地报告的 AFP 病例后，应及时与病例当时所在地省级（针对跨省异地 AFP 病例）或县级（针对本省异地 AFP 病例）疾病预防控制机构沟通，收集该病例的个案、病案、实验室、随访等资料进行综合管理。各相关疾病预防控制机构应协助病例归属地疾病预防控制机构做好异地 AFP 病例的各项监测工作。

（许建雄）

第六节　麻疹病例监测

一、监测目的

（1）及时发现麻疹病例，采取针对性措施，预防和控制疫情。
（2）了解麻疹流行病学特征，分析人群免疫状况，确定易感人群，加强预测预警。
（3）了解麻疹病毒学特征，追踪病毒来源、传播轨迹。
（4）评价预防控制效果，为适时调整消除麻疹策略措施提供依据。

二、监测病例定义与分类

（一）监测病例定义

麻疹疑似病例定义：具备发热、出疹，并伴有咳嗽、卡他性鼻炎或结膜炎症状之一者；或传染病责任疫情报告人被怀疑为麻疹的病例。

所有麻疹疑似病例均作为监测对象。

（二）监测病例分类

对麻疹疑似病例按照实验室检测和流行病学调查结果进行分类。

1. 实验室诊断病例

（1）麻疹疑似病例血标本检测到麻疹 IgM 抗体为阳性者。
（2）从麻疹疑似病例的标本中分离到麻疹病毒或检测到麻疹病毒基因者。

2. 临床诊断病例

（1）麻疹疑似病例无标本，或出疹后 3 天内采集的血标本检测麻疹、风疹 IgM 抗体均为阴性，且无其他原因可以明确解释者。

（2）麻疹疑似病例出疹后 4 ～ 28 天采集的血标本检测麻疹、风疹 IgM 抗体均为阴性，但与实验室诊断麻疹病例有明确流行病学联系，且无其他明确诊断者。

3. 排除病例

（1）麻疹疑似病例血标本检测麻疹 IgM 抗体阴性、风疹 IgM 抗体阳性，或经实验室确诊为其他发热出疹性疾病者。

（2）麻疹疑似病例无标本，或出疹后 3 天内采集的血标本检测到麻疹 IgM 抗体为阴性，但有其他原因可以明确解释者（如与风疹实验室确诊病例有流行病学联系）。

（3）麻疹疑似病例出疹后 4 ～ 28 天采集的血标本麻疹 IgM 抗体为阴性，但与实验室诊断麻疹病例无明确流行病学联系或有其他明确诊断者。

三、监测内容

（一）病例报告

传染病法定责任报告单位和责任疫情报告人发现麻疹病例或麻疹疑似病例，应按照《中华人民共和国传染病防治法》（中华人民共和国主席令第 15 号，2013 年）、《突发公共卫生事件与传染病疫情监测信息报告管理办法》（卫生部令第 37 号，2006 年）和《国家突发公共卫生事件相关信息报告管理工作规范（试行）》（卫办应急发〔2005〕288 号，2005 年）等规定进行报告。在消除麻疹阶段，为提高报告及时性，根据《2006—2012 年全国消除麻疹行动计划》（卫疾控发〔2006〕441 号，2006 年）的要求，已经具备网络直报条件的医疗机构，应按照网络直报要求尽快报告；对尚不具备网络直报条件的医疗机构，应采取最快的方式进行快速报告。必须在 24 h 以内报至当地县级疾病预防控制机构，同时寄出传染病报告卡。

学校、托幼机构发现麻疹病例或麻疹疑似病例，按照《学校和托幼机构传染病疫情报告工作规范（试行）》（卫办疾控发〔2006〕65 号，2006 年）要求报告。

在同一学校、幼儿园、自然村寨、社区、建筑工地、厂矿等集体单位在 7 天内发生 10 例及以上的麻疹疑似病例，应按《国家突发公共卫生事件相关信息报告管理工作规范（试行）》（卫办应急发〔2005〕288 号，2005 年）的要求报告。

（二）病例监测

1. 流行病学监测

（1）标本的采集与运送。医疗单位负责对就诊的麻疹疑似病例采集血标本，完整填写标本送检表，并立即通知县级疾病预防控制中心。

在流行病学调查、疫情处理等过程中发现的未就诊麻疹疑似病例，由县级疾病预防控制中心负责组织采集血标本。

采集的血标本应在 24 h 内送至县级疾病预防控制中心。

合格血标本的基本要求：在出疹后 28 天内采集，血清量不少于 0.5 mL，无溶血，无污染；在 2 ～ 8 ℃条件下保存、运送。

若有在出疹后 3 天内采集的被检测出麻疹 IgM 抗体为阴性或可疑病例的血液标本，应在患者出疹后 4 ～ 28 天采集第 2 份血液标本。

（2）病例调查和个案管理。每例麻疹疑似病例都应进行流行病学个案调查。报告单位所在地的县级疾病预防控制中心负责组织开展麻疹疑似病例的流行病学个案调查、标本采集和送检工作。对于跨县（区）就诊的病例，因返回其现住址等原因无法完成调查、采样的，报告单位所在地疾病预防控制中心应及时将信息反馈至病例现住址所在地县级疾病预防控制中心，由病例现住址所在地县级疾病预防控制中心负责最终完成调查、标本采集和送检工作。在开展流行病学个案调查的同时，报告单位所在地和病例现住址所在地的疾病预防控制中心应对病例居住地或活动场所进行调查，了解麻疹传播情况。

负责调查的专业人员应在接到报告后 48 h 内完成流行病学调查，填写表 5 - 10。县级疾病预防控制中心要及时收集表 5 - 10，并在完成调查后的 48 h 内录入麻疹专病监测信息报告管理系统。

表 5 - 10　麻疹疑似病例流行病学个案调查

1. 报告卡信息
（1）传染病报告卡卡片编号：_____
（2）患者姓名*：_____（患儿家长姓名：_____）
（3）身份证号：_____
（4）性别*：□男　□女
（5）出生日期*：_____年_____月_____日（公历）
年龄*：____（单位：□岁□月□日。若出生日期不详，可填写实足年龄）
（6）患者工作单位：_____；联系电话：_____
（7）患者现住址属于*：□本县区　　□本市其他县区　　□本省其他地市　　□外省
□港澳台　　□外籍
（8）家庭现住址（详细填写）*：_____省_____地（市）_____县（区）
____乡（镇、街道）____村（居委会）____（门牌号）
（9）患者职业*：
□幼托儿童　　□散居儿童　　□学生（大中小学）　　□教师　　□保育员及保姆
□餐饮食品业　　□商业服务　　□医务人员　　□工人　　□民工　　□农民　　□牧民
□渔（船）民　　□干部职员　　□离退人员　　□家务及待业　　□其他　　□不详
（10）病例分类*：□疑似病例　　□实验室诊断病例　　□临床诊断病例
（11）发病日期*：20____年____月____日
（12）诊断日期*：20____年____月___日____时
（13）死亡日期：20____年____月____日
（14）疾病名称：法定传染病：_____
（15）填卡医生：_____
（16）报告单位：_____
（17）接触者有无相同症状：□无　　□有
（18）备注：_____
2. 流行病学调查信息
（1）报告日期*：20____年___月___日

续表 5－10

（2）调查日期＊：20 ____ 年____ 月____ 日

（3）户籍所在地＊：□本县区 □本市其他县区 □本省其他地市 □外省 □港澳台 □外籍

户籍地址选择：_____ 省_____ 地（市）_____ 县（区）_____ 乡（镇、街道）

（4）发病时在现住址县区居住时间＊：□不足 7 天 □7 ～ 21 天 □22 天～ 3 个月 □＞3 个月

（5）是否在集体单位（如学校、幼儿园、工厂等）：□是 □否 □不详

若是，所在集体单位具体名称：_____

（6）发热＊：□是 □否 □不详

若是，发热日期＊：20 ____ 年____ 月____ 日

（7）出疹＊：□是 □否 □不详

若是，出疹日期＊：20 ____ 年____ 月____ 日

（8）其他临床症状＊：

咳嗽：□是 □否 □不详

卡他症状（如鼻塞、流涕、喷嚏等）：□是 □否 □不详

结膜炎：□是 □否 □不详

麻疹黏膜斑（科氏斑）：□是 □否 □不详

淋巴结肿大：□是 □否 □不详

关节疼痛：□是 □否 □不详

（9）含麻疹成分疫苗接种剂次＊：□0 剂 □1 剂 □2 剂及以上 □不详

免疫史来源：□接种证 □接种卡 □信息系统 □家长回忆

若接种过，a. 首剂次接种时间：_____ 年____ 月____ 日

b. 最后一剂接种时间：_____ 年____ 月____ 日

（10）含风疹成分疫苗接种剂次＊：□0 剂 □1 剂 □2 剂及以上 □不详

免疫史来源：□接种证 □接种卡 □信息系统 □家长回忆

若接种过，a. 首剂次接种时间：_____ 年____ 月____ 日

b. 最后一剂接种时间：_____ 年____ 月____ 日

（11）发病前 7 ～ 21 天是否去过医院＊：□是 □否 □不详

若是，医院名称：_____

（12）发病前 7 ～ 21 天是否接触其他发热出疹性患者＊：□是 □否 □不详

（13）是否与实验室诊断病例有流行病学联系＊：□是 □否 □不详

若是，实验室诊断病例为：□麻疹 □风疹 □其他：_____

（14）是否为麻疹暴发疫情中的病例＊：□是 □否

（15）是否为一起新的暴发＊：□是 □否

暴发编码：_____ － _____ － _____

3. 标本采集情况

（1）是否采集第 1 份血清标本＊：□是 □否（跳到第 3.（3）项）

采集日期：_____ 年____ 月____ 日

（2）是否采集第 2 份血清标本＊：□是 □否

采集日期：_____ 年____ 月____ 日

（3）是否采集病原学检测标本＊：□是 □否（跳到第 4.（1）项）

续表 5 – 10

---

a. 鼻咽拭子：□是　　　　□否　　采集日期：20 ＿＿＿年＿＿＿月＿＿＿日
b. 尿标本：□是　　　□否　　采集日期：20 ＿＿＿年＿＿＿月＿＿＿日
c. 其他标本：＿＿＿＿＿＿＿＿　　采集日期：20 ＿＿＿年＿＿＿月＿＿＿日
4. 实验室检测结果反馈信息
（1）第 1 份血标本麻疹 IgM 抗体检测结果*：□阳性　　　　□阴性　　　　□待定
　　　风疹 IgM 抗体检测结果*：□阳性　　　　□阴性　　　　□待定
（2）第 2 份血标本麻疹 IgM 抗体检测结果*：□阳性　　　　□阴性　　　　□待定
　　　风疹 IgM 抗体检测结果*：□阳性　　　　□阴性　　　　□待定
（3）麻疹病毒鉴定结果：□阳性　　　□阴性　　　□待定
基因型：＿＿＿＿＿＿＿＿＿＿
风疹病毒鉴定结果：□阳性　　　□阴性　　　□待定
基因型：＿＿＿＿＿＿＿＿＿＿
5. 病例最终分类：［县级疾病预防控制机构根据实验室检测及流行病学调查结果订正报告卡
1（10）和 1（14）项］
（1）最终诊断*：□待定　　　□麻疹病例　　　□风疹病例　　　□其他
（2）病例分类*：□疑似病例　　□实验室诊断病例　　□临床诊断病例

调查人员签字：＿＿＿＿＿＿＿＿＿＿　　调查单位：＿＿＿＿＿＿＿＿＿＿＿＿＿

（3）主动监测。县级疾病预防控制中心和乡镇级预防保健单位，按照《预防接种工作规范（2016 年版）》（国卫办疾控发〔2016〕51 号，2016 年）的要求，每旬到辖区内相关医疗单位进行麻疹疑似病例的主动监测，并记录主动监测完成情况。

2. 实验室监测

承担血清学检测任务的麻疹实验室在收到疑似病例血清标本后，应于 3 天内完成麻疹 IgM 抗体检测，麻疹 IgM 抗体阴性的标本应在 1 周内完成风疹 IgM 抗体检测，以进行鉴别诊断。血清 IgM 抗体检测应用统一标准的 ELISA 方法，严格按操作规程进行（表5 – 11）。

表5-11 麻疹疑似病例血标本送检及实验室检测结果登记（参考）

地区（市、州、盟）：_____ 县（市、区、旗）：_____ 送检单位：_____ 收样单位：_____ 送样人：_____ 收样人：_____

标本运输方式：①冷藏；②干冰；③其他：_____　　送样日期：___年___月___日　　收样日期：___年___月___日

标本编号(1)	传染病个案卡片编号(2)	姓名(3)	性别(4)	出生日期(5)	现住址(6)	末剂麻疹疫苗时间(7)	出疹日期(8)	是否暴发病例(9)	第几份血标本(10)	采样日期(11)	标本状况(12)	麻疹IgM抗体检测		风疹IgM抗体检测		备注(17)
												检测结果(13)	报告日期(14)	检测结果(15)	报告日期(16)	

①向麻疹实验室送检血清标本时使用本表。标本编号由采样单位编写。传染病报卡编号可在卡片编码生成后补填。第3—第11项病例及标本基本信息由送检单位填写用于检测单位标识病例，收样日期及第12—16项由检测单位填写并录入麻疹监测信息报告管理系统。②现住址：填写至县级即可。第几份血标本：指采集该病例的第几份血标本，第1份血标本填写1，第2份血标本填写2。③标本状况：由收样实验室判断并填写。a.合格；b.不合格。合格指在出疹后28天内采集，血清量不少于0.5 mL，无溶血，在冷藏条件下保存、运输，无污染。④检测结果：a.阳性；b.阴性；c.待定。

检测结果的报告及反馈见本书第五章第六节相关内容。

（三）暴发疫情监测

麻疹暴发是指在一个局部地区，短期内突然发生较多的麻疹病例。现阶段的麻疹暴发定义：以村、居委会、学校或其他集体机构为单位，在 10 天内发生 2 例及以上的麻疹病例；或以乡、镇、社区、街道为单位，在 10 天内发生 5 例及以上的麻疹病例。当麻疹疑似病例数符合暴发疫情标准时，应采取的措施如下。

1. 疫情报告

疾病预防控制中心在发现或接到麻疹暴发疫情后，应立即报告同级卫生行政部门和上级疾病预防控制中心。如果暴发疫情达到《国家突发公共卫生事件应急预案》和《国家突发公共卫生事件相关信息报告管理工作规范（试行）》（卫办应急发〔2005〕288 号，2005 年）规定的级别，应同时通过突发公共卫生事件报告管理信息系统报告。

2. 病例调查与核实

麻疹暴发疫情的调查由县级卫生行政部门组织，县级疾病预防控制中心具体实施。县级疾病预防控制中心在发现或接到疫情报告后，应在 24 h 内到达现场，开展调查。当麻疹暴发疫情达到突发公共卫生事件规模，或出现死亡病例时，市级疾病预防控制部门应参与调查；当疫情规模达到较大及以上级别的突发公共卫生事件，或出现 2 例及以上死亡病例的，省级疾病预防控制中心应参与调查。

对每起麻疹暴发疫情的疑似病例均应进行流行病学个案调查，至少采集 5 例暴发早期病例血清学标本（5 例以下的应全部采集）。采集的标本应立即送到承担血清学检测任务的麻疹实验室以进行检测，核实麻疹暴发。

同时，在每起暴发中，根据表 5-10 的要求，采集 5 例左右新发病例的病原学标本，送至省级麻疹实验室进行病毒分离。

3. 主动搜索

县级疾病预防控制中心要对当地各级医疗单位，特别是基层医疗单位，开展病例主动搜索，必要时开展社区病例主动搜索；对出现暴发疫情的托幼机构、学校，要核查晨检记录和因病缺课记录；对发生疫情的用工单位，应核查其务工人员进出登记和健康状况记录。

4. 流行因素调查

参与现场调查的疾病预防控制中心应评估疫情发生地及周边地区 15 岁以下儿童的麻疹疫苗接种情况、病例免疫史、学校查验接种证工作开展情况、病例居住环境、当地人口流动情况、医院感染情况，综合分析暴发原因。

5. 预防控制措施评价

参与现场调查的疾病预防控制中心应对采取的应急接种、医院感染预防控制、传染源管理等措施进行分析，评价控制效果，预测疫情发展趋势，及时调整控制策略和措施。县级疾病预防控制中心在疫情处理完毕后 7 天内完成调查报告，逐级上报至省级疾病预防控制中心，同时，填写表 5-12，并录入麻疹监测信息报告管理系统。

表5－12　疑似麻疹暴发疫情信息汇总

_____省_____地（市）_____县（区）

暴发编码□□□□－□□□□－□□□

1. 暴发疫情汇总数据

（1）该起暴发病例总数：_____

（2）首例发病时间：20_____年_____月_____日

（3）末例发病时间：20_____年_____月_____日

（4）死亡病例数：_____

（5）采集血标本的病例数：____；采集咽拭子的病例数：____；采集尿液标本的病例数：____

（6）麻疹IgM抗体阳性的病例数*：____

（7）风疹IgM抗体阳性的病例数*：____

2. 暴发疫情概况

（1）发现方式*：□网络直报监测发现；□医疗卫生机构报告；□集体单位报告；□群众报告；□其他_____

（2）暴发地点类别*：□托幼机构；□小学；□中学；□大学；□军营；□工厂；□工地；□社区；□医院；□其他_____

（3）接到报告时间*：20_____年_____月_____日

（4）开展调查时间*：20_____年_____月_____日

（5）疫情波及人数*：_____

3. 采取措施

（1）是否开展医院病例主动搜索*：□是；□否
　　若是，搜索到漏报麻疹病例数：_____

（2）是否开展麻疹病例入户主动搜索*：□是；□否
　　若是，主动搜索覆盖总人口数：_____；搜索到未就诊病例数：_____

（3）是否对暴发地麻疹疫苗接种率进行调查*：□是；□否
　　若是，调查年龄范围：____岁（或不足1岁填月龄：_____月龄）～____岁
　　调查人数：_____；有明确麻疹疫苗免疫史人数：_____

（4）是否开展麻疹疫苗应急接种*：□是；□否
　　若是，开始接种日期：20_____年_____月_____日；完成接种日期：20_____年_____月_____日
　　应急接种地区范围：□全村（集体机构）；□全乡镇（社区）；□全县应急接种年龄范围：____岁（或不足1岁填月龄：_____月龄）～____岁
　　应急接种目标人数：_____；实际应急接种人数：_____

（5）采取的其他措施：_____

4. 调查结果

　　本起暴发为：①麻疹暴发；②风疹暴发；③其他

　　填表说明：该表要求县级疾病预防控制中心在麻疹暴发疫情调查处理完毕7天内填写，并通过麻疹监测信息报告管理系统进行报告。标注*的为规定必须录入内容。其中，暴发疫情汇总数据通过麻疹监测信息报告管理系统的个案信息生成，需要与现场调查掌握的暴发疫情数据进行核对。疫情波及人数是指该起暴发波及范围的总人口数

（四）预测预警

各级疾病预防控制中心应定期组织相关专家，结合历年麻疹疫情、接种率及人群免疫状况等信息来进行综合分析，对本地区麻疹疫情发生发展趋势进行预测，并及时向同级卫生行政部门提出预防控制工作建议。在麻疹流行季节，要指定专人对辖区内麻疹疫情进行实时监测，早期识别可能的暴发疫情，及时向卫生行政部门提供预警信息。

（五）免疫水平、疫苗效价和免疫成功率监测

1. 健康人群免疫水平监测

对健康人群进行免疫水平调查，在兼顾监测连续性、代表性的同时，重点考虑常规免疫规划工作薄弱和流动人口聚集的地区。监测对象可分为8个年龄组：1岁以下组、1岁及以上且3岁以下组、3岁及以上且5岁以下组，5岁及以上且7岁以下组，7岁及以上且10岁以下组，10岁及以上且15岁以下组，15岁及以上且20岁以下组，20岁及以上组的健康人群。或者根据当地麻疹发病的年龄特点、人口流动情况，适当调整分组。每个年龄组为30～50人。

2. 麻疹疫苗效价监测

不定期选择省→市→县→乡→接种单位的疫苗运输路线，开展麻疹疫苗效价监测。

3. 免疫成功率监测

各级疾病预防控制中心可根据实际工作需要，组织开展含麻疹成分疫苗免疫成功率监测。选择一定数量监测点，各采集30～50名适龄儿童疫苗免疫前后的血标本进行检测，评价免疫效果。

四、资料管理与信息交流

（一）信息的录入和管理

麻疹疑似病例的传染病报告卡信息由病例报告单位录入疾病监测信息报告管理系统；表5-12由县级疾病预防控制中心于调查完成后2天内录入麻疹监测信息报告管理系统；实验室检测结果由检测单位于检测完成后24 h内录入麻疹监测信息报告管理系统，并将检测报告反馈至标本送检单位。县级疾病预防控制中心根据流行病学信息和实验室检测结果对病例进行最终分类。

流行病学调查原始资料由县级疾病预防控制中心保存，实验室检测原始记录由检测单位保存。

（二）信息交流与反馈

各级疾病预防控制中心应定期对当地麻疹监测资料进行汇总，综合分析麻疹流行病学特征，评价当地接种率和人群免疫水平，及时将监测结果与意见反馈给下级疾病预防控制中心，并上报上级疾病预防控制中心和同级卫生行政部门。

五、监测指标

（一）监测系统敏感性指标

监测系统敏感性指标：县区麻疹排除病例报告发病率达到1人/10万人。

（二）监测系统及时性指标

监测系统及时性指标为麻疹疑似病例 48 h 完整调查率达到 80% 以上，实验室血清检测结果 7 天内及时报告率达到 80% 以上。

（三）监测系统特异性指标

麻疹疑似病例血标本采集率达到 80% 以上，麻疹暴发疫情血清学确诊率达到 90% 以上，采集病原学标本的暴发疫情数占暴发疫情总起数的 80% 以上。

（许建雄）

第七节 流行性脑脊髓膜炎病例监测

一、监测目的

（1）早期发现流脑疫情，预测发病的趋势，及时采取有效措施，降低发病率和病死率，防止疫情的扩大和蔓延。

（2）掌握流脑流行菌群、分布、耐药特性及菌群变迁等情况。

（3）掌握人群免疫水平和带菌状况，评价流脑疫苗的免疫效果。

（4）掌握流脑疫情动态、流行特征和流行因素，建立科学的流脑预测预报方法，为制定和调整流脑防治策略和措施提供科学依据。

二、病例定义

（一）监测病例定义

1. 疑似病例

在流脑流行季节，出现发热、头痛、呕吐、脑膜刺激征等症状，实验室检查结果显示末梢血象白细胞总数、中性粒细胞计数明显增加者；或脑脊液外观呈浑浊米汤样或脓样，白细胞数明显增高，并以多核细胞增高为主，糖及氯化物明显减少，蛋白含量升高者；颅内压力增高者。以上病例作为流脑疑似病例报告。

2. 临床诊断病例

皮肤、黏膜出现瘀点或瘀斑的疑似病例为临床诊断病例。

3. 确诊病例

在疑似或临床诊断基础上，具有下述任一项者为确诊病例。

（1）病原学。瘀点或瘀斑的组织液、脑脊液涂片，可见革兰氏阴性肾形双球菌；或脑脊液或血液培养的脑膜炎奈瑟菌为阳性；或检测到脑膜炎奈瑟菌特异性核酸片段。

（2）免疫学。在急性期脑脊液、血液检测到 Nm 群特异性多糖抗原，或恢复期血清流脑特异性抗体效价较急性期的呈 4 倍或 4 倍以上的升高。

（二）流脑聚集性病例疫情

流脑聚集性病例疫情是指以村、居委会、学校或其他集体为单位，在 7 天内发现

2 例或 2 例以上的流脑病例；或在 1 个乡镇 14 天内发现 3 例或 3 例以上的流脑病例；或在 1 个县 1 个月内发现 5 例或 5 例以上的流脑病例。

（三）突发公共卫生事件

突发公共卫生事件是指在同一学校、幼儿园、自然村寨、社区、建筑工地等集体单位 3 天内发生 3 例及以上的流脑病例，或者有 2 例及以上的死亡病例。

三、监测内容、方法和要求

（一）监测内容

1. 流行病学监测

流行病学监测包括病例监测、密切接触者调查与处理、聚集性病例疫情监测。

2. 实验室监测

实验室监测包括病原学和血清学检测、人群流脑抗体水平检测和带菌率监测。

3. 流脑疫苗接种率监测

按《预防接种工作规范》要求，开展流脑疫苗接种率监测。

（二）方法和要求

1. 散发病例

县级疾病预防控制中心应在接到流脑病例报告后 24 h 内开展流行病学调查，详细填写表 5 - 13，通过流脑专病信息报告管理系统进行网络直报。

表 5 - 13　流行性脑脊髓膜炎病例个案调查

病例编号：_____　　　　　　　　□□□□□□□□

调查单位：_____

病例调查者：_____　　调查日期：_____年___月___日　　　□□□□□□□□

一、基本情况

（1）传染病报告卡卡片编号*：_____

（2）患者姓名*：_____　（患儿家长姓名：_____）

（3）身份证号*：□□□□□□□□□□□□□□□□□□

（4）性别*：①男；②女　　　　　　　　　　　　　　　　　　　　□

（5）出生日期*：_____年___月___日　　　　　　　　　□□□□□□□□

（6）若出生日期不详，实足年龄*：_____；年龄单位：□岁□月□天）　　□□□

（7）工作单位*：_____；联系电话*：_____

（8）患者属于*：①本县区；②本市其他县区；③本省其他地市；④外省；⑤港澳台；⑥外籍　□

（9）家庭现住址*：_____省_____地（市）_____县（区）_____乡（镇、街道）_____村（居委会）_____（门牌号）

（10）患者职业*：①幼托儿童；②散居儿童；③学生（大中小学）；④教师；⑤保育员及保姆；⑥餐饮食品业；⑦商业服务；⑧医务人员；⑨工人；⑩民工；⑪农民；⑫牧民；⑬渔（船）民；⑭干部职员；⑮离退人员；⑯家务及待业；⑰其他；⑱不详　　　　　　　　　　　　　□

续表 5 - 13

二、发病情况

(1) 发病日期*：_____年____月____日　　　　　　　　□□□□/□□/□□

(2) 初诊医疗机构：_____；初诊日期：_____年____月____日 □□□□/□□/□□

(3) 诊断医疗机构：_____；诊断日期：_____年____月____日 □□□□/□□/□□

(4) 报告单位：_____；报告日期：_____年____月____日 □□□□/□□/□□

(5) 病例转归：①痊愈；②好转；③未好转；④恶化；⑤死亡　　　　　　　□

(6) 如果死亡，死亡日期*：_____年____月____日　　　　　　　□□□□/□□/□□

三、既往疫苗接种情况

(1) 脑疫苗免疫史：①无；②有；③不详　　　　　　　　　　　　　　　　□

(2) 若有，接种次数：_____次；⑪不详　　　　　　　　　　　　　　□□

(3) 接种依据：①接种卡；②接种证；③回忆　　　　　　　　　　　　　　□

(4) 发病前最后一次接种时间：

A 群疫苗接种时间：_____年____月____日　　　　　　　□□□□/□□/□□

A 群 C 群疫苗接种时间：最近接种：_____年____月____日　　　□□□□/□□/□□

四、流行病学史

(1) 发病地点近期是否有同类（流脑）患者：①有；②无；③不详　　　　　□

(2) 发病前一周与同类（流脑）患者接触史：①有；②无；③不详　　　　　□

(3) 若有接触，接触方式：①同住；②陪护；③同校；④同单位；⑤其他　　□

(4) 家庭内同类（流脑）患者：①有；②无；③不详　　　　　　　　　　　□

(5) 若周边（同宿舍、同班、同校）有同类（流脑）患者，根据情况填写下表：

患者姓名	性别	年龄	与患者关系	发病情况

五、临床表现与治疗

(1) 起病：①急；②缓；③不详　　　　　　　　　　　　　　　　　　　　□

(2) 头痛：①剧烈；②轻微；③无；④不详　　　　　　　　　　　　　　　□

(3) 恶心：①有；②否；③不详　　　　　　　　　　　　　　　　　　　　□

(4) 呕吐：①有；②否；③不详　　　　　　　　　　　　　　　　　　　　□

(5) 惊厥：①有；②否；③不详　　　　　　　　　　　　　　　　　　　　□

(6) 体温：_____℃　　　　　　　　　　　　　　　　　　　　　　□□.□

(7) 皮肤瘀点、瘀斑：①较多；②较少；③无；④不详　　　　　　　　　　□

(8) 颈项强直：①有；②否；③不详　　　　　　　　　　　　　　　　　　□

(9) 意识障碍：①有；②无；③不详　　　　　　　　　　　　　　　　　　□

(10) 角弓反张：①有；②无；③不详　　　　　　　　　　　　　　　　　　□

(11) 若为婴儿，前囟隆起：①有；②无；③不详　　　　　　　　　　　　　□

(12) 克尼格征：①有；②无；③不详　　　　　　　　　　　　　　　　　　□

(13) 布鲁辛斯基征：①有；②无；③不详　　　　　　　　　　　　　　　　□

(14) 患者隔离：①有；②无；③不详　　　　　　　　　　　　　　　　　　□

(15) 若有隔离，隔离地点：①医疗机构；②在家；③其他：_____　　　　□

(16) 使用抗生素类药物：①有；②无；③不详　　　　　　　　　　　　　　□

续表 5－13

(17) 使用药物名称：_____ □

(18) 使用效果：①有效；②效果不明显；③无效 □

六、实验室检验结果

(1) 血常规：①有；②无 □

　A. 采集日期：_____ □□□□/□□/□□

　B. 血液白细胞总数：_____ ×10⁹个/毫升； □□□□

　C. 中性粒细胞_____%

(2) 脑脊液常规：①有；②无 □

　A. 脑脊液标本采集日期：_____年___月___日 □□□□/□□/□□

　B. 外观：①清晰；②微浑；③混浊 □

　C. 脑脊液蛋白质：_____g/L（正常值为小于 0.45 g/L） □

　D. 白细胞：_____个/微升（正常值为 0～15 个/微升） □

　E. 葡萄糖：_____mmol/L □

　F. 氯化物：_____mmol/L □

(3) 实验室诊断：①有；②无 □

　A. 脑脊液培养：①A 群；②B 群；③C 群；④Y 群；⑤W135 群；⑥未分群或其他群；
　　　　　　　　⑦阴性；⑧未培养 □

　B. 脑脊液特异抗原检查：①A 群；②B 群；③C 群；④肺炎球菌；⑤b 型流感嗜血杆菌；
　　　　　　　　⑥阴性；⑦未做此项检测 □

　C. 脑脊液 Nm 特异 DNA PCR：①A 群；②B 群；③C 群；④Y 群；⑤W135 群；
　　　　　　　　⑥未分群或其他群；⑦阴性；⑧未做此项检测 □

　D. 瘀点、瘀斑涂片检查是否见到革兰氏阴性双球菌：①是；②否 □

　E. 血液培养：①A 群；②B 群；③C 群；④Y 群；⑤W135 群；⑥阴性；⑦未做此项检测 □

　F. 血液 Nm 特异 DNA PCR：①A 群；②B 群；③C 群；④Y 群；⑤W135 群；
　　　　　　　　⑥未分群或其他群；⑦阴性；⑧未做此项检测 □

　G. 血清学抗体诊断结果（恢复期抗体滴度较急性期呈 4 倍及以上增高）：
　　　①A 群；②C 群；③阴性；④未做此项检测 □

(4) 药敏结果：①有；②无 □
　　若有，敏感药品：①_____；②_____；③_____；④_____；⑤_____

七、病例分类

(1) 最终病例诊断结果：①疑似；②临床诊断；③实验室确诊 □

(2) 病例临床诊断：①普通型；②暴发型；③不详 □

八、与该病例密切接触者的调查登记表

姓名	性别	年龄	职业	住　　　址	与该病例接触情况			疫苗接种史	备注
					同住	同单位	邻居		

当本辖区内出现首例流脑病例时，县级疾病预防控制中心应对患者所在地的医疗机构开展病例搜索，必要时开展社区病例主动搜索。

当出现流脑死亡病例时，省级、市级疾病预防控制中心要派人对死亡病例开展流行病学调查。

2．密切接触者调查

密切接触者是指与患者发病前7天或发病后有共同生活史的人员，或与患者有近距离接触的人员。当县级出现首例流脑病例时，由县级疾病预防控制中心协助市疾病预防控制中心对其密切接触者采集咽拭子标本，对密切接触者应进行密切观察。一旦出现发病迹象（如发热），应立即送诊，以免延误诊治。同时，选择敏感抗生素以进行预防性服药。

3．聚集性病例疫情

发生聚集性病例疫情后，市疾病预防控制中心要派人赴现场指导参与流行病学调查，了解人群发病、居住环境、疫苗接种及人口流动等影响因素情况，掌握流行特征。在开展常规疫情监测的基础上，要进行的监测工作如下。

（1）日报告和"零病例"报告。

（2）主动监测与主动搜索。

（3）对学校、托幼机构、工地等集体单位进行监测。

（4）开展应急接种监测。在开展应急接种时，应将接种疫苗种类、接种对象和范围、接种人数和接种率等情况，填写到表5-14，通过流脑专病信息报告管理系统进行网络直报。

表5-14 _____年____月流脑疫苗应急接种/群体性预防接种报告接种情况统计汇总
_____省（自治区、直辖市）_____市_____县（区、市）

单 位	国标编码（县）	接种年龄范围	接种地区范围	应种人数		受种人数	
				A群流脑多糖疫苗	A群C群流脑多糖疫苗	A群流脑多糖疫苗	A群C群流脑多糖疫苗

续表 5 – 14

单　位	国标编码（县）	接种年龄范围	接种地区范围	应种人数		受种人数	
				A群流脑多糖疫苗	A群C群流脑多糖疫苗	A群流脑多糖疫苗	A群C群流脑多糖疫苗

填报人：　　　　审核人：　　　　填报单位（印章）：　　　　填报日期：　　年　　月　　日

聚集性病例疫情结束后，撰写调查报告并逐级上报。

对于突发公共卫生事件，应同时按《国家发生突发公共卫生事件相关信息报告管理工作规范（试行）》（卫办应急发〔2005〕288 号，2005 年）的要求来报告、处理。

4．病原学和血清学检测

（1）医疗机构内标本采集。医疗机构发现流脑病例或疑似病例时，无论是否使用抗生素治疗，都要尽快采集患者的脑脊液、血液、瘀点（斑）组织液标本，标本要尽可能在使用抗生素治疗前采集。采集标本后，立即报告辖区县级疾病预防控制机构。

A．脑脊液。采集 1 mL 脑脊液，进行涂片检测、培养分离、抗原检测和核酸检测。

B．血液。抽取患者的全血 4 mL。其中的一部分用于分离血清，于 –20 ℃ 条件下保存，准备检测抗体。其余的全血用以进行病原培养分离、核酸检测。

C．瘀点或瘀斑的组织液标本。选取患者皮肤上的新鲜瘀点或瘀斑，消毒后，用针头挑破，挤出组织液，涂片以镜检。

有条件的医疗机构要分别采集 2 份脑脊液和血液标本，其中的一份供自行检测用，应开展涂片检测、病原培养分离、抗原检测、抗体检测和核酸检测；另一份由疾病预防控制机构检测。不能进行上述检测的医疗机构只需要采集 1 份标本。

门诊及病房采集的标本应转送本院检验科或化验室来妥善保存，并立即报告辖区县级疾病预防控制机构，联系转运标本。脑膜炎双球菌比较脆弱，采集标本后，在运送样品或培养物时，应保持样品处于 20 ～ 36 ℃ 条件下。

医疗机构检测的阳性分离物及其原始标本也应按上述要求妥善保存，填写表 5 – 15，并及时与辖区县级疾病预防控制机构联系以转运标本。

表5-15 流脑病例或疑似病例标本送检

ID：No□□□□□□□□□□□ 病例：①疑似；②临床诊断；③其他：＿＿＿＿＿

姓名：＿＿＿＿＿＿；性别：＿＿＿＿；出生日期：＿＿＿＿＿年＿＿月＿＿日

地址：＿＿＿＿＿市＿＿＿＿＿县（区）＿＿＿＿＿＿乡（街道）＿＿＿＿＿＿村（居委会）

发病（①发热；②脑膜刺激症状；③其他：＿＿＿＿＿）日期：20＿＿＿＿年＿＿月＿＿日

已免疫次数：＿＿＿＿＿＿＿；最后一次免疫日期：＿＿＿＿＿年＿＿＿月＿＿＿日

标本类型：①血液；②血清；③鼻咽分泌液；④脑脊液；⑤瘀点或瘀斑组织液；⑥其他：＿

标本采集日期：第1份：＿＿＿＿年＿＿月＿＿日；第2份：＿＿＿＿年＿＿月＿＿日

收集标本单位：①乡级；②县级；③市级；④省级；⑤家属。 收集标本者姓名：＿＿＿＿＿

标本送出日期在：20＿＿＿＿年＿＿月＿＿日；送标本者姓名：＿＿＿＿＿＿＿

标本送检前保存状态：①冰冻保存；②在4℃条件下保存；③保温；④室温

送检单位：＿＿＿＿＿＿＿＿＿＿＿＿＿＿＿＿＿＿＿＿＿＿＿

（以上各项由送检单位填写）

（以下各项由检测标本实验室填写）

实验室收到标本日期：20＿＿＿年＿＿＿月＿＿＿日；收到标本者姓名＿＿＿＿＿＿＿＿

标本运送情况及质量：①标本运送条件合格；②标本运送条件不合格；③标本污染；④其他：＿＿＿＿＿＿＿＿

标本量：

①血清 { 第1份：＿＿＿＿mL / 第2份：＿＿＿＿mL }；②脑脊液：＿＿＿＿mL；③血液：＿＿＿＿mL；④其他：＿＿＿

填写说明：

（1）病例ID号应与流行病个案调查表一致（即采用11位数字表示，为省、县国标及病例号组合）。

（2）病例、标本类型等有顺序号的项目请在相应的顺序号上画√，无顺序号的请在其他栏内写明。

（3）已免疫次数。只填写和送检标本相关疾病的免疫次数，包括常规免疫及强化免疫等所有接种的总和。

（4）采集标本时填写此表，并将标本贴上胶布，用圆珠笔填写标签（切记不能用纸标签或钢笔填写，以免遇水后脱落或模糊），一起送实验室，每个病例1张。若不详及其他项目，请用文字说明。

（5）每份标本需要填写1份送检单。

（2）疾病预防控制机构标本检测。县级疾病预防控制中心接到医疗机构报告后，当天应到医疗机构收集标本，并尽快将标本送市级疾病预防控制机构进行检测。对于病原和抗原检测为阴性的病例，要采集恢复期的血清，以进行血清抗体测定。检测抗体的血清标本应冷藏运送。

市级疾病预防控制中心在收到病例标本后，进行流脑病原检测；在收集到急性期和恢复期血清后，进行血清抗体测定。在收到标本后，应 7 天内完成标本检测，并将检测结果、分离的菌株于 48 h 内送至省级疾病预防控制中心；培养阴性的标本，每月汇总并送省级疾病预防控制中心。送检标本要填写表 5 - 15。

省级疾病预防控制中心在收到标本后，将于 7 天内完成菌株复核鉴定、菌株的耐药性检测，还会对培养的阴性标本进行特异性核酸 PCR 检测。检测完成后，会及时将结果反馈市级疾病预防控制中心。

各级疾病预防控制机构要及时将检测结果填入表，录入数据库，通过流脑专病信息报告管理系统进行网络直报。同时，及时逐级反馈检测结果。县级疾病预防控制中心收到上级疾病预防控制机构检测结果后，应及时将结果反馈送检的医疗机构。

5. 健康人群流脑抗体水平和带菌率监测

市级疾病预防控制机构可选择常规监测点以开展此项工作。在流脑流行前期（为每年的 10—11 月），选择 1 岁以下、1 岁及以上且 3 岁以下、3 岁及以上且 5 岁以下、5 岁及以上且 7 岁以下、7 岁及以上且 15 岁以下、15 岁及以上且 20 岁以下、20 岁及以上及 39 岁以下、40 岁及以上的 8 个年龄组的健康人群，每个年龄组采集至少 30 人的血清以检测抗体水平。每次采血 2 mL，编号登记，进行流脑抗体水平的检测（要求用抗体杀菌力试验方法进行检测），同时注明采样对象接种流脑疫苗时间。

在开展人群抗体水平调查采集血液时，采集咽拭子标本，进行流脑菌株分离培养，了解健康人群 *Nm* 的带菌率、带菌群型。抗体水平与带菌率检测完成后填写表 5 - 16。分离的菌株于检测完成后，由省级疾病预防控制机构送至中国疾病预防控制中心传染病预防控制所，做进一步鉴定分析。

表 5－16　健康人群流脑免疫水平和带菌状况检测结果登记

省（自治区、直辖市）＿＿＿＿　市（州、盟）＿＿＿＿　县（区、市、旗）＿＿＿＿　乡（镇、街道）＿＿＿＿　村＿＿＿＿　填表人：＿＿＿＿

编号（9位）	姓名	性别	年龄/岁	出生年月	接种疫苗种类	接种次数	最后一次接种日期（月/日/年）	抗体检测					咽拭子培养结果	备注
								定性（1：X）		定量/（µg/mL）				
								A 群	C 群	A 群	C 群			

填表说明：各省监测点所在县在开展健康人群流脑抗体水平监测、带菌监测时，填写此表，并录入数据库，传送中国疾病预防控制中心。编号：为 9 位，前 6 位为国标码，后 3 位为对象编号。性别：①男；②女。疫苗种类：①A；②A＋C；③A、C、Y、W135；④未种；⑤不详。咽拭子培养结果：①A;②B;③C;④Y;⑤W135;⑥其他;⑦未分。血清杀菌力试验仅填写定性结果（抗体水平滴度为 1：X）。

6. 流脑疫苗接种率监测

掌握流脑疫苗免疫接种情况，按《预防接种工作规范》（国卫办疾控发〔2016〕51号，2016年）要求，开展流脑疫苗接种率监测，尽快通过流脑专病信息报告管理系统进行网络直报，包括流脑疫苗常规免疫接种和群体性预防接种。

四、资料收集、分析、反馈

（1）县级发生流脑疫情，于每月5日前向市疾病预防控制中心报告本地区发生的流脑病例个案调查情况。12月10日前，完成监测初步总结；次年1月20日前，完成年度工作总结。

（2）市级疾病预防控制中心要及时将监测分析结果报告市级卫生行政部门，同时，反馈到县级疾病预防控制中心。

（3）县级卫生行政部门根据当地疾病预防控制中心的分析结果及意见，及时通报相关医疗卫生机构，并向上级卫生行政部门汇报。

五、质量控制

（1）流脑病例的网络直报情况调查随市年度传染病网络直报的漏报调查一并进行。

（2）对监测资料的完整性、准确性，监测报告的及时性，标本采集情况和运送及时性，实验室结果准确性进行抽查和评价。评价内容如下。

A. 对区（县级市）级疾病预防控制中心的评估。①评估开展流脑病例流行病学个案调查的完整性比例；②评估聚集性病例疫情调查的开展情况；③评估监测结果的及时反馈情况；④评估标本运送情况；⑤对乡、村级机构提供技术培训。

B. 对医疗单位的评估。①评估医疗单位报告流脑病例的及时性，流脑患者从就诊到确诊的时间间隔；②评估流脑病例标本的采集率；③评估流脑病例诊断和鉴别诊断的能力。

六、监测评价指标

疑似病例报告率，病例报告后24 h内县级疾病预防控制中心调查率，首例病例县级疾病预防控制机构调查率，死亡病例省级疾病预防控制机构现场调查核实率，聚集性病例疫情省或市级疾病预防控制机构现场调查率，病例脑脊液或血液标本采集率，县级疾病预防控制机构接到报告后24 h内将标本送达市级疾病预防控制机构率，疾病预防控制机构收到标本7天内完成检测、反馈率的最低要求分别为100%、80%、100%、100%、100%、90%、80%和80%。

（许建雄）

第八节　流行性乙型脑炎病例监测

一、监测目的

（1）掌握我国乙脑流行病学特征，了解疫情趋势。

（2）掌握乙脑疫苗接种情况和人群免疫水平。

（3）及时发现乙脑疫情，采取有效防治措施，控制疫情蔓延，降低发病率。

二、监测病例定义

（一）疑似病例

蚊虫叮咬季节，在乙脑流行地区居住或于发病前25天内曾到过乙脑流行地区，急性起病，出现发热、头痛、呕吐、嗜睡，有不同程度的意识障碍症状和体征的病例，为疑似病例。

（二）临床诊断病例

若为疑似病例，同时，实验室脑脊液检测结果显示非化脓性炎症改变，颅内压增高，脑脊液外观清亮，白细胞增高，多在 $(50 \sim 500) \times 10^6$ 个/升，在早期以多核细胞增高为主，在后期以单核细胞增高为主，蛋白质轻度增高，糖与氯化物正常，此为临床诊断病例。

（三）确诊病例

在疑似或临床诊断的基础上，其病原学及血清学检测结果符合下述任一项的病例为确诊病例。

（1）在1个月内未接种过乙脑疫苗者，血或脑脊液中乙脑病毒 IgM 抗体为阳性者。

（2）在恢复期的血清中，乙脑病毒 IgG 抗体或乙脑病毒中和抗体滴度较急性期有4倍及以上的升高者，或急性期乙脑病毒 IgM/IgG 抗体为阴性，在恢复期为阳性者。

（3）在组织、血液或其他体液中应用直接免疫荧光或 PCR，检测到乙脑病毒抗原或特异性核酸者。

（4）在脑脊液、脑组织及血清中分离出乙脑病毒者。

（四）排除病例

脑脊液呈非病毒性脑炎表现，或血清学实验为阴性，或能够证实为其他疾病的疑似病例应排除乙脑诊断。

三、监测内容与方法

（一）流行病学监测

1. 病例报告

传染病法定责任报告单位和责任疫情报告人，发现乙脑病例或疑似病例，按照《中华人民共和国传染病防治法》（中华人民共和国主席令第15号，2013年）、《突发公共卫生事件与传染病疫情监测信息报告管理办法》（卫生部令第 37 号，2006 年）和《国家突发公共卫生事件相关信息报告管理工作规范（试行）》（卫办应急发〔2005〕288 号，2005 年）等规定进行报告。

已经具备网络直报条件的医疗机构，应按照网络直报要求尽快报告；对尚不具备条件的医疗机构，应采取最快的方式进行快速报告，必须在 24 h 以内报至当地县级疾病预防控制机构，同时，应认真填写传染病报告卡并及时寄出。责任报告单位或责任报告人在病例确诊、排除或死亡后，应于 24 h 内发出订正报告或死亡报告。各类医疗机构还应负责乙脑病例出院、转诊或死亡等转归情况的报告，县级疾病预防控制机构负责乙脑病例转归的核实。

若发现在 1 周内，同一乡镇、街道等发生 5 例及以上乙脑病例，或者死亡 1 例及以上时，应按《国家突发公共卫生事件相关信息报告管理工作规范（试行）》（卫办应急发〔2005〕288 号，2005 年）的要求报告。

2. 病例调查

县级疾病预防控制机构应在接到报告后 48 h 内对乙脑病例或疑似病例开展个案调查（表 5 - 17），内容包括病例基本情况、临床表现、实验室检测结果、疫苗接种史等。调查后及时将其数据录入数据库，并通过网络上报中国疾病预防控制中心；同时，对传染病报告卡内容进行核实与订正，使表 5 - 17 与传染病报告卡内容基本信息一致。6 个月后，进行病例随访调查，填写并录入原表，原表由开展调查的疾病预防控制机构保存备查。

表 5 - 17 流行性乙型脑炎病例个案调查

病例编码□□□□□□□□□□□

一、一般情况

（1）传染病报告卡卡片编号*：_____

（2）身份证号*：□□□□□□□□□□□□□□□□□□

（3）报告日期*：20 ____年____月____日 □□□□/□□/□□

（4）调查日期*：20 ____年____月____日 □□□□/□□/□□

（5）患者姓名**：_____（患儿家长姓名：_____）

（6）性别**：①男；②女 □

（7）出生日期**：_____年_____月_____日 □□□□/□□/□□

（若出生日期不详，实足年龄**：____；年龄单位：□岁□月□天） □□□

（8）患者属于**：①本县区；②本市其他县区；③本省其他地市；④外省；⑤港澳台；⑥外籍 □

（9）患者职业**：①幼托儿童；②散居儿童；③学生（大中小学）；④教师；⑤保育员及保姆；⑥餐饮食品业；⑦商业服务；⑧医务人员；⑨工人；⑩民工；⑪农民；⑫牧民；⑬渔（船）民；⑭干部职员；⑮离退人员；⑯家务及待业；⑰其他；⑱不详 □

（10）居住情况：①散居；②集体（托幼、学校、工地）；③流动人口；④其他；⑤不详 □

（11）户籍地**：_____①本县区户口；②本省其他县区户口；③外省户 □

A. 若是非本县区户口，本县居住时间*：①不足 25 天；②不少于 25 天，但不足 3 个月；③3～11 个月；④1 年及以上 □

续表 5 - 17

B. 发病前 25 天内外出情况及其外出范围*：①到本市其他县；②到本省其他市；③到外省（标明）；④本省＋外省；⑤无外出史 □

(12) 联系人**：_____；联系电话：_____；工作单位：_____

(13) 家庭现住址（详填）**：_____省_____地（市）_____县（区）_____乡（镇、街道）_____村（居委会）_____（门牌号）

二、发病情况

(1) 发病日期**：20___年___月___日（病原携带者填初检日期或就诊时间）
□□□□/□□/□□

(2) 就诊日期*：20___年___月___日
□□□□/□□/□□

(3) 发病地点：_____

(4) 病例报告单位：_____

(5) 病例报告单位级别：①村级；②乡（镇）级；③县（区）级；④市（地）级；⑤省级；⑥其他 □

(6) 住院日期*：20___年___月___日
□□□□/□□/□□

(7) 入院诊断*：①疑似病例；②临床诊断病例；③实验室确诊病例；④其他 □

(8) 临床诊断日期**：20___年___月___日
□□□□/□□/□□

(9) 临床分型*：①轻型；②中型；③重型；④极重型 □

(10) 出院日期**：20___年___月___日
□□□□/□□/□□

(11) 死亡日期**：20___年___月___日
□□□□/□□/□□

(12) 出院诊断*：①临床诊断病例；②实验室诊断病例；③排除病例；④未定；⑤其他：_____
□

三、临床表现

(1) 临床症状：

A. 起病急*：①是；②否；⑨不详 □

B. 发热*：①有；②无；⑨不详 □
若有发热*：①不足 39 ℃；②39～40 ℃；③40 ℃以上 □

C. 头痛*：①剧烈；②轻微；③无；④年龄小，难以判断；⑨不详 □

D. 头晕*：①有；②无；③年龄小，难以判断；⑨不详 □

E. 腹痛*：①有；②无；③年龄小，难以判断；⑨不详 □

F. 腹泻：①有；②无；⑨不详 □

G. 恶心：①有；②无；③年龄小，难以判断；⑨不详 □

H. 呕吐*：①有；②无；⑨不详 □
若有呕吐，喷射性呕吐*：①有；②无；⑨不详 □

I. 精神萎靡*：①有；②无；⑨不详 □

J. 易激惹：①有；②无；⑨不详 □

K. 嗜睡*：①有；②无；⑨不详 □

L. 烦躁*：①有；②无；⑨不详 □

M. 惊厥：①有；②无；⑨不详 □

N. 意识障碍*：①有；②无；⑨不详 □

续表 5 - 17

O. 抽搐*：①局部肌肉小抽搐；②反复抽搐；③反复或持续性强烈抽搐；④无；⑨不详　□

P. 呼吸衰竭*：①有；②无；⑨不详　□

Q. 循环衰竭*：①有；②无；⑨不详　□

（2）临床体征：

A. 血压改变*：①升高；②降低；③正常；⑨不详　□

B. 呼吸节律改变：①有；②无；⑨不详　□

C. 瞳孔大小改变：①有；②无；⑨不详　□

D. 脑膜刺激征*：①有；②无；⑨不详　□

E. 前囟膨隆*：①有；②无；⑨不详　□

F. 腹壁反射：①有；②无；⑨不详　□

G. 提睾反射：①有；②无；⑨不详　□

H. 病理反射*

（A）肌张力增强*：①有；②无；⑨不详　□

（B）巴宾斯基征*：①有；②无；⑨不详　□

（3）并发症*：

A. 支气管肺炎*：①有；②无；⑨不详　□

B. 肺不张*：①有；②无；⑨不详　□

C. 败血症*：①有；②无；⑨不详　□

D. 胃肠道出血*：①有；②无；⑨不详　□

E. 尿路感染*：①有；②无；⑨不详　□

F. 其他（请注明）：＿＿＿＿＿＿＿＿＿＿＿＿＿＿＿＿＿＿＿

四、乙脑疫苗免疫史

（1）乙脑疫苗接种史*：①有；②无；⑨不详　□

（2）接种依据*：①接种证；②接种卡；③家长回忆；④其他：＿＿＿＿　□

（3）若接种，则疫苗种类*：①减毒活疫苗；②灭活疫苗；③两者皆有；⑨不详　□

（4）若接种过乙脑疫苗，则接种次数：①1 次；②2 次；③3 次；④4 次；⑤5 次；
　　　⑥6 次及以上；⑨不详　□

（5）乙脑疫苗接种时间*：

A. 乙脑灭活疫苗*：

（A）第 1 次接种时间：＿＿＿＿＿年＿＿＿月＿＿＿日　□□□□/□□/□□

（B）第 2 次接种时间：＿＿＿＿＿年＿＿＿月＿＿＿日　□□□□/□□/□□

（C）第 3 次接种时间：＿＿＿＿＿年＿＿＿月＿＿＿日　□□□□/□□/□□

（D）第 4 次接种时间：＿＿＿＿＿年＿＿＿月＿＿＿日　□□□□/□□/□□

（E）最后 1 次接种时间：＿＿＿＿＿年＿＿＿月＿＿＿日　□□□□/□□/□□

B. 乙脑减毒活疫苗*：

（A）第 1 次接种时间：＿＿＿＿＿年＿＿＿月＿＿＿日　□□□□/□□/□□

（B）第 2 次接种时间：＿＿＿＿＿年＿＿＿月＿＿＿日　□□□□/□□/□□

（C）第 3 次接种时间：＿＿＿＿＿年＿＿＿月＿＿＿日　□□□□/□□/□□

（D）最后 1 次接种时间：＿＿＿＿＿年＿＿＿月＿＿＿日　□□□□/□□/□□

续表 5－17

C. 未接种或未全程接种的主要原因：①未接到通知；②因病未种；③无接种人员；
　　　　　　　　　　　　　　　④家长拒绝；⑤经济原因；⑥不足 8 月龄；
　　　　　　　　　　　　　　　⑦未到全程免疫时间；⑧其他：＿＿＿＿＿＿＿　□

五、实验室常规及辅助检查

（1）血清检测：

A. 医院实验室检测用血清*：①采集；②未采集　□

（A）采集时间*：20 ＿＿年＿＿月＿＿日　□□□□/□□/□□

（B）报告结果时间*：20 ＿＿年＿＿月＿＿日　□□□□/□□/□□

（C）白细胞计数（×10^9个/升）*：＿＿＿＿＿＿＿＿　□□.□□

（D）中性粒细胞比例（%）*：＿＿＿＿＿＿＿＿　□□.□□

（E）实验室检测方法*：①ELISA；②血凝抑制试验；③反向血凝抑制试验；
　　　　　　　　　　④间接荧光试验；⑤抗体中和试验　□

（F）乙脑特异性抗体 IgM*：①阴性；②阳性；③可疑；④未做此项检查　□

（G）乙脑特异性抗体 IgG*：①阴性；②阳性；③可疑；④未做此项检查　□

乙脑特异性 IgG 的效价：1：＿＿＿＿＿＿　□□□□

B. 疾病预防控制机构检测用第一份血清*：①采集；②未采集　□

（A）采集时间*：20 ＿＿年＿＿月＿＿日［可与五、（1）A、（A）相同］　□□□□/□□/□□

（B）报告结果时间*：20 ＿＿年＿＿月＿＿日　□□□□/□□/□□

（C）实验室检测方法*：①酶联免疫吸附试验；②血凝抑制试验；③反向血凝抑制试验；
　　　　　　　　　　④间接荧光试验；⑤抗体中和试验　□

（D）乙脑特异性抗体 IgM*：①阴性；②阳性；③可疑；④未检测　□

（E）乙脑特异性抗体 IgG*：①阴性；②阳性；③可疑；④未检测　□

乙脑特异性 IgG 的效价*：1：＿＿＿＿＿＿　□□□□

C. 疾病预防控制机构检测用第 2 份血清：①采集；②未采集　□

（A）采集时间*：20 ＿＿年＿＿月＿＿日　□□□□/□□/□□

（B）报告结果时间*：20 ＿＿年＿＿月＿＿日　□□□□/□□/□□

（C）实验室检测方法*：①酶联免疫吸附试验；②血凝抑制试验；③反向血凝抑制试验；
　　④间接荧光试验；⑤抗体中和试验　□

（D）乙脑特异性抗体 IgM*：①阴性；②阳性；③可疑；④未检测　□

（E）乙脑特异性抗体 IgG*：①阴性；②阳性；③可疑；④未检测　□

乙脑特异性 IgG 的效价*：1：＿＿＿＿＿＿　□□□□

（2）脑脊液检测*：①采集；②未采集　□□□□

A. 采集时间*：20 ＿＿年＿＿月＿＿日　□□□□/□□/□□

B. 报告结果时间*：20 ＿＿年＿＿月＿＿日　□□□□/□□/□□

C. 物理检测*：①无色透明；②血性；③米汤样浑浊；④微浑；⑤其他：＿＿＿＿＿＿　□□□□

D. 生化检测：

（A）细胞数（正常值为 0～15 个/毫升）*：＿＿＿＿＿＿＿＿＿＿＿＿＿＿＿＿＿　□□□

（B）蛋白（正常值为小于 0.45 g/L）*：＿＿＿＿＿＿＿＿＿＿＿＿＿＿＿＿　□.□□

（C）糖（mmol/L）*：①正常；②减少；③增高　□

续表 5 - 17

糖检测值：_____ mmol/L　　　　　　　　　　　　　　　□. □□

（D）氯化物（mmol/L）*：①正常；②减少；③增高　　　　　　　□

　　　氯化物检测值：_____ mmol/L　　　　　　　　　　　□. □□

（E）乙脑特异性抗体 IgM*：①阴性；②阳性；③可疑；④未检测　　　□

（3）病毒分离：①开展；②未开展　　　　　　　　　　　　　　　□

A. 病毒分离标本：①脑脊液；②第 1 份血液标本；③第 2 份血液标本　　□

B. 病毒分离时间*：20 ____ 年___月___日　　　　　　　　　□□□□/□□/□□

C. 病毒分离结果*：①阴性；②阳性　　　　　　　　　　　　　　□

D. 病毒鉴定结果：①Ⅰ；②Ⅱ；③Ⅲ；④Ⅳ；⑨待定　　　　　　　□

E. PCR：_____　　①阴性；②阳性；③未检测　　　　□

六、结论*

（1）最终病例分类**：①疑似病例；②临床诊断病例；③实验室确诊病例；④排除病例；⑤未定

　　　　　　　　　　　　　　　　　　　　　　　　　　　　　□

（2）若为排除病例，依据为：①腮腺炎病毒性脑炎；②柯萨奇病毒性脑炎；

　　　③单纯疱疹性病毒性脑炎；④急性播散性脑脊髓膜炎；⑤其他：_____　□

被调查人（与患者关系）：_____

调 查 人：_____　　调查单位：_____

（以下各项随访时填写）

七、随访结果*

（1）随访日期：20 ____ 年___月___日　　　　　　　　　□□□□/□□/□□

（2）病情转归*：①痊愈；②好转；③有后遗症；④死亡；⑤其他：____　□

A. 意识障碍*：①嗜睡；②意识模糊；③昏睡；④昏迷；⑤无　　　　□

B. 语言迟钝*：①有；②无；③年龄小，不能判断；⑨不详　　　　　□

C. 失语*：①有；②无；③年龄小，不能判断；⑨不详　　　　　　　□

D. 痴呆*：①有；②无；⑨不详　　　　　　　　　　　　　　　　□

E. 瘫痪*：①有；②无；⑨不详　　　　　　　　　　　　　　　　□

F. 扭转性痉挛*：①有；②无；⑨不详　　　　　　　　　　　　　　□

G. 记忆力及理解减退*：①有；②无；③年龄小，不能判断；⑨不详　　□

H. 耳聋*：①有；②无；⑨不详　　　　　　　　　　　　　　　　□

I. 癫痫*：①有；②无；⑨不详　　　　　　　　　　　　　　　　　□

J. 吞咽困难*：①有；②无；⑨不详　　　　　　　　　　　　　　　□

K. 视神经萎缩*：①有；②无；⑨不详　　　　　　　　　　　　　　□

L. 流涎*：①有；②无；⑨不详　　　　　　　　　　　　　　　　　□

M. 精神失常*：①有；②无；⑨不详　　　　　　　　　　　　　　　□

N. 其他*：_____

（3）死亡原因*：①呼吸衰竭；②循环衰竭；③昏迷；④抽搐；⑤休克；

　　　⑥电解质紊乱；⑦其他：_____　　　　　　　□

续表 5 – 17

（4）随访调查方式：①调查住院患者；②入户调查患者；③未见到患者，询问其家人； ④电话询问其家人；⑤其他：_____	□
* 为关键项目。	
	调查人：_____

当出现乙脑暴发疫情时，县级疾病预防控制机构应在接到疫情报告后及时（即 12 h 内）开展流行病学调查，对疫情进行核实，确定疫情波及范围，及时向同级卫生行政部门和上级疾病预防控制机构报告，实施相关控制措施，于疫情处理完毕后 3 天内写出调查处理报告并逐级上报；上级疾病预防控制机构也要派人指导或参与处理疫情。

3．主动监测和主动搜索

在蚊虫叮咬季节的乙脑流行地区，县级疾病预防控制机构要结合 AFP 病例监测工作，对县级以上医疗机构开展乙脑病例的主动监测，到相关科室（如传染病科门诊和内科或神经内科病房、儿科、病案室等）查阅门诊日志、出入院记录或病案，并记录监测结果。若发现漏报病例，应及时追踪并补报。

本年度出现乙脑病例的地区，县级疾病预防控制机构应对病例所在地医疗机构开展病例搜索，必要时开展社区病例主动搜索，并记录搜索情况。

（二）疫苗接种率监测

开展乙脑疫苗常规接种、应急接种和群体性预防接种监测，将接种疫苗种类、接种对象和范围、接种人数等情况，填写表 5 – 18，逐级上报。定期将表 5 – 18 的电子版上报至中国疾病预防控制中心。

省（自治区、直辖市）_____　市（州、盟）_____　县（区、市、旗）_____　乡（镇、街道）_____

表5-18　_____年_____月乙脑疫苗接种统计

单位	国家编码（县）	上年人口总数	上年出生人数	疫苗应种人数				灭活疫苗受种人数				减毒活疫苗受种人数			应急接种或群体性预防接种				
				基础		加强		基础		加强		基础	加强		目标人群		受种人数	
				1	2	1	2	1	2	1	2	1	1	2	目标人数	年龄范围	灭活疫苗	减毒活疫苗
合计																		

①单位：填写开展接种的县级名称；②疫苗接种和受种情况：若接种2种疫苗，可填写2行；③应急接种或群体性预防接种人数包括儿童和成人。

报告单位：_____　实际报出日期：20____年____月____日

报告人：_____

（三）实验室监测

实验室监测包括病原学监测、免疫水平监测等内容。标本运输和检测工作要严格遵守《病原微生物实验室生物安全管理条例》（国务院令〔2018〕第 698 号，2018 年）和《可感染人类的高致病性病原微生物菌（毒）种或样本运输管理规定》（卫生部令第 45 号，2005 年）的规定。

1. 医疗机构内标本采集和检测

医疗机构在发现乙脑病例或疑似病例时，要采集、保存患者的脑脊液、血液标本。

（1）脑脊液。在发病 1 周内采集 1 ～ 2 mL 脑脊液，进行病毒培养分离、抗体检测和核酸检测。按医疗操作规程由医护人员采集。

（2）血液。抽取患者的全血 2 ～ 4 mL，进行抗体测定、病原培养分离、核酸检测。要求在发病 1 周内采集第一份血液标本，发病 3 ～ 4 周后，采集第 2 份血液标本；若第 1 份血液标本或脑脊液标本的实验室病原学检测为阳性或乙脑特异性抗体 IgM 为阳性，可不采集第 2 份血液标本。要求尽早采集急性期血标本，最迟不晚于发病后 7 天。恢复期血标本则在发病后 3 ～ 4 周采集，每份采集 2 ～ 4 mL。

医疗机构要分别采集 2 份脑脊液和血液标本，其中的一份供自行检测用，另一份供疾病预防控制机构检测。不能进行上述检测的医疗机构只需要采集 1 份标本。门诊及病房采集的标本应转送本院检验科或化验室妥善保存，并立即报告辖区县级疾病预防控制机构，以转运标本。检验科或化验室收集血液标本后，分离血清，保存血清标本。脑脊液、血清标本要求低温（−20 ℃以下）保存。标本要冷藏运送。同时，要符合实验室生物安全和相关运输管理有关要求。

2. 疾病预防控制机构标本检测

（1）病例标本检测。县级疾病预防控制机构接到医疗机构报告后，当天到医疗机构收集标本并填写表 5 – 19，具备血清学检测能力、并达到省级或市级疾病预防控制机构质量控制标准的市级或县级疾病预防控制机构，可对血清标本进行血清学检测工作（一般在 5 个工作日内完成）；但脑脊液标本需要被直接运送至省级疾病预防控制机构来进行检测。不具备检测能力的县级疾病预防控制机构，直接将血清标本和脑脊液标本运送至省级疾病预防控制机构进行检测，并报告市级疾病预防控制机构。县级疾病预防控制机构要将检测结果及时反馈送检医疗机构。

表5-19　乙型脑炎病例标本送检

患者姓名：＿＿＿＿＿＿＿；医院名称：＿＿＿＿＿＿＿＿＿＿＿＿＿

地址：＿＿省（市）＿＿市（地）＿＿县（区）＿＿乡（镇/街道）＿＿村（居）

病例编码：＿＿＿＿＿＿＿＿；性别：＿＿＿出生日期：＿＿＿＿年＿＿月＿＿日

住院日期：20＿＿年＿＿月＿＿日

采集日期：20＿＿年＿＿月＿＿日

已免疫次数：＿＿＿＿；最后一次免疫日期：＿＿＿年＿＿月＿＿日

采集标本单位：＿＿＿＿＿①乡级；②县级；③市级；④省级

采集标本人姓名：＿＿＿＿＿

送检标本种类：①脑脊液；②全血；③血清；④尸检组织

送检标本保存状态：＿＿＿＿＿①液氮保存；②冰冻保存；③在4～8℃条件下保存；④未冷藏

标本送出日期：20＿＿年＿＿月＿＿日；送标本者姓名：＿＿＿＿＿＿

送检标本单位：＿＿＿＿＿＿＿＿＿＿＿＿

（以上各项由送检单位填写）

- -

（以下各项由检测标本实验室填写）

实验室收到标本日期：20＿＿年＿＿月＿＿日；收到标本者姓名：＿＿＿＿

标本运送情况及质量：①未融化；②冰已融化或未加冰；③标本污染；④血清溶血；⑤其他：＿＿

收到标本量：

　　脑脊液：＿＿＿＿mL

　　血液标本：第1份＿＿＿＿mL；第2份＿＿＿＿mL

　　其他：＿＿＿＿＿＿＿＿＿＿＿＿

各级疾病预防控制机构要及时将检测结果填入表5-19，并录入数据库，通过网络直报。同时，及时逐级反馈检测结果。县级疾病预防控制机构收到上级疾病预防控制机构检测结果后，应及时将结果反馈送检的医疗机构。

（2）健康人群免疫水平监测。乙脑疫苗纳入免疫规划的省份应按《预防接种工作规范（2016年版）》（国卫办疾控发〔2016〕51号，2016年）的要求开展健康人群免疫水平监测工作（表5-20）。其他省份根据本省近3年的平均发病水平、人口、地理分布特点、气候、经济条件，以及当地疾病预防控制机构的设备、人力资源等综合因素，可选择1～2个县开展健康人群免疫水平监测。确定监测县后，每年于3月底前上报中国疾病控制中心以备案。

省（自治区、直辖市）_____ 市（州、盟）_____ 县（区、市、旗）_____ 乡（镇、街道）_____ 村_____

表 5-20 健康人群乙型脑炎血清学调查

编号（9位）	姓名	性别（①男；②女）	出生年月	乙脑疫苗接种次数、接种时间、疫苗种类										家畜饲养（①有；②无）	检验结果（1：X）				备注
				第1次	第2次	第3次	第4次	最后一次	总次数	种类减毒灭活		不详		流行季节前		流行季节后		
				时间 种类	时间 种类	时间 种类	时间 种类	时间 种类						抗体滴度	采样时间	抗体滴度	采样时间	

①编号：9位，前6位为国标码，后3位为对象编号；②本表家畜指猪、牛、马。

调查人：_____ 调查单位：_____ 调查时间：20_____年_____月_____日

省级疾病预防控制机构组织开展人群免疫水平监测。开展监测的市级、县级疾病预防控制机构要协助省级疾病预防控制机构采集人群血液标本。省级疾病预防控制机构或受省级疾病预防控制机构委托的市级、县级疾病预防控制机构进行血清学检测。

在每年4—5月乙脑流行季节前（流行季节出现较早或终年流行的地区可根据当地情况而定）和11月下旬乙脑流行季节后（可根据当地情况而定）各采血1次。监测对象按年龄分组（分为1岁以下组，3岁以下、1岁及以上组，5岁以下、3岁及以上组，7岁以下、5岁及以上组，15岁以下、7岁及以上组，20岁以下、15岁及以上组和20岁及以上组）随机选择，在每个年龄组采集30～50人份血液；采样时，详细询问、记录乙脑疫苗接种及其他相关情况，填写表5-22；每份标本不少于2 mL，血清分离后，在-20 ℃以下的低温中保存，运送至实验室。

为开展乙脑的综合监测研究工作，设立国家级监测点，进行媒介、宿主动物等监测。国家级监测点工作由按中国疾病预防控制中心制定的国家监测点方案来组织实施。

四、资料管理与信息反馈

疾病预防控制中心应按照各级职责，由专人负责数据收集、整理、分析、传送工作。建立数据保管、登记制度，保管各种原始调查表格及各种数据，做好归档保存，同时，做好监测网络数据库的备份和保存。

各级疾病预防控制机构均应定期开展疫情动态分析，并将分析结果上报同级卫生主管部门及上级疾病预防控制机构，上级部门应及时对分析结果进行反馈。

五、监测系统评价指标

为了解监测系统工作质量，发现问题并进行改进，要对监测系统开展定期评价。

监测评价指标要求：医疗单位病例报告率、疑似病例报告及时率、病例48 h内县级疾病预防控制机构调查率、病例脑脊液或血液标本采集率、医疗机构出院病例转归情况报告率、省级实验室分离毒株后28天内送达国家实验室及时率和乙脑疫苗纳入国家免疫规划省份以县为单位接种率分别为100%、90%、80%及以上、80%及以上、100%、80%及以上和85%及以上。

（许建雄）

附　录

附录一　标本采集和运送方法

一、标本采集

（一）血标本

（1）采集出疹后28天内病例静脉血2～3 mL，加入无菌试管中，标明采集日期和病例姓名、编号。

（2）有条件的地区可以1 500 r/min离心20 min来分离血清。如果没有离心机，在室温下凝固分离的血清，或在冷藏条件下放置，直到血清完全析出。

（3）在无菌条件下，将血清移至外螺旋盖带垫圈的无菌管中，避免吸到红细胞。

（4）血清标本运送前应在2～8 ℃条件下保存。如果7天内不能运送的，应置于−20 ℃以下的条件下保存，避免反复冻融。全血标本不能冻结。

（5）填写完整的标本送检表，送检表上要注明病例编号。

（6）对出疹3天内麻疹IgM抗体为阴性者，可于出疹后的4～28天再采集第2份血标本。

（二）病原学标本

采集病原学标本的要求是在暴发疫情早期，至少采集2例（不足10例病例的暴发）或5例（10例及以上病例的暴发）新发病例的病原学标本。

1. 鼻咽拭子标本

（1）采集出疹前5天至出疹后5天的鼻咽拭子标本。

（2）使用的棉拭子和试管等应灭菌。

（3）用无菌棉拭子适度用力地在鼻咽部和咽喉部擦拭，获得上皮细胞。

（4）把拭子放入有外螺旋盖并装有2 mL病毒运输液的冻存管中。

（5）病毒运输液有商业成品可用。常用的病毒运输液如下。

A. pH为7.4～7.6的Hank's液。在90 mL蒸馏水中加入10 mL Hank's液，然后，加入10 mL牛血清和0.2 mL 0.4%酚红溶液，过滤，消毒。加入1 mL青霉素或链霉素溶液。分装到无菌管中，于4 ℃条件下储存备用。

B. 组织培养液。在DMEM液中加入青霉素或链霉素，使其终末浓度分别为500～1 000 IU/mL和500～1 000 μg/mL。加入胎牛血清使其终末浓度为2%。加入谷氨酰胺至浓度为1%。加入7.5%的$NaHCO_3$，调节pH至7.4～7.6。

2. 尿标本

（1）采集出疹前5天至出疹后5天内的尿标本10～50 mL。尿液应收集在灭菌容器中，在2～8 ℃条件下保存。

（2）尿中的脱落上皮细胞含有麻疹病毒，通常应在24 h内离心。在4 ℃条件下，转速为1 500 r/min，离心5 min。

（3）弃上清液，并用2～3 mL病毒运输液以悬浮、沉淀。置于有外螺旋盖的冻存管中。

（4）在离心悬浮沉淀前不要冷冻尿液。

二、标本运送

（一）血标本

（1）标本采集后应在48 h内送到实验室，严防标本污染或容器渗漏。标本标签应清晰、防水。

（2）标本运送时附带标本送检表，送检表上要注明病例编号。安排运送日期并通知实验室，说明标本送达时间。

（二）病原学标本

（1）鼻咽拭子、尿液等病原学标本采集后应立即置2～8 ℃保存。尿液离心后重悬的沉淀可在2～8 ℃保存。

（2）病原学标本应尽快送达省级麻疹实验室。48 h内能送达的，可在2～8 ℃保存，否则在-70 ℃条件下保存。不在-70 ℃条件下保存者，可在-20 ℃条件下保存，但要在1周内送达。在-70 ℃条件下保存的标本，在1个月内送达省级麻疹实验室。

（3）标本应在2～8 ℃条件下运输，严防标本污染或容器渗漏。

（4）标本保存和运送过程应避免日光照射。

（5）其他送检要求与血清标本相同。

附录二　预防接种相关工作要求文件

（1）《医疗事故处理条例》（国务院令第351号，2002年）。

（2）《国家突发公共卫生事件相关信息报告管理工作规范（试行）》（卫办应急发〔2005〕288号，2005年）。

（3）《2006—2012年全国消除麻疹行动计划》（卫疾控发〔2006〕441号，2006年）。

（4）《可感染人类的高致病性病原微生物菌（毒）种或样本运输管理规定》（卫生部令第45号，2005年）。

（5）《突发公共卫生事件与传染病疫情监测信息报告管理办法》（卫生部令第37号，2006年）。

（6）《全国急性弛缓性麻痹（AFP）病例监测方案》（卫办疾控〔2006〕93号，

2006 年）。

（7）《全国流行性脑脊髓膜炎监测方案》（卫办疾控〔2006〕93 号，2006 年）。

（8）《全国流行性乙型脑炎监测方案》（卫办疾控〔2006〕93 号，2006 年）。

（9）《学校和托幼机构传染病疫情报告工作规范（试行）》（卫办疾控发〔2006〕65 号，2006 年）。

（10）《百日咳诊断标准》（WS 274—2007）。

（11）《预防接种异常反应鉴定办法》（卫生部令第 60 号，2008 年）。

（12）《全国疑似预防接种异常反应监测方案》（卫办疾控发〔2010〕94 号，2010 年）。

（13）《突发性公共卫生事件应急条例》（国务院令第 588 号，2011 年）。

（14）《医疗机构消毒技术规范》（WS/T367—2012）。

（15）《基层医疗机构医院感染管理基本要求》（国卫办医发〔2013〕40 号）。

（16）《中华人民共和国传染病防治法》（中华人民共和国主席令第 15 号，2013 年）。

（17）《全国麻疹监测方案》（2014 年）。

（18）《中华人民共和国药品管理法》（中华人民共和国主席令第 31 号，2019 年）。

（19）《国家免疫规划疫苗儿童免疫程序及说明（2016 年版）》（2016 年）。

（20）《疫苗流通和预防接种管理条例》（2016 年修订版，国务院令第 668 号）。

（21）《预防接种工作规范（2016 年版）》（国卫办疾控发〔2016〕51 号，2016 年）。

（22）《疫苗储存和运输管理规范（2017 年版）》（国卫疾控发〔2017〕60 号）。

（23）《病原微生物实验室安全管理条例》（国务院令〔2018〕第 698 号，2018 年）。

（24）《中国流感疫苗预防接种技术指南（2021—2022）》（中国疾病预防控制中心，2020 年）。

（25）《国家免疫规划疫苗儿童免疫程序及说明（2021 年版）》（国卫疾控发〔2021〕10 号，2021 年）。

（26）《中华人民共和国疫苗管理法》（中华人民共和国主席令第三十号，2019 年）。

（27）《非免疫规划疫苗使用指导原则》（国卫办疾控函〔2020〕977 号，2020 年）。

（28）《广东省非免疫规划疫苗接种方案（2021 年版）》，2021 年。

（29）《新冠病毒疫苗接种技术指南（第一版）》（国家卫生健康委员会，2021 年）。

附录三　常见问题解答

（1）小孩 2 岁半，健康状况良好。在 8 月龄时有一次发热后出现惊厥，之后接种单位告知不能接种乙脑疫苗和百白破疫苗，是否以后疫苗都不能接种了？

神经系统疾病是乙脑疫苗、流脑疫苗和百白破疫苗的接种禁忌证。但该儿童只在 8 月龄的一次发热时出现惊厥，2 年以来未再发生惊厥，也未发现其他神经系统疾病症状。可以判断儿童的惊厥是由发热引起的热性惊厥，非神经系统疾病，可以正常进行常规疫苗接种。

（2）小孩因为生病错过了预约的接种日期，能推迟接种吗？

可以。推迟接种，不会降低疫苗效果。但推迟期间抗体可能衰减到保护水平以下，有患病风险。因此，预防接种应尽量按预约的接种日期进行，遇到特殊情况的可以推迟，但不能提前（提前会影响接种效果）。推迟接种的期限并无限制，不必因为推迟接种而把之前接种的剂次重新接种一遍。还需要注意：接种程序通常以年龄形式描述。如果某疫苗规定 2 月龄接种，那么在 3 月龄之前接种都属正常接种。2—3 月龄，有 30 天左右的缓冲时间，在此期间接种，不算推迟。

（3）小孩打完预防针后有点感冒，吃过感冒药和抗生素，要紧吗？

只有影响免疫功能的药品才可能影响预防接种效果，这类药品包括皮质激素、某些抗肿瘤药等。普通治疗流涕、咳嗽、发热、腹泻的药品，包括抗生素，都不会影响预防接种。

（4）接种不同厂家的同种疫苗会有问题吗？

一般情况下，应使用同一厂家的疫苗完成标准接种程序的所有剂次。如果因为各种情况造成无法继续接种原厂家的疫苗，可以换其他厂家的同种疫苗来替代。这种替代不会影响有效性及安全性。

（5）为什么儿童入托、入园、入学要查验预防接种证？

托儿所、幼儿园和学校是人群密集的地方，容易发生传染病流行，必须做好预防接种工作，以预防传染病的发生。国务院发布的《疫苗流通和预防接种管理条例》（2016 年修订版，国务院令第 668 号）明确规定，托儿所、幼儿园和学校在儿童入托、入园、入学时，要查验预防接种证，发现漏种的需要，嘱其按要求补种。

（6）一些妈妈认为，宝宝接种某种疫苗后就完全不会再感染该类疾病，对吗？

这种想法太过于绝对了。没有哪种疫苗的保护效果是 100% 的，效果好的疫苗的保护效果在 90% 以上，但仍会有小部分人即使接种了疫苗，依然没有保护作用，这些主要是与个体差异有关。另外，如果在接种疫苗时已经感染疾病而处于潜伏期，在这种情况下也可以导致疫苗还来不及产生作用而发病。

（7）接种疫苗的不良反应的症状一般以什么表现为主？如果出现不良反应，应该如何应对？

能够上市的疫苗，其安全性都是有保障的。但所有的疫苗都会有极小的概率发生不良反应，出现不同程度的接种反应，如低热、局部红肿、硬结等，一般在 3 ～ 5 天即消失，家长不必担心。偶发其他严重不良反应的请立即到附近医疗机构诊治并及时报告接种医生。

（8）哪些情况下儿童不适宜接种疫苗？

A. 急性疾病。如果家长发现孩子正在发烧，特别是发热在 37.6 ℃ 以上者，或同时伴有其他明显症状的儿童，应暂缓接种疫苗。如果孩子处于某种急性疾病的发病期或恢复期，或处于某种慢性疾病的急性发作期，均应推迟疫苗的接种，待孩子康复以后再接种疫苗。

B. 过敏。个别儿童对疫苗所含的物质过敏，接种疫苗后可引起超敏反应，造成发生不良反应的后果。接种疫苗前，应如实向工作人员告知儿童的过敏史。

C. 免疫功能不全。一般认为，儿童免疫功能不全，不仅接种后效果较健康人差，而且接种活疫苗容易引起不良反应。比较严重的免疫功能不全包括免疫缺陷（如无/低丙种球蛋白血症）、白血病、淋巴瘤、恶性肿瘤等。如果儿童容易反复发生细菌或病毒感染，感染后常常伴有发热、皮疹及淋巴结肿大等症状，应怀疑存在免疫功能不全的可能性，接种疫苗时需要特别小心。

D. 神经系统疾患。有神经系统疾患的人接种某些疫苗具有一定的危险性，因此，已明确患有神经系统疾患的儿童，如患有癫痫、脑病、瘾症、脑炎后遗症、抽搐或惊厥等疾病，应在医生的指导下，谨慎接种疫苗。

（9）收费疫苗有必要接种吗？

所谓免费疫苗，是指由政府统一招标采购，免费提供给民众接种的免疫规划疫苗。2008年，国家实施扩大免疫规划，将甲肝疫苗、麻腮风疫苗、A群流脑疫苗和A群C群流脑疫苗等4种疫苗新纳为免疫规划疫苗，免费提供给民众接种。在国家财政允许的情况下，将有越来越多疫苗被纳入免疫规划。由此可见，自费疫苗和收费疫苗本质上没有区别，家长可以根据自身经济条件来为儿童选择收费疫苗。

（10）有点咳嗽、流鼻涕，没有发烧，可以接种疫苗吗？

WHO认为，咳嗽、流鼻涕和轻度发热不是预防接种的禁忌。但由于这些症状有可能是其他疾病的前驱症状，为避免接种疫苗后发生偶合，建议等身体康复了再接种。总之，有咳嗽、流涕等轻微症状，尽量不要接种疫苗，万一接种了，也关系不大。

（11）儿童搬迁到外地居住，后续的疫苗接种要如何安排？

儿童监护人在搬迁之前应告知原预防接种门诊，办理儿童预防接种档案迁出。搬到新居住地后，携带预防接种证到当地的预防接种门诊办理迁入手续，由现预防接种门诊安排后续疫苗接种。

（12）接种疫苗，特别是免费疫苗（即免疫规划疫苗），是不是跟户籍挂钩，必须要在户口所在地的预防接种门诊才能享受免费？

不是的。非户籍儿童和户籍儿童享受同等的预防接种权利。儿童监护人可携带儿童（记得带上预防接种证）到国内任一家预防接种门诊接种免疫规划疫苗。但为了避免反复对儿童档案进行迁出和迁入操作，造成记录缺漏，建议尽量固定在某个预防接种门诊完成接种。

（13）进口疫苗是不是比国产疫苗好？

"好"不是一个容易界定的概念。就疫苗而言，"好"至少有3个主要指标：安全性、有效性和价格。安全性和有效性属于质量指标，我国市场上所有疫苗均经过权威部门检定，质量合格才能上市销售，质量上都能达到国家标准。但是，在达到相同的质量标准的前提下，进口疫苗的价格通常比国产疫苗高。

（14）6岁以后，儿童就很少有疫苗需要接种了，是不是预防接种证也没什么用了？

预防接种证是儿童接种疫苗的有效凭证，每次接种疫苗都需要带上并由工作人员记录。儿童进托儿所、幼儿园和学校时，校方都会查验接种证，发现有漏种的或接种史不详的疫苗，会要求儿童去补种。此外，儿童以后如果需要出国，对方国家也会对儿童的疫苗接种情况进行核验。因此，预防接种证需要长期保存，若发现丢失，应尽快到原接种单位补办。

（15）小孩的身体很健康，周围的人群也没有百日咳、白喉这些传染病，可不可以不接种百白破疫苗？

国务院发布的《疫苗流通和预防接种管理条例》（2016 年修订版，国务院令第 668 号）明确规定，公民应当依照政府的规定受种免疫规划疫苗（即免费疫苗）。传染病的控制必须通过群体性接种来控制才有效果，因为一个人患病后可能传染给他人。因此，对于传染病疫苗的接种，很多国家都带有强制性，这也是作为一个公民的责任。百日咳和白喉这些我国历史上肆虐的传染病现在能得到有效控制，正是靠群体性接种疫苗来达到的，现在也不能放松。

（16）明明接种完疫苗会有不良反应等风险，为什么还要强制儿童接种疫苗？

接种疫苗后出现不良反应的风险远远小于不开展预防接种而造成的传染病传播的风险。实施免疫前，我国疫苗针对传染病的发病率非常高。自实施免疫规划以来，通过接种疫苗，减少麻疹、百日咳、白喉、脊灰、结核、破伤风等疾病发病 3 亿多人，减少死亡 400 万人。

（17）儿童在预防接种前后，家长应当注意哪些问题？

家长在接种前应向接种人员如实提供儿童的健康状况，以便工作人员判断是否可以接种。接种疫苗后需要留在现场观察 30 min，无异常方可离开。若发现接种后出现可疑情况，应立即咨询接种工作人员，必要时就医，以便得到及时正确处理。在接种疫苗之前，家长应特别注意儿童有无急性疾病、过敏史、免疫功能不全、神经系统疾患、正在服用药物等情形，并在接种人员的指导下进行接种。

（18）本月 30 日要接种第 2 剂乙肝疫苗，可是在 29 日要出差一段时间，不能按时接种，可以在 28 日把第 2 剂乙肝疫苗提前接种完吗？

不可以。按照疫苗的接种程序，接种间隔不能缩短。提前接种后续剂次，其可能会受到前一剂疫苗的影响，造成无效接种。后续剂次可以延迟接种，只要后续补种完相应的剂次，预防效果和按接种程序接种的是一样的。

（19）接种完乙肝疫苗后为什么没有抗体，怎么办？

任何疫苗的作用都不是 100% 的。接种完乙肝疫苗仍会有部分受种者不能产生抗体，这可能与免疫缺陷或接种时使用免疫抑制剂、吸烟（每天吸烟 5 支以上，因烟草尼古丁致慢性血管收缩，有损机体免疫系统）、年龄等因素有关。对无应答者可以更换接种乙肝疫苗的品种、增加接种剂量等。一般再接种 1 剂疫苗，大部分均可产生具有保护水平的免疫应答。

（20）接种完麻腮风疫苗后未过 3 个月，发现意外怀孕了，怎么办？

在孕早期（即妊娠前 3 个月）感染风疹病毒有可能发生风疹综合征，导致不良妊娠。但风疹疫苗是否会引起风疹综合征一直无定论，也未发生接种风疹疫苗等活疫苗后发生不良妊娠的证据。美国免疫咨询委员会也认为，活疫苗对妊娠的不良影响只是理论上的，接种活疫苗，包括风疹疫苗，不能成为终止妊娠的指征。综上所述，接种风疹疫苗后 3 个月内应避免怀孕。若意外怀孕，也没必要终止妊娠，加强监测即可。

（21）接种 HPV 疫苗前是否需要进行 HPV 检测？

包括 WHO 在内的国际卫生组织均指出接种 HPV 疫苗前不需要进行 HPV 检测。2017 年 6 月，美国妇产科学会指出，接种 HPV 疫苗前不需要进行 HPV DNA 检测，不管有无性行为或 HPV 暴露，都推荐接种该疫苗；即使接受了 HPV DNA 检测，且结果呈阳性，也推荐接种该疫苗。

（22）已有性生活是否可以接种 HPV 疫苗？接种效果如何？

对于已有性生活但无 HPV 感染史的成年女性群体，通过接种疫苗可获得有效保护。中国的Ⅲ期临床试验数据显示，对 3 006 名 20～45 岁未感染过 HPV 的成年女性随访6.5 年发现，HPV 疫苗预防 HPV 16/18 相关的 CIN2$^+$ 的保护效力为 100%（95% 的置信区间为 32.3%～100%）。

对于已有性生活且感染过 HPV 的女性群体，同时感染多种型别 HPV 的可能性较小。在 HPV 阳性群体中，感染 1 种 HPV 型别的比例为 80%，感染 3 种及以上 HPV 型别的比例不足 10%。《加拿大免疫指南》指出，在性行为开始后接种 HPV 疫苗也是有益的，因为疫苗接种者不太可能感染疫苗中包括的所有 HPV 型别。应告知已有性行为的疫苗接种者，他们可能已感染某种疫苗型别的 HPV，该疫苗对已经存在的疫苗型别的HPV 感染不会产生任何治疗效果。

（23）如果接种者已经是 HPV 携带者，但不清楚自己携带，接种 HPV 疫苗后一段时间才发现自己感染，认为是接种疫苗导致感染或者疫苗无效，该如何处理？

首先，该类疫苗不含 HPV DNA，不具有传染性，因此，不可能因接种疫苗导致感染。其次，接种前的告知很重要，要告知接种者本品仅用于预防用途，不适用于治疗已经发生的 HPV 相关病变，也不能防止病变的进展。

（24）HPV 疫苗接种后是否还要接受筛查？

疫苗接种不能取代常规宫颈癌筛查，也不能取代预防 HPV 感染和性传播疾病的其他措施。因此，按照相关部门建议常规进行宫颈癌筛查依然极为重要。

（25）HPV 疫苗与其他疫苗如何同时使用？

由于国内尚未进行本品与其他疫苗联合接种的临床试验，暂不推荐本品与其他疫苗同时接种。接种本品前 3 个月内应避免使用免疫球蛋白或血液制品。

（26）不同 HPV 疫苗是否可以替换接种？

尚无临床数据支持本品与其他 HPV 疫苗可互换使用。

《人乳头瘤病毒疫苗：世界卫生组织立场文件（2017 年 5 月）》指出，评估 3 种HPV 疫苗互换使用的安全性、免疫原性和有效性的数据有限。应该尽可能完成同一种疫苗的接种程序。但是，如果之前接种的疫苗未知或不可用，可以按照推荐的接种程序接种任意一种疫苗。

（27）WHO 立场文件提到，在 HPV 病毒自然感染、自然清除过程中，人体产生的抗体水平不足以抵御下一次 HPV 的侵害，原理是什么？

HPV 病毒初次感染，一般是感染宫颈内上皮细胞组织（为局部感染），人体产生的抗体也是局部的、没有免疫记忆的（即细胞免疫）。然而，接种 HPV 疫苗产生的抗体是有免疫记忆的（即体液免疫），且产生的数量级是自然感染产生抗体的 100～10 000倍。因此，感染后接种 HPV 疫苗仍然获益。

（28）往年接种过流感疫苗，或在本年度已得过流感了，还需要接种流感疫苗吗？

流感病毒具有高变异性，每年的流行优势株都可能不一样。WHO 根据流感监测结果，每年给出生产疫苗的建议株。往年接种的流感疫苗，可能不对今年的流感病毒流行优势株起保护作用。患过流感，只能对感染的病毒株产生抗体，而流感疫苗含有三四种型别病毒株。综上所述，往年接种过流感疫苗，或在本年度已得过流感了，接种流感疫苗仍有意义。

（29）怀疑被疯狗咬后，是不是在 24 h 内去接种疫苗就行了，没必要马上去？

狂犬病毒暴露后应立即接种狂犬疫苗，其实，是疫苗和病毒赛跑。疫苗早于病毒侵入神经系统产生抗体，才能起到保护作用。因此，怀疑暴露后应尽早接种狂犬疫苗和处理伤口，不能认为只要在 24 h 内去处理就行了。

（30）孕妇被狗咬了，可以接种狂犬疫苗吗？

狂犬病发病后 100% 的患者会发生死亡，怀疑有狂犬病毒暴露，接种狂犬疫苗无任何禁忌证。孕妇如果怀疑有可能感染狂犬病，也应该立刻接种狂犬疫苗和处理伤口。此外，以目前的研究数据来看，孕妇接种狂犬疫苗并不会对胎儿造成影响。

（31）新冠疫苗的各类有多少？如何选择？

新冠疫情发生后，多种新冠疫苗上市。由于种类较多，人们感到疑惑：为何同是新冠疫苗，有的只需要接种 1 针，有的需要接种 2 针，有的还需要接种 3 针？其实，每种疫苗虽然根据各自的研发路线设定接种剂次，但都有科学实验依据，并经过国家相关部门严格的审批。以目前国内生产的新冠疫苗为例，不同研发路线的新冠疫苗的接种剂次如下。

A．腺病毒载体疫苗，基础免疫程序为接种 1 剂次。

B．国内使用的灭活疫苗，基础免疫程序均为接种 2 剂，第 2 剂与第 1 剂的间隔时间为 28 天。

C．重组蛋白疫苗，基础免疫程序为接种 3 剂，接种程序为第 2 剂与第 1 剂相隔 1 个月，第 3 剂与第 2 剂间隔 1 个月。

（32）不同品牌的新冠疫苗可以互相替补吗？

这个问题，多是在疫苗暂时供应不足的情况下出现。一般情况下，应尽可能用同种疫苗完成全程接种。如果到期，需要接种第 2 剂疫苗，而接种点暂时无该种疫苗，则可以用相同技术路线生产的另一种疫苗替代。如果接种者执着于用相同品牌的疫苗来完成接种程序，而接种点暂时无同种疫苗，那么接种者可以等待一段时间，但等待时间不宜过长——疫苗补种的原则是，接种程序不宜提前，但可以适当推后，允许及时补种。

关于用不同研发路线的疫苗互相替代，国内还未有相应的研究数据，因此是不鼓励的，也难以实施，故暂不予考虑。

（傅楚平）

附录四　免疫规划门诊从业人员培训模拟试题

一、单选题（40 题，每题 1 分；每题只有 1 个正确答案）

( )1. 制作疫苗的病毒可以在哪里培养？
    A. 病毒　　　　B. 酵母菌　　　　C. 细胞　　　　D. 培养基

( )2. 疫苗制剂中的氢氧化铝是_____。
    A. 防腐剂　　　B. 杀菌剂　　　　C. 佐剂　　　　D. 抗原

( )3. 口服活疫苗和注射活疫苗的接种间隔为_____。
    A. 28 天
    B. 14 天
    C. 30 天
    D. 无严格时间限制

( )4. 哪种疫苗不在国家扩大免疫规划范围？
    A. A 群 C 群流脑疫苗
    B. 甲肝减毒活疫苗
    C. 乙脑疫苗
    D. 水痘疫苗

( )5. 需要在 18 月龄至 2 岁加强的疫苗是_____。
    A. 脊灰疫苗
    B. 百白破疫苗
    C. 卡介苗
    D. 乙肝疫苗

( )6. 根据卫生部的《扩大国家免疫规划实施方案》，可通过接种国家免疫规划疫苗预防的传染病有_____。
    A. 12 种　　　B. 13 种　　　　C. 14 种　　　　D. 15 种

( )7. 关于接种间隔，正确的是_____。
    A. 缩短接种间隔，大量产生抗体会导致不良反应
    B. 由于免疫记忆存在，接种间隔应尽可能延长
    C. 接种疫苗后 28 天就可以诱发抗体，接种间隔只要大于 28 天就可以
    D. 缩短接种间隔，应计为无效接种

( )8. 常规接种中，乙脑减毒活疫苗最后一剂的接种时间为_____。
    A. 6 月龄　　　B. 18 月龄　　　C. 2 岁　　　　D. 4 岁

( )9. 常规接种中 A 群流脑多糖疫苗的接种月龄为_____。
    A. 6 月龄
    B. 9 月龄
    C. 6 月龄、9 月龄
    D. 6 月龄、36 月龄（即 3 岁）

( )10. 农村地区乡（镇）的预防接种门诊服务半径规定正确的是_____。
    A. 不小于 5 km
    B. 不大于 5 km
    C. 不小于 10 km
    D. 不大于 10 km

( )11. 冷链设备新增或状态改变后多久内要通过中国免疫规划信息管理系统更新？
    A. 5 个工作日　　B. 15 天　　　C. 30 天　　　　D. 当年内

( )12. 冷链设备的"冷链设备温度记录表"需要保存多久？
    A. 2 年
    B. 5 年

C. 疫苗有效期后 2 年　　　　　　　　　D. 疫苗有效期后 5 年

( )13. 冷链设备的"冷链设备温度记录表"1 天需要记录几次？

    A. 1　　　　　B. 2　　　　　C. 3　　　　　D. 4

( )14. 关于疫苗流通和储存过程中的做法，下列说法正确的是_____。

    A. 疫苗的收货、验收、在库检查等记录应保存至超过疫苗有效期 3 年备查

    B. 疾病预防控制机构、接种单位储存的疫苗因自然灾害等原因造成过期、失效时，按照《医疗废物管理条例》的规定进行集中处理

    C. 应采用自动温度记录仪对冰箱（包括普通冰箱、冰衬冰箱、低温冰箱）进行温度监测

    D. 疾病预防控制机构、疫苗生产企业、疫苗批发企业应对运输过程中的疫苗进行温度监测，不必记录

( )15. 白喉典型临床症状主要由哪种因素引起？

    A. 白喉杆菌体　B. 白喉芽孢　　　C. 白喉外毒素　D. 白喉溶血素

( )16. 一般而言，对于同样剂型、同样接种剂量的疫苗，损耗系数_____。

    A. 灭活苗的大于活苗的　　　　　B. 灭活苗的等于活苗的

    C. 活苗的大于灭活苗的　　　　　D. 不能判断

( )17. 对接种疫苗后的注射器处理正确步骤是_____。

    A. 回套针帽，放进安全盒中，统一回收销毁

    B. 不要回套针帽，放进安全盒中，统一回收销毁

    C. 回套针帽，放在装有消毒液的盘子浸泡后再统一回收销毁

    D. 不要回套针帽，放在装有消毒液的盘子浸泡后再统一回收销毁

( )18. ACYW135 群流脑四价疫苗属于_____。

    A. 减毒活疫苗　B. 多糖疫苗　　　C. 结合疫苗　　　D. 亚单位疫苗

( )19. Hib 指的是_____。

    A. b 型流感病毒　　　　　　　　B. b 型流感样嗜血病毒

    C. b 型流感嗜血杆菌　　　　　　D. b 型流感杆菌

( )20. 脊髓灰质炎的主要传播途径是_____。

    A. 空气飞沫传播　　　　　　　　B. 粪—口途径

    C. 血液传播　　　　　　　　　　D. 蚊子叮咬

( )21. 关于 bOPV，正确的是_____。

    A. 切勿加在热开水或热的食物内服用

    B. 鉴于感染脊髓灰质炎后果严重，应对免疫抑制剂治疗者进行 OPV 主动免疫

    C. 对鸡蛋过敏者禁用，改用 IPV

    D. 因本品是活疫苗，偶尔超剂量多剂次服苗对人体有害

( )22. 感染脊灰病毒后，大概多少感染者会出现典型的脊灰麻痹？

    A. 1%　　　　　B. 10%　　　　　C. 50%　　　　　D. 90%

( )23. 麻疹的潜伏期是 7 到多少天？

A. 10   B. 14   C. 21   D. 28

(   )24. MMR 对应的是_____。

        A. 麻疹－风疹－流行性腮腺炎疫苗　　B. 麻疹－流行性腮腺炎－风疹疫苗

        C. 百日咳－白喉－破伤风疫苗　　　　D. 麻疹－卡介苗－风疹疫苗

(   )25. 不是流行性腮腺炎典型症状的是_____。

        A. 腮腺肿大　　　　　　　　　　　　B. 唾液腺肿大

        C. 吃酸时腺体疼痛加剧　　　　　　　D. 腺体可见化脓症状

(   )26. 麻疹疫苗可以用于应急接种，原因是_____。

        A. 疫苗抗原可清除血液中的麻疹病毒

        B. 疫苗可于麻疹病毒血症前就产生足够抗体

        C. 疫苗可治疗麻疹的临床症状

        D. 疫苗可快速激活免疫记忆细胞，产生记忆免疫

(   )27. "小三阳"是指_____。

        A. HBsAg（＋）、HBsAb（－）、HBeAg（＋）、HBeAb（－）、HBcAb（＋）

        B. HBsAg（＋）、HBsAb（＋）、HBeAg（＋）、HBeAb（－）、HBcAb（－）

        C. HBsAg（－）、HBsAb（＋）、HBeAg（－）、HBeAb（＋）、HBcAb（＋）

        D. HBsAg（＋）、HBsAb（－）、HBeAg（－）、HBeAb（＋）、HBcAb（＋）

(   )28. 下列哪种情况可不必暂缓接种乙肝疫苗？

        A. 发热　　　　　B. 急慢性肾炎　　　C. 严重过敏者　　D. 轻度腹泻

(   )29. 被犬咬伤的局部处理哪种不正确？

        A. 尽快用水冲洗　　　　　　　　　　B. 用肥皂水冲洗

        C. 用碘酒消毒　　　　　　　　　　　D. 撕裂伤口要缝合包扎

(   )30. 狂犬病多发季节为_____。

        A. 春夏季　　　　　　　　　　　　　B. 夏秋季

        C. 秋冬季　　　　　　　　　　　　　D. 无明显季节性变化

(   )31. AFP 病例监测系统敏感性指标为_____。

        A. 15 岁以下儿童非脊灰 AFP 病例报告发病率为 1 人/40 万人

        B. 15 岁以下儿童非脊灰 AFP 病例报告发病率为 1 人/30 万人

        C. 15 岁以下儿童非脊灰 AFP 病例报告发病率为 1 人/20 万人

        D. 15 岁以下儿童非脊灰 AFP 病例报告发病率为 1 人/10 万人

(   )32. 关于病毒的繁殖，下列哪个是错误的？

        A. 病毒的增殖方式称为"复制"

        B. 病毒的繁殖以二分裂方式进行

        C. 病毒必须在活细胞中才能繁殖

        D. 活疫苗中的疫苗病毒进入人体后仍可复制

(   )33. 在 I 型超敏反应中起主要作用的免疫球蛋白是_____。

        A. IgM　　　　　　B. IgE　　　　　　C. IgG　　　　　　D. IgA

(   )34. 属于预防接种异常反应的是_____。

A. 因疫苗本身特性引起的接种后一般反应

B. 因疫苗质量不合格给受种者造成的损害

C. 按规程接种合格疫苗后引起超敏反应

D. 因心理原因发生心因性反应

( )35. 以下说法正确的是_____。

A. 疫苗株引起的类自然感染多发生在首次接种活疫苗后

B. 随着接种针次数增加，超敏反应机会减少

C. 使用类固醇药物期间接种疫苗，容易引起超敏反应

D. "晕针"属于预防接种异常反应

( )36. 预防接种异常反应中的多发性神经炎，其超敏反应类型属于_____。

    A. Ⅰ型   B. Ⅱ型   C. Ⅲ型   D. Ⅳ型

( )37. 发生脊髓灰质炎疫苗相关病例，多见于_____。

    A. 首剂服用活苗后   B. 第 2 剂服用活苗后

    C. 多次服用活苗后   D. 两剂次间隔不足 1 个月

( )38. 接种疫苗引起血管神经性水肿，其超敏反应类型属于_____。

    A. Ⅰ型   B. Ⅱ型   C. Ⅲ型   D. Ⅳ型

( )39. 发生疫苗毒株感染的原因主要是_____。

A. 受种者有过敏性体质

B. 疫苗运输时冷链措施没做好

C. 受种者免疫功能低下

D. 接种 2 种及以上的活疫苗的间隔时间过短

( )40. 下列说法中正确的是_____。

    A. 无菌性脓肿多数有发热   B. 无菌性脓肿潜伏期比有菌性的短

    C. 无菌性脓肿可因吸附剂而引起   D. 无菌性脓肿须切开排脓

二、多选题（20 题，每题 2 分；每题有多个正确答案）

( )41. 可以用作疫苗抗原材料的是_____。

    A. 细菌   B. 病毒   C. 抗毒血清   D. 重组蛋白

( )42. 疫苗稳定剂的特点有_____。

    A. 使疫苗有效成分不易改变   B. 清除外源性物质

    C. 可能引起超敏反应   D. 提高疫苗的免疫作用

( )43. 关于卡介苗的接种，正确的是_____。

A. 婴儿出生，应尽快接种卡介苗

B. 未接种卡介苗的 3 月龄以下的儿童可以直接补种

C. 3 月龄至 3 岁的儿童补种卡介苗，必须 PPD 试验结果为阴性

D. 4 岁以上的儿童检查没有卡疤的，要进行补种

( )44. 乙脑减毒活疫苗的接种程序包括_____。

    A. 8 月龄 1 针   B. 8 月龄 2 针   C. 18 月龄 1 针   D. 24 月龄 1 针

( )45. 制定免疫程序的依据有_____。

A. 传染病流行情况   B. 疫苗生物学特性和免疫效果

C. 实施的具体条件   D. 疾病谱变化

( )46. 免疫程序的具体内容应包括_____。

    A. 初次免疫起始月龄   B. 接种次数与接种剂量

    C. 接种间隔   D. 疫苗厂家的选择

( )47. 纳入国家免疫规划的疫苗的有_____。

    A. 乙肝疫苗   B. 卡介苗   C. Hib 疫苗   D. 麻腮风疫苗

( )48. 免疫规划疫苗包含有_____。

    A. 国家免疫规划确定的疫苗

    B. 省级人民政府增加的免疫规划疫苗

    C. 县级人民政府增加的免疫规划疫苗

    D. 县级以上人民政府组织的应急接种使用的疫苗

( )49. 可在 2～8 ℃条件下运输的疫苗有_____。

    A. 乙肝疫苗   B. 卡介苗   C. bOPV   D. 百白破疫苗

( )50. 接收疫苗时，下列哪些说法是正确的？

    A. 对于资料齐全、符合冷链运输温度要求的疫苗，方可接收

    B. 对资料不全、符合冷链运输温度要求的疫苗，可暂存该疫苗

    C. 对资料不全、符合冷链运输温度要求的疫苗，不得接收

    D. 对不能提供本次运输过程的疫苗运输温度记录或不符合冷链运输温度要求的疫苗，不得接收

( )51. 一般情况下，属于分类变量的是_____。

    A. 性别   B. 年龄   C. 户籍   D. 接种率

( )52. AFP 病例包括的症状有_____。

    A. 肌张力下降   B. 肌肉强直

    C. 腱反射减弱或消失   D. 病理反射阳性

( )53. 目前使用的乙肝疫苗有_____。

    A. 血源疫苗   B. 酵母基因工程疫苗

    C. CHO 基因工程疫苗   D. 克隆疫苗

( )54. 关于成人乙肝疫苗接种，正确的是_____。

    A. 对于无接种史而有任一项乙肝病毒标记物阳性者，可不接种

    B. 全程接种过疫苗者，由于存在免疫记忆，抗体阴性也可不再加强

    C. 有接种史但抗–HBs 不足 10 mIU/mL，应行全程基础免疫

    D. 成人感染乙肝转为慢性感染概率低，可不接种乙肝疫苗

( )55. 属于自然疫源性疾病的是_____。

    A. 流行性脑脊髓膜炎   B. 流行性乙脑

    C. 狂犬病   D. 脊髓灰质炎

( )56. 以下关于流行季节的说法正确的是_____。

    A. 水痘全年均可发生，冬春季高发   B. 水痘无明显的季节性

C. 带状疱疹无明显的季节性　　　　D. 带状疱疹春秋季多发

（　）57. 狂犬病暴露前基础免疫适用对象指的是_____。

A. 所有持续、频繁暴露于狂犬病病毒危险环境下的个体

B. 到高危地区旅游的游客

C. 居住在狂犬病流行地区的儿童

D. 到狂犬病高发地区旅游的儿童

（　）58. 我国手足口病流行特征是_____。

A. 发病集中在 3 岁以下的儿童　　　B. 发病集中在 5 岁以下的儿童

C. 死亡集中在 3 岁以下的儿童　　　D. 死亡集中在 5 岁以下的儿童

（　）59. 免疫系统的三大功能是_____。

A. 免疫逃避　　　B. 免疫防御　　　C. 免疫自稳　　　D. 免疫监视

（　）60. 以下对群发性癔症处理正确的有_____。

A. 分散精神　　　B. 打消顾虑　　　C. 抗组胺药物　　　D. 安慰剂

三、问答题（3 题，共 20 分）

1. "三查"和"七对"的内容是什么？（6 分）

2. 某门诊的 1—7 月麻疹疫苗接种情况见附表 4－1，请计算 7 月麻疹疫苗的累计接种率是多少。（请列出计算公式及计算过程，6 分）

附表 4－1　1—7 月麻疹疫苗接种情况

月份	应种人数	实种人数
1 月	10	9
2 月	12	9
3 月	13	10
4 月	13	9
5 月	14	10
6 月	14	10
7 月	10	9
累计		66

3. 简述接种卡介苗后的接种后反应。（8 分）

答　案

一、单选题（40 题，每题 1 分；每题只有 1 个正确答案）

题号	1	2	3	4	5	6	7	8	9	10	11	12	13	14	15	16	17	18	19	20
答案	C	C	D	D	B	D	D	C	C	D	B	A	B	B	C	C	B	B	C	B
题号	21	22	23	24	25	26	27	28	29	30	31	32	33	34	35	36	37	38	39	40
答案	A	A	C	B	D	B	D	D	D	B	D	B	B	C	A	D	A	A	C	C

二、多选题（20 题，每题 2 分；每题有多个正确答案）

题号	41	42	43	44	45	46	47	48	49	50
答案	ABD	AC	ABC	AD	ABCD	ABC	ABD	ABD	ABCD	ABD
题号	51	52	53	54	55	56	57	58	59	60
答案	AC	AC	BC	AC	BC	AC	ABCD	BC	BCD	ABD

三、问答题（3 题，共 20 分）

1．"三查"：检查受种者健康状况和接种禁忌证，查对预防接种卡（薄）与预防接种证，检查疫苗、注射器外观与批号、有效期（酌情扣分）。"七对"：核对受种对象的姓名、年龄、疫苗品名、规格、剂量、接种部位、接种途径（酌情扣分）。

2．上月累计实种 + 本月实种 = 本月累计实种（1 分），即 66（1 分）。

上月累计实种 + 本月应种 = 本月累计应种（1 分），66 − 9 + 10 = 67 或 9 + 9 + 10 + 9 + 10 + 10 + 10 = 67（1 分）。

7 月麻疹疫苗累计应种接种率 = 本月累计实种/本月累计应种（1 分） = 66/67 × 100% = 98.5%（2 分）。

3．①全身反应：卡介苗接种后一般无全身反应（1 分）。②局部反应：正常的表现为皮内注射后，局部皮肤隆起一小凸疱，约在 30 min 内消失（1 分）。2～3 周后，局部形成红肿（1 分），逐渐软化形成白色脓疱，可自行穿破并结痂（1 分）。2～3 个月内，大部分可愈合，痂皮脱落后形成一凹陷的瘢痕（1 分）。③淋巴结反应：卡介苗必须通过淋巴管到达全身，因此，局部淋巴结（常为同侧腋下）有一定的组织反应，表现为轻微肿胀（1 分），这是正常现象。一般淋巴结肿大直径不超过 10 mm，在 1～2 个月消退（1 分）。但个别接种者会出现淋巴结强反应，表现为淋巴结肿大直径超过10 mm，并出现化脓，轻压有波动感。若淋巴结破溃，会形成窦道（1 分）。

（傅楚平）

附录五　常用缩略语表

本书涉及的常用缩略语见附表5－1。

附表5－1　常用缩略语

英文缩略语	英文全称	中文全称（缩略语）
2019-nCov	2019 novel coronavirus	新型冠状病毒
ACIP	advisory committee on immunization practices	免疫实践咨询委员会
ACP	acute pulmonary disease	急性肺心病
ADE	antibody dependent enhancement	抗体依赖疾病增强效应
ACOG	American College of Obstetricians and Gynecologists	美国妇产科医师学会
AEFI	adverse event following immunization	疑似预防接种异常反应
AFP	acute flaccid paralysis	急性松弛性瘫痪
Anth	anthrax vaccine（live）for percutaneous scarification	皮上划痕人用炭疽活疫苗（炭疽疫苗）
APC	antigen presenting cell	抗原提呈细胞
BCG	Bacillus Calmette-Guérin vaccine	卡介苗
bOPV	bivalent poliomyelitis vaccine, oral	二价口服脊髓灰质炎疫苗
cAMP	cyclic adenosine monophosphate	环磷酸腺苷
CHO	Chinese hamster ovary	中国仓鼠卵巢
CIN	cervical intraepithelial neoplasia	宫颈上皮内瘤样病变
COVID-19	corona virus disease 2019	新型冠状病毒肺炎
CoxA16	coxsackievirus A16	柯萨奇A16型
CRS	congenital rubella syndrome	先天性风疹综合征
CT value	cycle threshold value	CT值
CV	coefficient of variation	变异系数
cVDPVs	circulating vaccine-derived polioviruses	循环的疫苗衍生脊髓灰质炎病毒
DFA	direct immunofluorescence antibody method	免疫荧光抗体法
DNA	deoxyribonucleic acid	脱氧核糖核酸
DT	diphtheria and tetanus combined vaccine, adsorbed	吸附白喉破伤风联合疫苗（吸附白破疫苗）
DTaP	diphtheria, tetanus and acellular pertussis combined vaccine, adsorbed	吸附无细胞百日咳白喉破伤风联合疫苗（百白破疫苗）

续附表 5 – 1

英文缩略语	英文全称	中文全称（缩略语）
DTWP	diphtheria, tetanus, and whole-cell pertussis	全细胞百日咳白喉破伤风联合疫苗（全细胞百白破联合疫苗）
ECMO	extracorporeal membrane oxygenation	体外膜肺氧合
EHF	epidemic hemorrhagic fever	流行性出血热
ELISA	enzyme-linked immuno sorbent assay	酶联免疫吸附试验
EPI	expanded programme on immunization	扩大免疫规划
ERA	equine rabies antiserum	马抗狂犬病血清
EV71	enterovirus 71	肠道病毒 71 型
FDA	Food and Drug Administration	食品药品管理局
FHA	filamentous hemagglutinin	丝状血凝素
G	glycoprotein	糖蛋白
GBS	Guillain-Barre syndrome	吉兰 – 巴雷综合征
GMT	geometric mean titer	几何平均滴度
GP	glycoprotein	糖蛋白
GVHD	graft-versus-host disease	移植物抗宿主病
HA	hemagglutinin	血凝素
HAV	hepatitis A virus	甲型肝炎病毒
HB	hepatitis B	乙型肝炎（乙肝）
HBcAg	hepatitis B core antigen	乙型肝炎核心抗原
HBIG	hepatitis B immunoglobulin	乙肝免疫球蛋白
HBsAg	hepatitis B surface antigen	乙肝病毒表面抗原
HBV	hepatitis B virus	乙型肝炎病毒（乙肝病毒）
HCV	hepatitis C virus	丙型肝炎病毒
HepA-I	hepatitis A vaccine, inactivated	甲型肝炎灭活疫苗（甲肝灭活疫苗）
HepA-L	hepatitis A vaccine, live	甲型肝炎减毒活疫苗（甲肝减毒活疫苗）
HepB	hepatitis B vaccine	乙型肝炎疫苗（乙肝疫苗）
HEV	hepatitis E virus	戊型肝炎病毒
HFMD	hand foot and mouth disease	手足口病
HFRS	hemorrhagic fever with renal syndrome	肾综合征出血热
Hi	haemophilus influenzae	流感嗜血杆菌
Hib	haemophilus influenzae type b	b 型流感嗜血杆菌

续附表 5 – 1

英文缩略语	英文全称	中文全称（缩略语）
HIV	human immunodeficiency virus	人类免疫缺陷病毒
HLA	human leukocyte antigen	人类白细胞抗原
HPV	human papillomavirus	人乳头瘤病毒
HRIG	human rabies immune globulin	狂犬患者免疫球蛋白
HSCT	hematopoietic stem cell transplantation	造血干细胞移植
HZ	herpes zoster	带状疱疹
ICTV	International Committee on Taxonomy of Viruses	国际病毒分类委员会
IgG	immunoglobulin G	免疫球蛋白 G
IgM	immunoglobulin M	免疫球蛋白 M
IIV	inactivated influenza vaccine	灭活流感疫苗
IPD	invasive pneumococcal disease	侵袭性肺炎球菌病
IPV	inactivated poliomyelitis vaccine	脊髓灰质炎灭活疫苗（脊灰灭活疫苗）
JE	Japanese encephalitis	日本脑炎（乙脑）
JE-I	Japanese encephalitis vaccine, inactivated	乙型脑炎灭活疫苗（乙脑灭活疫苗）
JE-L	Japanese encephalitis vaccine, live	乙型脑炎减毒活疫苗（乙脑减毒活疫苗）
L	RNA dependent RNA polymerase or Largeprotein	依赖于 RNA 的 RNA 聚合酶
LAIV	live attenuated influenza vaccine	流感减毒活疫苗
Lep	leptospira vaccine	钩端螺旋体疫苗
LLR	Lanzhou lamb rotavirus	兰州羊轮状病毒
LQAS	lot quality asurance sampling	批质量保证抽样法
M	matrix protein	基质蛋白
MIS-C	multisystem inflammatory syndrome in children	儿童多系统炎症综合征
MMR	measles, mumps and rubella combined vaccine	麻疹腮腺炎风疹联合减毒活疫苗（麻腮风疫苗）
MMRV	measles, mumps, rubella and varicella combined vaccine	麻疹腮腺炎风疹和水痘联合疫苗（麻腮风水痘疫苗）
mOPV	monovalent poliomyelitis vaccine, oral	单价口服脊髓灰质炎疫苗（单价脊灰减毒活疫苗）
MPSV-A	group A meningococcal polysaccharide vaccine	A 群脑膜炎球菌多糖疫苗（A 群流脑多糖疫苗）

续附表 5 - 1

英文缩略语	英文全称	中文全称（缩略语）
MPSV-AC	group A and C meningococcal polysaccharide vaccine	A 群 C 群脑膜炎球菌多糖疫苗（A群 C 群流脑多糖疫苗）
MR	measles and rubella combined vaccine	麻疹风疹联合减毒活疫苗（麻风疫苗）
MV	measles vaccine	麻疹疫苗
N	nucleocapsid protein	核衣壳蛋白（核蛋白）/N 基因
NA	neuraminidase	神经氨酸酶
NGS	next-generation sequencing technology	高通量测序技术
NHS	National Health Service	英国国民卫生服务体系
NIH	National Institutes of Health	美国国立卫生研究所
NIPD	non-invasive pneumococcal disease	非侵袭性肺炎球菌性疾病
NIV	non-invasive mechanical ventilation	无创机械通气
NK	natural killer	自然杀伤
Nm	*Neisseria meningitidis*	脑膜炎奈瑟菌
NP	nuclear protein	核蛋白
NtAb	neutralizing antibody	中和抗体
OPV	poliomyelitis vaccine, oral	口服脊髓灰质炎减毒活疫苗（脊灰减毒活疫苗）
OR	odds ration	比值比
ORF lab	open reading frame lab	开放读码框 1ab/ORF lab 基因
PCR	polymerase chain reaction	聚合酶链反应
PCV	pneumococcal polysaccharide conjugate vaccine	肺炎球菌多糖结合疫苗
PHK	primary hamster kidney cell	原代地鼠肾细胞
PID	primary immunodeficiency disease	原发性免疫缺陷症
PPD	purified protein derivative	纯蛋白衍生物
PPS	probability proportionate to size	按容量比例概率
PPSV	pneumococcal polysaccharide vaccine	肺炎球菌多糖疫苗
PRR	pattern recognition receptor	模式识别受体
PT	pertussis toxin	百日咳毒素
RABV	rabies virus	狂犬病病毒
RBD	receptor-binding domain	受体结合区域
RIV	recombinant influenza vaccines	重组流感疫苗
RNA	ribonucleic acid	核糖核酸

续附表 5 - 1

英文缩略语	英文全称	中文全称（缩略语）
RT-PCR	reverse transcription-polymerase chain reaction	反转录酶－聚合酶链反应
RV	rubella virus	风疹病毒
SAS	Statistics Analysis System	统计分析系统
SID	secondary immunodeficiency disease	继发性免疫缺陷症
SIgA	secretory immunoglobulin A	分泌性免疫球蛋白 A
SLE	systemic lupus erythematosus	系统性红斑狼疮
SPSS	Statistical Package for the Social Science	社会学统计程序包
SRS-A	slow-reacting substance of anaphylaxis	过敏性慢性反应物
TB	tuberculosis	结核病
TBIL	total bilirubin	总胆红素
TC	cytotoxic T cell	杀伤性 T 细胞
TCR	T cell receptor	T 细胞抗原受体
tOPV	trivalent oral poliovirus vaccine	三价口服脊髓灰质炎减毒活疫苗（三价脊灰减毒活疫苗，三价 OPV）
Ts	suppressor T cell	抑制性 T 细胞
VAPP	vaccine associated paralytic poliomyelitis	疫苗相关麻痹型脊髓灰质炎（疫苗相关麻痹型脊灰病例）
VDPV	vaccine-derived poliovirus	脊髓灰质炎衍生病毒（脊灰疫苗衍生病毒）
Vero	Verda Reno	非洲绿猴肾
VOC	variants of concern	关切变异株
VOI	variants of interest	关注变异株
VUM	variants under monitoring	监测变异株
VTE	venous thromboembolism	静脉血栓栓塞症
VVM	vaccine vial monitor	疫苗瓶温度标签
VZV	varicella-zoster virus	水痘－带状疱疹病毒
WHO	World Health Organization	世界卫生组织
WPV	wild poliovirus	野生脊髓灰质炎病毒（野生脊灰病毒）

（傅楚平）

参 考 文 献

[1] 冯录召，彭质斌，王大燕，等. 中国流感疫苗预防接种技术指南（2018—2019）
[J]. 中华预防医学杂志，2018，52（11）：1101-1104.

[2] 国家药典委员会. 中华人民共和国药典：三部 [M]. 2015 年版. 北京：中国医药科
技出版社，2015.

[3] 脊髓灰质炎疫苗：世界卫生组织立场文件：2016 年 3 月 [J]. 中国疫苗和免疫，
2016，22（6）：120-125.

[4] 李兰娟，任红. 传染病学 [M]. 9 版. 北京：人民卫生出版社，2018.

[5] 李立明. 流行病学：第二卷 [M]. 8 版. 北京：人民卫生出版社，2015.

[6] 李梦东，王宇明. 实用传染病学 [M]. 3 版. 北京：人民卫生出版社，2005.

[7] 潘会明，罗会明，张险峰，等. 疫苗可预防疾病的流行病学和预防 [M]. 12 版. 宜
昌：三峡音像出版社，2012.

[8] 上海市医学会儿科专业委员会免疫学组，上海市免疫学会儿科临床免疫专业委员
会，上海市预防医学会免疫规划专业委员会. 免疫异常儿童疫苗接种（上海）专家
共识 [J]. 临床儿科杂志，2014，32（12）：1181-1190.

[9] 世界卫生组织. 疫苗接种的免疫学基础：麻疹、风疹、流行性腮腺炎 [M]. 罗会
明，马超，郝利新，译. 北京：人民卫生出版社，2013.

[10] 宋全伟，王华庆. 不同技术路线研发新型冠状病毒疫苗的特性和研究进展 [J].
中华医学杂志，2020，100（38）：3030-3040.

[11] 王华庆，安志杰. 肺炎球菌性疾病免疫预防专家共识（2017 版）[J]. 中国预防医
学杂志，2018，19（3）：161-191.

[12] 王鸣. 实用免疫接种培训教程 [M]. 2 版. 北京：中国中医药出版社，2009.

[13] 夏宪照，罗会明. 实用预防接种手册 [M]. 北京：人民卫生出版社，2010.

[14] 甄永苏，赵铠. 疫苗研究与应用 [M]. 北京. 人民卫生出版. 2013.

[15] 中国疾病预防控制中心. 法定传染病报告 [EB/OL]. http://www.nhfpc.gov.cn/
jkj/s3578/new_ list.shtml，2019-01-17/2019-01-21.

[16] 中华预防医学会妇女保健分会. 子宫颈癌综合防控指南 [M]. 北京：人民卫生出
版社，2017.

[17] 朱瑶，韦意娜，孙畅，等. 新型冠状病毒肺炎疫苗研究进展 [J]，预防医学，
2021，33（2）：143-148.

[18] Centers for Disease Control and Prevention. Epidemiology and Prevention of Vaccine-
Preventable Diseases [EB/OL]. http：//www. cdc. gov/vaccines/pubs/pinkbook/

index. html, 2016 – 12 – 30/2019 – 01 – 21.

[19] EICKHOFF T C, MYERS M. Workshop summary：aluminum in vaccines ［J］. Vaccine, 2002, 20（suppl）：S1 – S4.

[20] IULIANO A D, ROGUSKI K M, CHANG H H, et al. Estimates of global seasonal influenza-associated respiratory mortality：a modelling study ［J］. Lancet, 2018, 391（10127）：1285 – 1300.

[21] IWASAKI A, MEDZHITOV R. Regulation of adaptive immunity by the innate immune system ［J］. Science, 2010, 327：291 – 295.

[22] LAU J Y N, WRIGHT T L. Molecular virology and pathogenesis of hepatitis B ［J］. Lancet, 1993, 342：1335 – 1340.

[23] LJUNGMAN P, CORDONNIER C, EINSELE H, et al. Vaccination of hematopoietic cell transplant recipients ［J］. Bone marrow transplant, 2009, 44（8）：521 – 526.

[24] LUCA S, MIHAESCU T. History of BCG vaccine ［J］. Maedica（Buchar）, 2012, 8（1）：53 – 58.

[25] MENSON E N, MELLADO M J, BAMFORD A, et al. Guidance on vaccination of HIV-infected children in Europe ［J］. HIV Med, 2012, 13（6）：333 – 336.

[26] PLOTKIN S A, ORKNSTEIN W A, ORRIT P A. 疫苗学 ［M］. 5 版. 封多佳, 译. 北京：人民卫生出版社, 2011.

[27] PULENDRAN B, LI S, NAKAYA HI. Systems vaccinology ［J］. Immunity, 2010, 33：516 – 529.

[28] SOMES M P, TURNER R M, DWYER L J, et al. Estimating the annual attack rate of seasonal influenza among unvaccinated individuals：a systematic review and meta-analysis ［J］. Vaccine, 2018, 36（23）：3199 – 3207.

[29] WHO. Global measles and rubella strategic plan：2012 – 2020 ［EB/OL］. https：//www. who. int/immunization/diseases/measles/en/, 2018 – 04 – 01/2019 – 01 – 21.

[30] WHO. Human papillomavirus vaccines：WHO position paper, May 2017. Wkly Epidemiol Rec ommenedations ［J］. Vaccine, 2017, 92（19）：241 – 268.